U0246383

国家中医药管理局"十二五"重点学科"中医心理学"资助项目

中西医结合医学心理学

秦　竹　马定松　王　显　主编

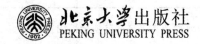

北京大学出版社
PEKING UNIVERSITY PRESS

图书在版编目(CIP)数据

中西医结合医学心理学/秦竹,马定松,王显主编. —北京:北京大学出版社,2014.2
ISBN 978－7－301－23944－5

Ⅰ.①中…　Ⅱ.①秦…②马…③王…　Ⅲ.①中西医结合－医学心理学－教材
Ⅳ.①R395.1

中国版本图书馆 CIP 数据核字(2014)第 029170 号

书　　　　名:中西医结合医学心理学
著作责任者:秦　竹　马定松　王　显　主编
责任编辑:郑月娥
标准书号:ISBN 978－7－301－23944－5/B·1193
出版发行:北京大学出版社
地　　　　址:北京市海淀区成府路 205 号　　100871
网　　　　址:http://www.pup.cn　　新浪官方微博:@北京大学出版社
电子信箱:zpup@pup.cn
电　　　　话:邮购部 62752015　发行部 62750672　编辑部 62767347　出版部 62754962
印　刷　者:北京大学印刷厂
经　销　者:新华书店
　　　　　　850 毫米×1168 毫米　16 开本　14.25 印张　300 千字
　　　　　　2014 年 2 月第 1 版　2019 年 8 月第 3 次印刷
定　　　　价:36.00 元

未经许可,不得以任何方式复制或抄袭本书之部分或全部内容。
版权所有,侵权必究
举报电话:010-62752024　电子信箱:fd@pup.pku.edu.cn

编 委 会

主　编：秦　竹　马定松　王　显

副主编：陈　嵘　李　平　赵宗翼　王　敏

编　委：(以姓氏笔画为序)

马定松　马凤丽　王　显　王　臻

王志静　王　敏　刘海静　李　平

吴志明　张　明　张　胜　陈　嵘

杨玉芹　杨卫东　贺婷婷　赵宗翼

倪安琪　秦　竹

内 容 简 介

本书为国家中医药管理局"十二五"重点学科资助下的重点教材之一。本书的特色为,把心理学的理论原理和方法技术运用到中医学各科的临床实践中,以阐明心理因素在各种疾病发生、发展和转归、康复中的作用。本书广泛吸收了近些年中医学与心理学相关的最新研究成果,引用研究了较多古代医学文献资料,尤其对中西医结合专业的读者具有实际指导意义。

本书可作为中、西医院校各专业本专科教材,也是国家执业医师资格考试的重要参考书。本书也可供普通大众读者阅读使用,可了解精神、心身疾病及其防治方法,从古人的精神养生智慧中吸取营养。

前　言

社会文化与精神文明相对滞后于社会经济的飞速发展，导致现代人工作、生活节奏不断加快，生存压力、焦虑、抑郁与日俱增，并引发激烈竞争和人际关系冲突。因此，心理障碍与心身疾病发病率逐年增加，已超过传染病、营养不良性疾病等，成为威胁人类健康的重大公共卫生问题。联合国世界卫生组织的专家曾经预言："到 21 世纪中叶，没有任何一种灾难能像心理危机那样带给人们持续的痛苦。"从医学与心理学结合的角度建立有效预防与治疗新体系，是现代医学领域的重大课题。

中医学作为世界医学心理学最古老的源头之一，历经了上千年的沧海桑田。可无论世事如何变迁，时至今日，我们仍能从"恬淡虚无，真气从之，精神内守，病安从来"的深邃体验中，感受祖国医学心身一体、天人合一的博大精深。自《黄帝内经》开始，华佗、张仲景、孙思邈、张子和、张景岳等历代伟大医家的学术思想与治疗方法，不仅卓有成效地维护了国人的身心健康，而且，其充满智慧与深刻洞见的辩证观、阴阳互变思想曾经推动了西方荣格分析心理学等的发展，从而在兼容并蓄的包容对话中惠及世界各地。目前，诸多有利于身心健康的传统价值观、调治方法越来越获得世界医学有识之士的高度赞誉。这种客观、冷静的认识恰好反映了在中医学指导下，国人追求人与自然、心理与躯体和谐发展的高度开放性、接受性与包容性，与西方人本主义心理学所倡导的在有限生命历程中寻求精神超越的理念不谋而合。

同时，五千年悠久历史和灿烂文化早已内化为中国人独具魅力的、开放的、包容的民族个性，表现为与西方世界不同的社会历史、民族习俗、生活习惯。因此，西方心理学思想与治疗方法在占世界人口 1/5 的中国移植，必然存在诸多排异反应，很多观点与技术既难于被国人接受，也不适应国情和当下社会发展的需要。但以中医学理论为指导所首创的"移精变气"、"顺志从欲"、"言语疏导"、"情志相胜"等独特疗法，受历史原因的限制，也缺乏具体程序、可操作性及疗效的量化评定。

综上所述，以差异性为动力，跨文化交流为平台，医学心理学的相关性为基础，中医心理学思想的包容性为桥梁，促成中西医医学心理学在中国的结合具备了坚实、科学、可行的学科基础和社会基础。

　　自 1999 年开始,医学心理学已纳入国家临床执业医师资格考试的必考科目,2001年起,又被列入国家中医、中西医结合专业技术职业资格考试的必考科目。但中西医大专与本科院校所使用的教材均为西医《医学心理学》教材,内容均为现代医学心理学内容,无法适应中医药院校的教学和国家职业资格考试的要求,同时,有悖于目前中西医兼容、结合的学科发展趋势。

　　鉴于此,全体参编人员经多年研究和数年准备,夜以继日,辛勤工作,终于使《中西医结合医学心理学》教材如期呈现于读者面前。作为国家中医药管理局"十二五"重点学科资助下的重点教材之一,本书可作为中医药院校各专业本专科教材,以及国家执业医师资格考试的重要参考书;同时,还可被西医院校选作教材或参考书。而其他普通大众读者也可通过阅读本书,了解精神、心身疾病及其防治方法。但限于编者水平,书中难免有许多不足之处,恳请同仁及学习者不吝赐教,以便我们不断改进,日臻完善。

编　者

2014 年 1 月

目　录

第一章 概　述

【学习目的与要求】

1. 掌握：医学模式的概念,医学模式转换经历的阶段,新的医学模式对健康和疾病的认识,医学心理学的内涵。

2. 熟悉：医学心理学的分支学科,医学心理学的主要研究方法。

3. 了解：中外医学心理学发展简史,中医心理学现代研究概况。

第一节　中外医学心理学简史及发展概况

一、中国医学心理思想的发展史

中国是世界上医学心理思想最早的发源地之一。远古时期,先民们就认识到心理因素在疾病发生发展过程中的作用,"祝由"即是早期心理疗法的代表。

先秦两汉时期,已有不少关于情志致病的记载。如《管子·内业》提到:"忧郁生疾,疾困乃死。"《楚辞·抽思》则说:"心郁郁之忧思兮,独永叹乎增伤。"注曰:"哀悲太息,损肺肝也。"《左传》中对"六淫"病因、心理病机、心理卫生等的论述已涉及医学心理思想的一些问题,如在"六淫"的阐述上说道:"阴淫寒疾,阳淫热疾,风淫末疾,雨淫腹疾,明淫心疾,晦淫惑疾",其中的"心疾"和"惑疾"都是情志失常疾病。《荀子·天论》则用"形具而神生"比较科学地概括了心身关系的认识问题,说明神依赖于形,形是神的本体,这是一种朴素的唯物主义形神观。

《黄帝内经》(简称《内经》)的诞生,标志着中国医学心理思想理论体系的初步建立。《内经》把人的心理活动称为"神",如其《素问·灵兰秘典论》说:"心者,君主之官,神明出焉",提出了"五神说"、"五志说",即神的活动是经"五神"和"五志"来表现的。所谓五神,是指神、魄、魂、意、志,五神又分属于五脏,即"心藏神,肺藏魄,肝藏魂,脾藏意,肾藏志"(《素问·宣明五气》)。五脏又产生五志,其中肝"在志为怒",心"在志为喜",脾"在志为思",肺"在志为忧",肾"在志为恐"(《素问·阴阳应象大论》)。又从五志发展为怒、喜、思、忧、悲、恐、惊七情。《内经》还提出了"体质人格"说,如《灵枢·通天》根据阴阳归类的法则分为"太阴之人"、"少阴之人"、"太阳之人"、"少阳之人"、"阴阳和平之人"五种类型;《灵枢·阴阳二十五人》则根据五行归类的法则分为"木形之人"、"火形之人"、"土形之人"、"金形之人"、"水形之人"五种类型,在这五种类型之中又根据体质性格等划分二十五种亚型,称为"阴阳二十五人"。值得提出的是,《内经》始终联系临床实践来论述人的心理现象。在病因和发病上,指出不同的情志刺激可引起不同性质的气机紊乱,如"怒伤肝"、"喜伤心"、"思伤脾"、"忧伤肺"、"恐伤肾"(《素问·阴阳应象大论》);"百病生于气也,怒则气上,喜则气缓,悲则气消,恐则气下……惊则气乱……思则气结"(《素问·举痛论》)。在诊断疾病时更应注意心理社会因素的影响,要"不失人情"(《素问·方盛衰论》),"诊有三常"(即兼顾贵贱、贫富、苦乐等因素)(《素问·疏五过论》)等。在治疗疾病时重视心理治疗的方法,如:移精变气法(《素问·移精变气论》)、情志相胜法(《素问·阴阳应象大论》)、言语开导法(《灵枢·师传》)、暗示疗法(《素问·调经论》)、气功疗法(《素问·异法方宜论》)等。在预防疾病方面亦重视调畅情志,提出"恬淡虚无"、"志闲少欲"、"和喜怒"等养生防病之道。

东汉医圣张仲景以《内经》理论为指导,在《伤寒杂病论》中记载了不少心理疾病的诊断与治疗方法。如《金匮要略·百合狐惑阴阳毒病脉证治》对百合病的描述:"百合病者,百脉一宗,悉致其病也。意欲食,复不能食,常默默,欲卧不能卧,欲行不能行,饮食,或有美时,或有不欲。闻食臭时,如寒无寒,如热无热,口苦,小便赤,诸药不能治,得药则剧吐利,如有神灵者,身形如和,其脉微数",并创制百合地黄汤等治疗方剂。又如《金匮要略·妇人杂病脉证并治》对脏躁的描述:"妇人脏躁,喜悲伤欲哭,象如神灵所作,数欠伸",并创制甘麦大枣汤等治疗方剂。其他如《金匮要略》对梅核气、奔豚、不寐等,《伤寒论》对烦躁、谵语、郑声、多寐、热入血室等情志失常相关病证都提出了具体的证治法则。《后汉书·华佗传》记载了东汉名医华佗运用心理治疗的一则验案:"一郡守笃病久,佗以为盛怒则瘥,乃多受其货,而不加功。无何弃去,又留书骂之。太守果大怒,令人追杀佗,不及,因嗔恚,吐黑血数升而愈。"

魏晋南北朝至隋唐时期,对心理社会因素在疾病发生发展过程中的作用进一步作了阐释,并对心理疾病的证治研究更加深入而广泛。南北朝时期著名思想家范缜提出"形者神之质,神者形之用"的说法,科学阐释了形神之间的辩证关系。皇甫谧在《针灸甲乙经》中,有大量运用针灸方法治疗心理疾病的记载,如针刺三阴交治疗"惊不得眠",针刺浮郄治疗"不得卧"等。隋代医家巢元方在《诸病源候论》中,记载了大量的情志失常疾病,如"风惊悸候"、"风惊恐候"、"风经五脏恍惚候"、"鬼邪候"、"鬼魅候"等,并按病因病机进行分类。唐代医家孙思邈在《千金要方》除主张"十二多"、"十二少"外,还提出了许多心理治疗的方法,如首次记载用药物进行睡眠疗法治疗心理疾病。《千金要方》中还载有"养性"专卷,提倡心理卫生,注重调养性情。《千金翼方》最后两卷汇集禁经,记载用禁咒治病的方法,属于祝由的一种形式。总之,此阶段医学心理思想的理论与实践均有较大发展。

宋金元时期,陈无择在《三因极一病证方论》中提出病因方面著名的"三因学说",将情志内伤列为三大病因之一。刘完素主张"六气皆从火化",提出"凡五志所伤皆热也",并指出"火热过亢"是癫狂病的重要病因。张子和对心身病证的研究颇有建树,进一步扩大了心身病证的范围,如在《儒门事亲》中提出,乳汁不下多因啼哭悲怒郁结,小产多因忧恐暴怒、悲哀太甚等。张子和堪称中国古代杰出的心理治疗大师,其《儒门事亲》中收载十余则运用心理治疗的医案,多种痼疾在哭笑间不药而愈。朱丹溪认为,情志失常疾病的发生多与"痰迷心窍"有着密切的关系,并认为"气血冲和,万病不生,一有怫郁,诸病生焉。故人身诸病,多生于郁",提出著名的"六郁"说,此外还发明了"活套疗法"来治疗心理疾病。

明清时期,诸多医家从气、血、痰、火等不同方面来立论和阐述心理疾病的诊治,尤其是对"郁"的论述十分详尽。明代医家李梴在《医学入门》中,论述了月经期和产后情志失常,提出"血迷心窍"的著名观点。李时珍在《本草纲目》中提出"脑为元神之腑"。清代医家王清任在《医林改错》中提出"灵机记性在脑,不在心",指出瘀血阻滞于脑是癫狂病发生的重要原因,并创制癫狂梦醒汤等治疗方剂。明清时期许多医案专设"情志门"、"神志门"、"郁"等,提出了许多有价值的理论和有效的方剂。

二、国外医学心理学思想的发展史

"医学心理学"一词最早由德国哥廷根大学哲学教授洛采(B. H. Lotze)提出。洛采于1852年出版《医学心理学》一书,书中包含三部分内容:第一,生理的一般概念,讨论生理心理的关系问题、颅相学和灵魂的位置;第二,精神生活的元素与心理机制,论述了感觉、感情、运动和本能、空间知觉;第三,健康和疾病心理生活的发展。但由于受到当时形而上学哲学观的影响,他的思想对医学心理学理论的影响并不大。

随着近代自然科学的发展,冯特(W. Wundt)于1879年在德国莱比锡大学建立了世界上第一个心理学实验室,并出版了《医学心理学手册》与《心理生理学》,探讨用实验方法研究临床实际工作中的心理学问题。冯特被公认为现代心理学的创建者。从此,心理学脱离了哲学的范畴,进入现代科学阶段并成为一门独立的学科。在其后的百年间,心理学飞速发展,并与其他学科有机结合,派生出多个分支学科,医学心理学正是其中的一个重要分支。

美国心理学的先驱者霍尔(G. S. Hall)、卡特尔(J. M. Cattell)、魏特曼(L. Witmer)都曾师从于冯特。霍尔是冯特的第一个美国学生,他于1883年在美国约翰斯·霍普金斯大学创立了美国第一个供研究用的实验室,1887年创办了《美国心理学杂志》。他大规模使用问卷方法研究儿童的认识范围,推动了美国儿童心理学和教育心理学的发展。卡特尔是获得心理学博士的第一位美国人,他于1890年首先进行了心理测验,用以探查个体间的差异,并制定出第一套标准化的测验方法。魏特曼于1896年在宾夕法尼亚大学建立了第一个临床心理门诊,首创"临床心理学"这一术语,积极将心理学的理论与技术运用于医学临床工作,被后人尊称为"临床心理学之父"。

19世纪末、20世纪初,奥地利著名心理学家弗洛伊德(S. Freud)创立精神分析学派,提出心理冲突与某些疾病的发生密切相关,建立精神分析理论,治疗上采用精神分析疗法。华生(J. B. Watson)提出行为主义学习理论;巴甫洛夫(I. P. Pavlov)提出经典条件反射理论,并以此为基础创立了行为主义心理学派。而坎农(W. B. Cannon)和塞里(H. Selye)等则研究情绪的心理生理学问题以及心理应激机制,创立了心理生理学派。医学心理学在形成自身理论体系的发展过程中,上述三个学派曾起到重大影响。20世纪中后期,心理学在许多方面都得到长足发展,又形成诸多推动学科发展的相关理论体系。如美国学者罗杰斯(C. Rogers)和马斯洛(A. Maslow)创立了人本主义心理学派,罗杰斯还以人本主义理论为基础在1942年创建了来访者中心疗法,在心理疾病的教育和防治方面产生了巨大影响。美国心理学家贝克(A. T. Beck)则在认知心理学和认知疗法理论发展的基础上,于20世纪70年代中后期创建了认知疗法。许多医学心理学的学术团体和研究机构也在20世纪先后成立,如1908年在美国成立了世界上第一个心理卫生协会,1917年在美国成立了临床心理学家协会,1957年马塔拉佐(J. D. Matarazzo)在美国Oregon大学设立了第一个医学心理学教研室。而在当代,随着生物科学、电子工程技术以及社会科学的飞速发展,更加推动了医学心理学的全面进步。

三、医学模式的转化

"医学模式"的概念由美国罗彻斯特大学医学院精神病学和内科学教授恩格尔(L. G. Engel)于1977年首先提出。所谓医学模式,是指人们在观察和处理人类的健康和疾病问题时的思维和行为方式,是一定时期医学对疾病和健康总的特点和本质的概括,反映了一定时期医学研究的领域、方法和目标。正因为医学模式影响着医学工作者的思维和行为方式,所以也必然影响着医学工作的结果。纵观医学发展的历史,已经历过五种医学模式。

1. 神灵主义医学模式

神灵主义医学模式是远古时期的医学模式。由于当时生产力水平低下,科学技术水平落后,人们对健康与疾病、生与死等诉诸超自然的理解,都将其归之于无所不在的神灵,认为世间的一切是由神灵主宰,即"万物有灵"。疾病的发生是由于神灵的惩罚或者是妖魔鬼怪附身,治疗疾病则依赖巫术、祭祀、祈祷等,以求神灵保佑或驱魔逐凶。而死亡则是"归天",是灵魂与躯体分离,被神灵召唤去了。这就是人类早期的健康与疾病观,即神灵主义医学模式。它的基础是原始宗教,所表达的是早期人类对自然力的恐惧和屈服。

2. 自然哲学医学模式

公元前4世纪以前的哲学包括自然科学,称为自然哲学。西方以古希腊的亚里士多德、希波克拉底为代表;而中国古代的阴阳五行说、精气神说也是典型的自然哲学。它以朴素唯物主义与辩证法的哲学思想为指导,主张"天人相应"、"形神合一"、"顺应自然",把人体与天地万物、精神(心理)与躯体统一起来,这对今天的医疗实践仍具有一定的指导意义。然而,这种医学模式具有直观性、朴素性,在方法上以思辨、猜测和推理为主,以感官和直接观察为手段,缺乏科学的实验与论证,较多地依赖经验,在实际操作中往往缺乏可重复性,属于经验医学的产物。

3. 机械论医学模式

15 世纪以后,文艺复兴推动了欧洲自然科技的进步,带来工业革命的高潮和实验科学的兴起。此时的自然科学和近代医学也逐步从自然哲学中分化出来。机械论有了长足发展,英国学者弗朗西斯·培根是机械唯物主义自然观的倡导者,被誉为实验科学的鼻祖。法国学者笛卡尔则撰有《动物是机器》,认为"生物只不过是精密的机器零件"。而法国的拉美特利更是撰有《人是机器》一书,认为人体是一部自己发动自己的机器,而疾病是机器的某个部位出现了故障或失灵,治疗则是对其修补完善,还特别指出思维活动也是一种机械运动。由此兴起了机械论医学模式,这种医学模式促进了解剖学、生理学及临床医学的发展,奠定了近代实验医学的基础,但在思维方法上陷入了还原论,忽视了人的社会性和生物现象的复杂性。机械论医学模式是一定历史时代的产物,可被看成近代生物医学模式的初级阶段。

4. 生物医学模式

16 世纪以后,自然科学的欣欣向荣,促进了各种实验研究手段的蓬勃发展,许多医学家纷纷投身于实验科学研究。比利时人维萨里出版了《人体之构造》,创立了现代解剖学;英国学者哈维提出了"血液循环学说",创立了现代生理学;德国病理学家魏啸尔出版了《细胞病理学》,创立了细胞病理学说;法国学者巴斯德和德国学者科赫创立了微生物学。这些辉煌的成就,促使人们对疾病和健康的认识有了质的飞跃,无论是对疾病的诊断,还是在其治疗、预防方面,都得到极大的提高,从而确立了生物医学的模式。

生物医学模式的基本理论观点有两个:其一是心身二元论,认为躯体和精神存在着彼此的分工,疾病的产生必然或最终可以在躯体上找到病理变化;其二是还原论,认为每一种疾病完全可以确定出生物或物理、化学的特定原因,也能找到特异性的治疗方法。这种医学模式立足于生物科学,着重实验分析,使医学在病原生物学、现代诊疗仪器应用学、药物学、医学遗传学等领域取得了为世人瞩目的辉煌成就。特别是使严重威胁人类生命健康的传染病发病率和死亡率明显下降,充分体现了生物医学模式的巨大贡献。但生物医学模式对疾病和健康的认识是建立在单因单果基础上的,单纯地把人看作与社会隔离的个体,仅从生物属性考察健康与疾病,过分依赖仪器,往往只见"病",不见"人",忽视了疾病与心理、社会的关系,脱离了对人的整体研究,忽视了人的主观能动性。实践证明,生物医学模式对心身疾病、精神障碍、癌症等与心理、社会因素明显相关的疾病的解释、预防与治疗,往往显得难于胜任。

5．生物—心理—社会医学模式

20 世纪中后期以来,随着科技进步和经济发展,生物医学模式的局限性日益明显。世界大工业生产和都市化的发展,使生活节奏加快,出现各种人际紧张和适应不良,人类的疾病谱、死亡谱发生了显著变化。威胁人类健康和导致死亡的主要疾病,已从过去的传染病、营养不良,转变为现在的心脑血管疾病、恶性肿瘤、意外伤害等。根据美国卫生部门的分析,在致病因素中,生活方式与行为因素约占 1/2,生物学因素占 1/3,环境与保健服务因素占 1/6,即 2/3 以上的病因与心理行为和社会因素有明显关系。传统的生物医学模式认为生物学指标是决定疾病的最终标准,但却导致了一系列的矛盾:某些人实验室检查结果是阳性,说他们需要治疗,而事实上他们感到很好;而感到有病的人,根据实验室检查结果却说他们没有病。这一系列新的健康问题,呼唤新的医学模式,即由传统的生物医学模式向生物—心理—社会医学模式转变。

生物—心理—社会医学模式整合了生物学、心理学、社会学和医学理论,从整体来认识健康与疾病的关系,提出健康的人是局部器官系统与整体生理功能的统一,是生物机能与社会功能的统一,既重视生理、躯体因素,又重视心理与社会因素在疾病与健康中的作用。认为疾病防治和健康的促进不仅依靠仪器和药物,而且有赖于心身关系的调节、人际关系的调节和行为方式的调节。只有通过综合调治,才能使人体达到最佳的生存状态,进而使整体健康水平得到提高。生物—心理—社会医学模式是一种系统论的模式,它要求医学把人看成是一个完整的系统,作为其核心的人不仅是生物的人,而且是社会的人。传统的生物医学模式转变成生物—心理—社会医学模式,强调了生物、心理、社会因素在更高水平上的整合,促进了卫生观念的转变,是历史发展的必然。这种转变对医学自身的发展、社会经济的进步,以及人民生活质量的提高将产生巨大的推动作用。

四、中国现代医学心理学的发展概况

新中国成立后,我国仅有少数医院专职的医学心理学工作者从事心理诊断和心理治疗的工作。1958 年,我国的心理学工作者在巴甫洛夫学说的影响下,尝试与医学工作者进行合作,针对当时为数众多、久治不愈的神经衰弱患者开展了以心理治疗为主的综合快速治疗,并取得显著疗效。后因十年动乱等种种原因,我国刚刚起步的医学心理学教学与研究被迫终止。直至 20 世纪 70 年代末,各种相关的研究工作才逐步恢复。此后,医学心理学的工作在各地陆续开展,相继成立了医学心理学专业委员会、中国心理卫生协会、中国高等教育学会医学心理学教育分会、中华医学会行为医学分会、中华医学会心身医学分会、中国中西医结合学会心身医学分会等学术团体;创办了《中国心理卫生》、《中国行为医学科学》、《中国临床心理学杂志》等专业期刊;卫生部将医学心理学列为必修课,并作为执业医师资格考试的必考科目;国家劳动与社会保障部启动了心理咨询师职业标准和培训与鉴定工作;国家人事部和卫生部在医疗卫生人员职称系列中新增设了心理治疗师系列；各医学院校纷纷成立医学心理学教研室,创办应用心理学等专业；许多学者在引进西方心理治疗方法的同时注重其本土化,创立了"领悟疗法"、"道教疗法"等。我国医学心理学的蓬勃发展,必将为人民的心身健康和医疗卫生事业作出积极贡献。

五、中医心理学的现代研究概况

20世纪80年代中后期,受到西方心理治疗理论和方法被大量引入中国的影响,不少心理学工作者和中医研究者自觉萌发了保护传统医学及其蕴涵的心理治疗方法,掀起了拯救和挖掘中医心理学思想的研究高潮。中医心理学的理论文献研究和临床应用研究十分活跃,论述也较为集中。据统计,1949—1985年的37年间就中国传统心理治疗思想研究发表的论文仅40篇,1986—1990年的5年间发表论文则增至119篇。90年代以后,由于心理学本土研究思潮的不断高涨,研究视角转向以民族心理与民族文化的角度开展心理学研究,以及将其与西方心理学进行融合,并吸取其精髓,寻找与之相通的研究。

（一）中医心理学思想理论研究

中医心理学思想起源可追溯到秦汉时期,以《黄帝内经》为代表,它是世界上较早阐述中医心理学临床思想和治疗方法的一部著作,对后世中医心理学的发展提供了极具价值的参考依据。从古至今,后世众多医家也对中医心理学思想的发展作出了重要的贡献,使中医心理学的内容羽翼渐丰。

中医心理学思想的萌芽期始于远古时代,祝由是当时的一种重要医疗活动形式。它是一种"上祝于神明,祛邪愈痛"的宗教式的原始心理疗法,其中包含了许多心理知识。清代医家吴鞠通阐释道："祝,告也。由,病之所从出也。"现代学者认为,祝由方法渗透着心理治疗中的分析引导、疏泄劝慰、支持保证、暗示转移等方法,也囊括了中医意疗法中的意示入眠、移情易性、暗示解惑等疗法。祝由正是通过语言作用于患者并陶冶其情操而达到防病治病的目的,而且在难治性疾病治疗中,能提高患者的生活质量,延缓病情进展甚至治愈疾病。

屈氏认为,中医心理学思想多以阴阳五行立论,从脏腑经络系统进行探讨。《内经》认为,外界环境对人的心理影响是由脏腑的生理活动所产生的。《灵枢·天年》曰："血气已和,营卫已通,五脏已成,神气舍心,魂魄毕具,乃成为人。"同时将人的精神情志变化分属五脏。《素问·宣明五气》曰："心藏神,肺藏魄,肝藏魂,脾藏意,肾藏志",并认为喜为心志,怒为肝志,思为脾志,悲为肺志,恐为肾志等。《素问·阴阳应象论》又曰："人有五脏化五气,以生喜怒悲忧恐。"中医认为"心"是心理活动的器官。《素问·六节藏象论》谓："心者,生之本,神之变也。"《素问·灵兰秘典论》则提到："心者,君主之官。"说明五脏六腑都与人的精神意识活动密切有关。

汉代医家张仲景的《伤寒杂病论》中包含了丰富的中医心理学思想。书中强调了心身调理的治疗思想,并把精神、情志的异常变化作为诊断、辨证的重要依据;对奔豚病的证候作了形象描述,明确指出该病"皆从惊恐得之",创奔豚汤、桂枝加桂汤治之;首先提出"脏躁"病名,创制"甘麦大枣汤"治之;由他创制的许多治疗心神病证的有效方剂,如:柴胡加龙骨牡蛎汤、甘麦大枣汤、酸枣仁汤、百合地黄汤等沿用至今。从而为中医心理学治疗心因性疾病树立了典范。

唐代医家孙思邈在《黄帝内经》的基础上,汲取了儒、释、道各家关于"心身"的论述及修身养性的精华,对中医心理学理论的发展作出了巨大贡献。在中国传统医学史上,他是第一位系统应用心理疗法的医家,沿用了道家符咒治病的特殊形式,在一定程度上丰富了中医的治疗手段。在中医心理学理论发展的漫长过程中,孙思邈是一位承前启后的重要人物。曾凤等总结了孙思邈中医心理学理论的基本特点,阐释了形神相即的统一观和养神为先的重点观,继承并丰富了以"祝由"为主的心理疗法基本形式。

金元时期医家张从正继承发展了《黄帝内经》以"七情内伤"理论为核心的中医心身医学思想,创立了中国古代医学史上影响深远的"痰迷心窍"学说,将其提倡的汗、吐、下三法广泛地运用于中医心身病症的治疗,在应用古代心理疗法方面颇多造诣,理论创见与临床实践相结合,善于运用多种心理治疗方法。图雅等通过探析其心理治疗思想,将其总结为:五志九气,重视心因;惊恐分治,独树一帜;以情胜情,极致发挥;三因制宜,身心共治。另外,在疾病治疗过程中,张子和将针药疗法与心理疗法紧密配合。《儒门事亲·九气感疾更相为治衍》说:"余又尝以巫跃妪抵,以治人之悲结者。余又尝以针下之时便杂舞,忽苗鼓应之,以治人之忧而心痛者。"根据辨证心身共治而获取良效。于峥等总结了张从正的心理治疗学专论《九气感疾更相为治衍》的特点:有治有论,理论上有创见,临床上有实践。其中,对《内经》九气理论的阐发,对情志相胜理论的深入探讨,独创"习以平惊"的治疗方法等,无论从传统中医理论分析还是从现代心理治疗方法来看,都有相当高的水平。

金元时期医家朱丹溪亦对中医心理学的发展贡献颇多。郭倩等认为,朱丹溪中医心理学思想主要体现在五个方面:第一,重视心理因素在疾病中的作用。第二,发展和完善中医心理病机。第三,六郁学说开郁证专题研究先河。第四,运用中医心理疗法。在临床实践中既重视又善用药疗与心理疗法相结合的方法。第五,注重中医心理卫生。以恬淡虚无,精神内守,以及人心听命乎道心为原则。王君等认为,在朱丹溪的诸多著作中都蕴含了丰富的中医心理学思想,主要表现在四个方面:发展了中医心理病机;强调心理因素在疾病中的作用;灵活运用中医心理治疗方法;注重中医心理调摄。

中医心理学有着深厚的中国传统文化基础,具有浓厚的中国特色。儒家文化的仁爱、中庸、和合等思想,道家思想中的天人合一论、精气说、形神观,以及中国传统的阴阳学说、五行学说和整体观念,都为中医心理学的形成和发展提供了肥沃的土壤。

研究表明,通过对古代文献系统整理,对一些理论观点进行重新辨析,继承其合理内核,扬弃片面及不合时宜的认识,使已有观点得到了深化,并强调了时效性。但是,面对这么丰富而悠久的中医心理学的海量文献资料,仍需要研究者们对中医心理古代文献继续深入发掘、整理,并借鉴西方心理学的优势,积极吸收其有利于中医心理学发展的部分,使之形成具有中医自身特色的完整而系统的思想理论体系,成为进一步丰富完善中医心理学理论体系的源泉,并可为实行古为今用开拓创新思路。

（二）临床应用研究

中医心理学在临床实践方面,主要探讨中医心理学在临床的疾病诊断与治疗过程中的疗效与作用。

1. 临床应用研究

（1）各类疾病临床应用

精神类疾患:戴伟民模仿张子和的方法治疗社交恐惧症和细菌恐惧症病人,疗效满意。方法:根据"惊者平之"的治疗原则,循序渐进地让病人逐渐适应所惊恐的对象,使患者像对待平常的事物一样对待感到惊恐的事物,惊恐就逐渐减弱直至消失。柳青运用"情志相胜法"中的"思胜恐法"对有过度恐惧情绪的 12 例学生患者进行治疗,收效甚佳。王玉仙对反胃、木僵、梅核气等采用心理治疗即说理暗示治疗,加上适当的药物治疗效果显著。说明中医临床治疗应通过四诊了解病人心理症状,然后进行分析判断。根据不同时期、不同境地,掌握不同的心理状态,对心理症状进行辨析,从神志、情态方面进行调理。阮鹏通过分析中医心理学情志疗法的原理,阐述了地震灾害后人们的主要心理特征,提出了中医心理学的干预方法。认为灾后人们的主要情绪为怒、忧、思、悲、恐五种。其中以悲、恐最为突出,并与其他情绪互相转化着,当怒的环境改变时就可转化为强烈的悲、忧等心理体验。具体治疗运用"情志相胜法"中的喜制怒、悲胜怒、喜胜悲忧、思胜恐。于得霞等探讨中医心理教育对精神分裂症复发率的影响,结果说明中医心理教育可提高精神分裂症患者服药依从性,提高疗效,改善社会功能,对降低精神分裂症的复发率有重要作用。

刘海燕等根据中医心理疗法的实用性研究,对现多用于精神科临床且较为独特的情志相胜法、阴阳相胜法、移精变气法及祝由法等,分别从其概念、分类、作用机理、适应症、用法及注意事项等几方面进行了论述。① 情志相胜法:临床上可用愤怒之法治疗因思虑过度损伤脾土的不能食、不寐、郁证等疾患,另外,某些癫狂、痫证的治疗也可配合使用此法。对于因为过度悲伤所致的心痛、心下痞结、胸膈不舒诸症可以喜乐疗法治之。惊恐疗法可用来治疗过喜所致之病,如笑不休、不寐、癫狂等。使用时要注意控制刺激强度,用作治疗的情致刺激,必须超过、压倒致病的情致因素,而又中病即止,且要根据病因选用有针对性的情致刺激。② 阴阳相胜法:根据阴阳属性的不同,多采用相反方向的调节,以打乱病人原有的病理节律。用此法调节不良情感,在临床运用上有广泛的实用性,值得借鉴。③ 移精变气法:适应病症较广,诸如健忘、呕吐、胸痛、消渴、心痛等疾患皆可选用。但在做症状转移或症状转换时,要注意转内病为外病,转重症为轻症,转要害部位之症状至非要害部位。④ 祝由法:系祝说发病原由,解除或减缓病人的心理压力,调整情绪以治疾患。重点在于暗示,以激发人体本能的祛病愈疾能力,然而它又不同于暗示法,它要祝说病由。用于治疗某些情志疾患和躯体疾病。适用于病之轻浅者,若重症不宜单独使用。本法适应病症较广,诸如健忘、呕吐、胸痛、消渴、心痛等疾患皆可选用。但在做症状转移或症状转换时,要注意转内病为外病,转重症为轻症,转要害部位之症状至非要害部位。目前中医心理疗法的应用尚未引起足够的重视,而能把中医心理疗法运用于精神科临床的更是微乎其微,即使是中医科医生,能主动将之运用于临床的也为数不多。

神经症:张福成总结分析中医心理疗法在神经症治疗中的应用。结果提示,中医心理疗法结合西医药物治疗神经症有着较好的临床效果,能够提高神经症的治愈率,改善患者焦虑、抑郁等神经症症状。关晓光等观察中医心理疗法联合柴胡疏肝散与催眠术治疗神经症的临床疗效,结果中医心理疗法联合柴胡疏肝散加减治疗神经症优于对照组。张玖云对中医心理疗法与催眠术心理治疗神经症的疗效作了比较研究。结果说明,两种疗法治疗神经症疗效显著,但二者之间无显著差异。

高血压:赵学文等观察中医心理疗法对卒中后高血压的疗效。结果说明,中医心理疗法不仅有助于卒中后高血压患者的恢复,而且对提高神经功能缺损程度具有明显的效果,值得在临床推广应用。唐明等观察中医心理疗法对卒中后高血压的影响及对改善卒中神经功能缺损程度的临床疗效。结果表明,两组患者治疗后血压变化情况、神经功能缺损程度评分以及中医症状积分均较治疗前有明显改善,且干预组均优于对照组。提示中医心理疗法不仅有助于卒中后高血压的恢复,而且能够促进神经功能缺损程度的改善,可提高缺血性卒中药物治疗的整体疗效,值得临床推广应用。张耀等通过中医心理疗法和现代医学心理疗法治疗原发性高血压病的对比研究,探索中医心理疗法与现代医学心理疗法在临床应用中的区别和相似处,以及对原发性高血压治疗的疗效差别。结果提示,中医心理疗法治疗原发性高血压优于现代医学心理疗法和单纯西药治疗。

癌症:癌症的心理学干预体现了中医学强调的整体治疗,这一整体疗法在运用中强调患者在治疗中的作用,强调发挥人的主观能动性。其方法很多,诸如:言语开导疗法、情志疗法、习以平惊疗法、气功治疗等。通过开导,使患者基本正确认识癌痛,解除心理负担,更好地配合治疗、减轻疼痛。情志相胜疗法是在中医学理论基础上的特有疗法,它的基础在于根据五行关系激发患者的新情绪去对抗、缓冲致病情绪,起到缓解肿瘤病人癌性疼痛的治疗目的。从传统中医学对情志与疾病关系的认识到现代对癌痛病机的研究,已经认识到心理应对方式、个人的个性特征、社会背景等对于肿瘤疾病的发生、发展有着相关性。因此,癌症疼痛的治疗除了考虑生物学方法外,也应重视心理、行为学方法,进行全面的综合性治疗。贾玫等对中医心理干预方案改善肿瘤患者心理状态、提高生活质量方面的临床疗效也作了客观评价。研究结果提示,中医心理治疗可以使肿瘤患者心理状态改善、生存质量提高,三者之间存在直接相关。此外,贾玫等通过前瞻性随机对照临床研究,客观评价中医心理干预方案在调节肿瘤患者免疫功能方面的临床疗效。结果说明,中医心理干预治疗作为肿瘤综合治疗的一部分,能够调节机体免疫功能。杨文芳等观察中医心理学干预治疗老年人肺癌的临床疗效。结果说明,中医心理学干预治疗老年肺癌对降低负性情绪、改善临床症状和生活质量等方面均有较好的疗效,具有较高的临床价值。

SARS:杜氏等观察中医心理干预治疗对 SARS 病人心理障碍的影响。自拟中医心理观察表,分别于治疗前和治疗后对 68 例病人进行测查,根据第 1 次测查结果给予相应的心理疏导、心理导引和支持性中医心理治疗。结果:经中医心理治疗后,测查总分及各项情绪因子分均明显低于治疗前,差异非常显著($p < 0.001$)。提示中医心理干预治疗对于 SARS 病人是行之有效的。

艾滋病:谢正分别讨论中医心理学思想在 HIV/AIDS 患者不同心理问题中的应用。认为运用中医心理学情志理论来对 HIV/AIDS 患者的抑郁、焦虑和强迫情绪进行干预,从而有效地发挥抗病毒治疗的作用,更好地调整病人的生理状态是一项值得探索的工作,对于 HIV/AIDS 患者具有普遍性意义。

白血病:马淑琴等认为,七情过及异常变化是导致白血病的重要原因之一,并在临床中摸索了一些有关此病的心理治疗和心理护理方法:① 调节正常心理状态。开导病人建立起战胜疾病的信心,使病人感到有精神安慰,使其振作精神,鼓励病人积极配合治疗,使病人很快从消沉、沮丧、烦躁等状态摆脱出来,迅速地走上正规治疗的轨道。② 做好患者家属心理工作。鼓励患者的亲人,树立正确的爱心。即亲人对白血病患者的爱,要做到合理性,令患者快乐开心,但又要有利于治疗。另外,心理护理中还要注意性格、情绪与需要的护理,重视环境、语言等方面护理的重要性,才能取得较好的疗效。

慢性乙肝:杨华等运用"肝主疏泄"理论阐述慢性乙型肝炎患者情绪异常的规律性,为不同类型患者针对性心理干预护理治疗提供依据。对 60 例慢性乙型肝炎患者进行辨证分型,分为肝气郁结及肝阳上亢两型,归纳、总结出不同证型患者的不同心理特点。发现慢性乙型肝炎患者存在明显情志改变,并与中医辨证分型具有相关性,在治疗时不可忽视情志疗法。彭立生等探讨中医心理学干预在慢性乙型病毒性肝炎治疗中的支持治疗效果。结果提示,中医心理学干预是改善慢性乙型肝炎患者心理状况、提高疗效的有效手段。

失眠:滕晶等认为,失眠症的治疗应抓住导致失眠症发生和持续的症结因素,从中医学心理紊乱状态入手,重新构建一个新的辨治体系,通过对失眠症患者昼夜病理变化的共同调治,尽快使患者恢复"昼精夜瞑"的最佳生理状态。这符合现代医学改善心理、认知,治疗失眠和提高生活质量的新观念。具体辨治分以下几型:烦躁焦虑状态、惊悸不安状态、郁闷不舒状态、思虑过度状态、精神萎靡状态。

生殖系统疾患:龚长根在临床实践中根据妇女的生理病理特点,在辨证论治的基础上结合心理疗法治疗妇科疾病,暗示诱导、解惑释疑治疗痛经,移情易性、劝说开导治疗更年期综合征,疏肝解郁、顺其自然治疗不孕症,均取得显著疗效。刘若缨等观察中医心理治疗对复发性生殖器疱疹(RGH)患者精神症状方面的改善作用。结果说明,中医心理治疗能明显改善 RGH 患者精神抑郁及焦虑症状,降低 RGH 的年复发次数。孟昭蓉等采用中医心理治疗加口服六味地黄丸对围绝经期综合征患者的焦虑、抑郁等负性情绪进行干预,取得了较好疗效。结果提示,传统心理治疗不仅能显著改善围绝经期综合征患者的负性情绪,提高其生活质量,而且安全、简便,值得进一步深入观察。刘静以中医学的角度观察女性不孕症患者的心理因素及其对身心健康的影响,并将有关中医心理治疗方法如祝由、情志相胜法、暗示疗法、言语开导法、气功行为治疗法等应用到女性不孕症患者的心理治疗中,结合现代医学的治疗手段,可以提高不孕女性的生殖健康水平,对其通过治疗重新获得生育能力具有一定的指导意义。

　　针对男子生殖系统的心理治疗研究较少。周德生认为,精神因素扰乱肺脏腑功能,导致阴茎失去脏腑精气充养,发为阳痿,因情致病,当以情治。情志致病因素当属心虚胆怯、郁怒伤肝、思虑损脾、惊恐伤肾。具体心理疗法为:戒除手淫、解除顾虑、和调感情、自我松弛。

　　皮肤科疾患:赖凤新等对 25 例斑秃患者采用曲安奈德加利多卡因皮内注射,并结合"中医心理疗法",包括:劝说开导、移情易性、暗示解惑、顺情从欲等方法。结果说明,曲安奈德联合"中医心理疗法"治疗斑秃疗效确切,有临床实用价值。鲍作臣认为,不同个体在不同环境条件下以及疾病不同阶段,其心理反应不同。斑秃患者由于沉重的心理压力和负担,对于本病的恢复具有重要负面影响,与躯体症状形成交互的恶性循环,因此,加强患者的心理调适对于本病的治疗具有重要意义。采用中医心理疗法:转移注意、劝说开导、暗示开疑、顺情从欲,辅助中药治疗斑秃取得了较好的疗效。林良才结合古今名家的经验,采用转移注意、暗示开疑、顺情从欲的方法。接诊时应通过观察和了解患者的气质、态度,通过提问等方式及时准确地把握其心理状况;在制定治疗计划时要因人因病因时因地而异,针对不同心理特点有的放矢地进行心理疏导。同时强调这种治疗一定要贯彻始终,才会取得明显而持久的效果。

　　网瘾:杨建宇等提出中医药干预网络成瘾应采取综合疗法。除了心理疏导、暗示、中医情胜疗法等心理行为疗法外,应该辅助推拿、按摩、针灸、音乐等疗法的合理使用。尤其强调中医药干预必须辨证论治,正确使用中草药或中成药规范治疗。

　　外感病:张伟等针刺治疗感冒的有关腧穴,通过经络的传导,激发病变部位的经气,以疏散风寒、通络止痛,增加抗体,使机体恢复正常。同时配以中医心理疗法。认为心理是生命活动的关键、统领,心理神志的变异可导致疾病,故而心理情志的调节可治疗疾病,并认为任何治疗都应从"治神入手","治神为本"。

　　脉象:滕晶等认为,目前心理学界主要运用心理测评的方法来了解患者的心理状态,而这种方法仍存在着一定的主观性和不确定性,难以真正反映人体内心世界,而心理脉象为医者提供了一个简便认识人体心理活动和衡量心理状态的客观化手段和方法。病脉提示病理信息,而心理脉象则能反映人体心理活动和心理状态的变化。通过三则病案,分析心理脉象在临证中的重要作用,提出心理脉象是认识心理世界和推测病证发病机理的有效方法。

为了解中医心理诊断及治疗详细情况,闫少校等搜集历代中医书籍和现代期刊中记录的中医心理治疗案例共122例,分别从案例年代、性别、年龄、疗程、致病因素、中医疾病诊断、中医心理治疗方法、合并治疗方案、现代诊断、现代治疗分类以及有无违背伦理学原则等11个方面进行统计。指出中医心理治疗是一种有效的短程心理治疗,主要适用于神经症、应激相关障碍、癔症等精神障碍,具有明显的中国文化特色,值得挖掘和推广。

（2）疗法的分类运用

对于疗法的分类,不同的学者在分类上各持己见,标准不一。对于同一种疗法,可能出现不同的名称;或者一种疗法与另一种或几种疗法在概念上相互包涵或交叉;还有将中医心理疗法按西医心理疗法的分类法命名等问题。

邹小娟认为主要有八种:劝慰开导、情志相胜、移情易性、暗示转移、顺情从欲、以诈制诈、修身养性、情境疗法等方法。张中菊等对中医心理治疗方法整理和总结后,分为情志疗法(情志相胜疗法、顺情从欲疗法、宣泄疗法)、认知疗法、中医行为疗法、精神支持疗法、气功疗法和情境疗法六大类。张艳认为,根据中医心理疗法的实用性研究,可用于精神科临床且较为独特的主要有情志相胜法、阴阳相胜法、移精变气法及祝由法等。闫蕾将心理疗法分为情志相胜法和顺情从欲法,通过释疑解惑,开导暗示,使病人改变不良的心理状态,调整气机的紊乱,并配合中药、针灸、推拿等治疗方法辨证施治,以调和脏腑,畅达气血,使"阴平阳秘,精神乃治",对心身疾病有较好的疗效。同时,她又将中医心理治疗中常用的行为疗法分为行为诱导治疗、厌恶反射治疗、习见习闻法、冲击疗法。认为中医行为疗法的习见习闻法在治疗原理上与现代行为疗法的系统脱敏法相同,只是操作程序不够具体,刺激等级的划分和步骤的施行没有形成固定的模式和方法,是在个人实践经验基础上的创新和开拓。中医行为疗法治疗方法设计精巧,疗效明显。同西方现代行为治疗相比更重视患者的自我调节,注重个体差异性,秉承了中医学的"同病异治,异病同治"原则。在治疗恐惧症、抑郁症、不良情绪导致的躯体化症状和矫正不良行为等方面有显著效果,有其独特的优点。然而,中医行为治疗也存在局限性:重实践而轻理论,缺乏量化研究。王彭认为,中医心理疗法是中医治法学的主要手段之一,属中医情志医学的范畴。大体可分为情志相胜法和以情治情法,两法之中又包含诸多小法,分别适用于各种不同病证。简要介绍了各种中医心理疗法的含义、适应证及注意事项。吴恺简要概述中医心理治疗常用的方法为:以情胜情疗法、语言开导疗法、顺情从欲疗法、移情易性疗法、暗示解惑疗法、宁神静志疗法、修身养性疗法、情境疗法、中医认知疗法、放松疗法和音乐疗法,这几种疗法常用于恐惧症的治疗和缓解焦虑,大多医家在实践中使用多取得较好疗效。

（3）比较研究

梁瑞琼从心身医学的角度,分析比较中西医心身相关理论及其技术的现代科学意义。第一,形神俱治与心身医学。现代心身医学的研究已证明,无论是社会生活刺激,还是个体内心的认知和情绪活动,都可能通过神经生理、神经内分泌和免疫中介引起内脏生理活动的变化或导致心身疾病的形成。如何调神? 中西医都首推认知疗法,西方心理学实施的是"合理情绪疗法",强调通过改变非理性认识而通畅心理,与《灵枢·师传》所曰"告之以其败,语之以其善,导之以其所便,开之以其所苦,虽有无道之人,恶有不听者乎"的方法异曲同工。第二,五脏学说与情绪生理心理学。《素问·阴阳应象大论》曰:"人有五脏化五气,以生喜怒悲忧恐。"《素问·宣明五气》又曰:"心藏神,肺藏魄,肝藏魂,脾藏意,肾藏志,是谓五脏所藏。"中西医学都有共识,人的情绪必以生理为基础,但有"外周说"和"中枢说"之别。中医学认为,人的情绪与五脏功能变化相一致。现代一般认为,情绪的生理机制是非常复杂的,既有大脑皮层和皮层下的神经过程的协同,也与整个机体内部器官和效应器官的活动状况、中枢的和外周的多种神经递质的变化有关。可见,关于情绪的中医"外周说"与西医"中枢说"也许并不矛盾,而是构成了一种相容性选言逻辑。中医学五脏藏神的观点促使现代人对情绪机制作多元性的再思考,为通过药物来调节外周神经递质和激素代谢水平以调节情绪的方法提供了可能,也为预防内脏疾病带来的情绪问题提供了治疗指南。第三,精神内守法与西方精神分析及生物反馈技术。两千年前的禅学、道家和中医就已经知道通过"精神内守"(即一种安静的平衡的自我意识状况)的途径,来获得健康的生理状况的方法,这与西方精神分析和现代生物反馈的原理和技术异曲同工。古人这种修炼恬淡虚无的自我意识状况的方法就是"内丹术"。生物反馈技术已经在心身疾病治疗领域获得广泛的运用。无论是古老的内丹术,还是现代生物反馈治疗,两者的治疗原理都是基于精神—神经—内分泌—免疫调节机制。相比较而言,虽然生物反馈技术指标直观,但是操作复杂,是反应短暂的硬技术。而中医学提倡的精神内守的"内丹术",尽管学习过程漫长,需要养成长期习惯,但是不需要设备,并且指标形象易掌握,是效果终身持久的软技术。杨倩通过列举中医古籍中行为疗法的案例,采用现代心理学术语分析了与现代行为治疗相似的中医行为疗法及有中国特色的中医行为疗法。认为中医行为疗法中的厌恶疗法、习见习闻法(系统脱敏法)、心理转移法(反应预防法)、模仿法和冲击疗法在具体治疗方法上与现代行为疗法有一些相似之处,但同时也带有鲜明的文化特点;而气功疗法和课业疗法则是有中国特色的中医行为疗法。并指出中医行为疗法重视患者自我调节、注重个体差异性,治疗方法设计精巧,疗效明显,但也存在重实践而轻理论、缺乏量化研究等局限性。研究中医行为疗法将有利于建立适合中国人的心理疗法以及完善现代心理治疗。孙旭海将中医心理学的研究方法分为:① 自然观察法。与现代的自然观察不同,当时的观察还是在不借助任何观察工具的情况下进行的,因此属于直接自然观察法。② 访谈法。除了自然观察法之外,还有相当数量的行为信息是在与他人的交流过程中获得的,古人对于心理资料的积累,多来自于现实生活及临床实践的交流互动中。
③ 体验与思辨。现代心理学的研究方法如前所述,现代心理学作为一门交叉学科,借助了大量其他学科的研究方法,已不局限于简单的观察与具有哲学意义的思辨,更加注重定量与比较。当前心理学界比较一致地将心理学研究方法分为六类:观察法、实验法、模型法、测量方法、统计方法与其他方法。而从研究的不同维度来看,大致可分为以下几类:取样维度、研究方向的维度、现场研究和实验室研究、研究手段维度。

通过比较中医心理学与心理学在研究范式和研究方法上的异同,探讨中医心理学在新的历史时期的发展之路。迄今为止,还没有一种心理学研究方法能够全面有效地解释心理活动的本质,因此只有运用多种研究方法,从多个角度才有可能接近心理现象产生的源头。

2. 护理

董爱荣探讨中医心理护理干预对胸痹患者情绪焦虑、抑郁的影响。结果说明,采用中医心理护理干预能明显减轻胸痹患者治疗过程中的焦虑、抑郁情绪,提高生活质量,促进身心整体健康。马辉等探讨中医心理护理治疗对突发性耳聋患者的影响。结果说明,中医心理护理治疗能改善突发性耳聋患者焦虑和抑郁等情绪,提高其心理健康水平,在突发性耳聋的治疗中发挥了重要的作用。周兰英认为,及早对脑卒中抑郁患者实施中医心理护理,可以明显改善病人的认知和情感功能,从而改善病人的预后,明显减少致残率。徐长秀认为,慢性病人因为需要承受长期的疾病折磨,经历漫长的病程,所以往往产生极为复杂的心理活动。对慢性病人的心理护理,必须紧紧围绕慢性疾病病程长、见效慢、易反复等特点,调节情绪、变换心境、安慰鼓励、使之不断振奋精神,顽强地与疾病作斗争,做到身心积极效应互相促进。对慢性病人实施中医心理护理的一般方法为:劝说开导、以情胜情、交心谈心、移情相制等暗示解惑。

3. 养生

心身疾病的"整体调治"以及"养生先养心,调形首调神"的养生方法为中医独具的特色。张琳钰等认为,中医的养生观包括天人合一、阴阳平衡、身心合一三大要素。中医养生方法的运用要求耐心、细致,从而达到积跬步以至千里的效果。中医养生的方法有四个方面,即药、食、术、思。这些思想原则和方法对于心理咨询的运用有很大的指导作用。

太极拳是我国传统养生运动之一,长期练习,有强身健体之功。随着社会竞争的加剧,现代心理问题越来越多,不少研究证明,太极拳锻炼能有效地降低抑郁及焦虑水平,促进心理健康,但对其机理的阐述不是很详尽。王克勤认为,气功养生的关键是调心凝神入静。神意宁静则气行有序而畅通,气通达有序而充形,则形体自然端正而放松。形体端正放松有利于气机通达,而气机通达舒畅又利于神意之宁静。调心、调息、调身三者密切结合,神静、气通、形松,其中神静为主导,所以调心为气功"三调"的核心。

4．医患关系

中医心理治疗重视医患关系。邹小娟认为，良好的医患关系是实施有效心理治疗的前提。中医要求医生具有良好的综合素质。治疗中处于中心地位的病人，也要积极配合医生，与之达成和谐一致的治疗关系，这样才能取得疗效。孙云针对当前医患沟通的困难，提出了中医心理学的沟通技巧，并从中医怒、忧、思、悲、恐五种情志阐述了患者心理状况，分析了患者心理问题的来源，提出了相应的中医心理学沟通策略。认为从心理学角度出发帮助求助方，处理矛盾，往往可以使医患沟通起到事半功倍的效果。阮鹏探讨了中医心理学在医疗纠纷处理中的原理及操作要领。认为医疗纠纷处理中，患方的心理问题非常突出，其过激行为的产生往往具有突发性，在对其进行心理干预时，中医心理学方法往往具有立竿见影的效果。

随着现代文明的发展，心身疾病在患病人群中所占份额急剧加大，心理学在社会医疗中所处的位置日益突出。中医心理治疗思想因其注重天人合一、心身并治的观点，疗程简单易行、设计精妙、疗效明显而快捷。作为医务工作者，今后面临的艰巨任务就是：使这一流传数千年、具有旺盛生命力的心理治疗思想顺应时代的潮流，并成为人类对抗心身疾病的重要手段，使之在现代中医临床医疗实践中发挥不可替代的作用。

（三）心理测量

传统的中医学情志理论所具有的经验性、模糊性的特点，使观察的结果缺乏客观性、可比性和重复性。对于情绪问题人们多以语言描述，难以对其进行数量分析。随着心理测量学的发展，研究者不断尝试对人的记忆、人格、气质、情绪、行为等心理特性进行测量，而量表在心理特质的评定中起着重要的作用。近年来，随着中医证症量化和规范化研究的不断深入，中医学界的研究者们借鉴心理测量学的有关知识和方法，不仅应用国际通用的一些量表评定患者的心理状态、主观症状及其与中医证候的关系，而且还初步开展了一些具有中医特点量表的编制。使用心理量表研究中医心理学的有关内容已成为一种发展趋势。如薛崇成、杨秋莉等编制了适用于临床的五态性格测验表，填补中医心理学在心理测量与诊断中的空白，并在全国范围内进行了五态性格常模制定工作，以期能应用于临床诊断。

滕晶利用前期研究编制的中医心理紊乱状态评定量表，从心理层面对治疗失眠的绿美安胶囊和滋肾安神合剂的应用进行评价。结果表明，二者均可有效改善失眠患者存在的心理紊乱状态。其中绿美安胶囊在改善失眠患者思虑过度和烦躁焦虑状态方面显示了良好的治疗趋势。运用中医心理紊乱状态评定量表能够对患者的心理状态进行辨识—辨治—评价三位一体的研究。该量表的使用对提高失眠症治疗效果具有重要的意义。

（四）药效学研究

陈业欢等将中医心理学和心理药效学有机地结合，提出中医心理药效学。中医心理药效学是以中医心理学为指导基础，研究同种中药在不同心理诱导下产生不同药理效应的科学。中药疗效一是"药理效应",指药物本身的药理作用;二是"药物的心理效应",指病人对医生的信任、对药物的认同和接受药物治疗时的体验、评价以及对外界暗示的心理作用。中医心理药效是在这两者的基础上有机结合形成的,目的在于运用中医心理学心身疾病的辨治原则,充分调动病人抗御疾病的内在动力,以获取最佳的中药疗效。

(五)动物模型

中医证候动物模型中,心理应激方法的建模方法主要列举以下几个:① 肝郁证心理应激动物模型主要有:颈部带枷单笼喂养法与捆绑法。② 肾虚证心理应激动物模型主要有:房事过度法,李氏等以体重 28～35 g 的雄性 NIH 小鼠频繁交配结合强迫游泳造成劳倦过度,诱发肾虚证;恐惧法,沈雁等根据恐惧伤肾的理论,设计了"猫吓鼠"的造模方法。③ 脾虚证心理应激动物模型的研制,主要为饥饿,属于心理应激中的强迫行为应激源。

袁永明等对 1993—2005 年间中医心理应激证候动物模型制作和运用现状进行回顾,说明了心理应激方法对中医动物模型研究的重要作用,分析评价了目前心理应激证候动物模型研究中存在的问题,提出了今后应关注的三个方面:① 模拟中医病因应激源的拓展。积极地运用现代动物实验方法,采用西方成熟的心理应激模型的技术手段,在已有的应激源的基础上,结合中医相关学说和理论,拓展出能模拟中医病因的应激源。② 模型的辨证。在运用现代信息技术,建立在动物模型的无创伤性辨证指标的基础上,同步开展心理应激证候动物模型的中医辨证工作,研制出具有中医证候特征的动物模型。③ 药物反证。郑小伟认为,由于造模是试验性工作,对模型的可靠性把握不大,中医的症状诊断应用于动物又受到很大限制,所以治疗的反证成为衡量模型是否成功的一个必要的、普遍的标准。测证药物的选择均属自定,或单味中药或复方,可自拟也可取经典方。如脾虚证动物模型可用四君子汤、补中益气汤等健脾理气方药反证;肾阳虚证动物模型可用右归丸、金匮肾气丸等温补肾阳方药反证。

(六)总结

纵观中医心理学的现代研究历程,今后的可行性研究方向为:① 突出中医心理学特色优势;② 继续挖掘中医心理学的中国传统文化底蕴;③ 侧重临床实践研究;④ 加强实证研究。

第二节　医学心理学的内涵及分支学科

一、医学心理学的内涵

医学心理学(medical psychology)是心理学与医学相互结合、交叉渗透的学科,是将心理学的理论和技术应用于医学领域,研究心理因素在人体健康和疾病及其相互转化过程中所起作用规律的一门科学。医学心理学既是心理学与医学相结合的交叉学科，又是自然科学与社会科学相结合的边缘性学科，同时还是理论与实践相结合的新兴学科。作为与医学相交叉的学科，医学心理学既涉及基础医学（如神经生物学、神经生理学、神经生物化学、神经免疫学、病理生理学等），又涉及临床医学（包括内、外、妇、儿、五官、神经、精神、皮肤各科）、预防医学、康复医学的许多知识。作为与心理学相交叉的学科，它还涉及普通心理学、发展心理学、认知心理学、教育心理学、社会心理学、人格心理学、实验心理学等多门学科的内容。作为一门基础学科，它着重探讨各种心理现象的形成机制及其与生理活动、社会因素之间的关系，力求揭示人类行为的生物学和社会学基础，寻找维护心身健康的综合调治方法。作为一门应用学科，它将心理学的理论知识和诊疗技术，结合医学实践，运用于医学各个领域。随着医学向"生物—心理—社会"模式的转变，掌握医学心理学知识，不仅可以通过改变不良认知，矫正异常行为而缓解病人的心理压力，提高疗效，还有利于培养和谐的医患关系，保障医护质量，提高人民的心身健康。

医学心理学的研究对象是人，是研究在人类健康和疾病相互转化过程中所涉及的各种心理行为问题以及解决这些问题的方法和措施。

医学心理学的研究任务可概括为以下几个方面：

（1）研究心理行为因素的生物学机制：人在社会生活中总会遭遇挫折、创伤和意外事故，当这些应激性刺激作用于个体时，会引起机体生理、生化功能的一系列改变，打破心身平衡状态。若长期处于这些应激事件所带来的负性情绪中，组织、器官、系统可能会出现病理改变。医学心理学要研究人的心理与生理、躯体等相互作用的规律，探讨其生物学机制，从而为临床防治心身疾病提供理论借鉴。

（2）研究心理行为因素与各种疾病的关系：心理行为因素在疾病的发生、发展、治疗及康复过程中具有非常重要的作用，中医学有"因郁而病"和"因病而郁"的说法。一方面，心理因素往往是神经症、精神分裂症、脑器质性精神病的诱发因素，即"因郁而病"；另一方面，各种疾病也常伴随有心理行为异常，即"因病而郁"。医学心理学要研究心理行为因素在疾病的发生、发展、转归中的作用规律，把握心理变化的性质、特征、范围、强度、持续度等，从而有助于掌握患者的心理变化特点，缓解其心理痛苦。

（3）研究心理行为因素与社会文化的关系：人不仅具有生物学的属性，而且还具有社会学的属性，其心理行为与社会文化因素有着紧密联系。同时疾病与社会文化冲突又密切相关，文化背景不同则心理行为异常的表现也不尽相同。医学心理学要运用社会学、人类学的知识，了解患者所处的社会背景、文化环境、与医护人员的关系、与医疗环境的关系等，探讨社会文化因素在健康和疾病中的作用，促进病人与社会文化环境之间的相互接纳。

（4）研究如何应用心理学知识与技术防治疾病："心病还须心药医"。医学心理学就是要运用心理咨询、心理治疗、心理护理等相关知识和技术，借助良好的情绪，创造良好的心境,帮助人们保持健康,促使疾病康复。

二、医学心理学的分支学科

医学心理学是心理学与医学相结合的交叉学科,涉及的领域和范围较广,根据研究者的出发点、理论依据、研究对象,以及某一历史时期研究侧重点等的不同,可将其分为若干分支学科。近年来随着中西方心理学理论及疗法的相互整合、兼容及深入研究,使医学心理学研究逐步深化、日趋系统。现简要介绍几个主要分支及相关学科。

1. 神经心理学

神经心理学是研究人的高级神经功能与心理活动之间关系的科学。它从神经科学的角度来研究心理学的问题,把脑当作心理活动的物质本体来研究脑和心理或脑和行为的关系,应用神经解剖、分子生物和各种成像技术研究心理现象的机制,以及脑在各种心身疾病状态下结构及功能的变化规律。

2. 变态心理学

变态心理学又称异常心理学,是应用心理学原理和方法来研究异常心理或病态行为的表现形式、发生原因和机制及其发展规律,探讨鉴别评定的方法、矫治及预防措施的科学。它从认知、记忆、情绪、意志、人格等方面深入探索病人心理,并通过正常与异常心理的比较研究,为临床工作者提供诊断心理行为障碍的标准,是医学心理学在医疗活动中的具体应用。

3. 临床心理学

临床心理学是研究医疗过程中各种心理因素的评估及心理行为障碍诊治的科学,包括心理评估、心理诊断和心理治疗。它服务的机构包括精神病院、综合医院、学校心理卫生机构、职业技能培训机构,服务对象涉及精神疾患、心身疾病治疗,以及教育、人才挖掘,个性发展等领域。

4. 心理治疗学和心理咨询学

心理治疗学和心理咨询学均是研究如何采用心理学技术,在建立良好的医患沟通与人际沟通的基础上,为来访者或患者提供心理援助,以帮助其恢复心理平衡、提高对环境的适应能力、增进身心健康的科学。二者在服务对象、工作方式、解决问题的性质和内容等方面不同。

5. 健康心理学

健康心理学是运用心理学知识和技术探讨和解决有关保持或促进人类健康、预防和治疗躯体疾病的科学。它主要用心理学知识和技术,并借助医学理论通过培训和训练,消除影响心身健康的各种不利因素,提高环境适应能力,以防治疾病,促进人类健康。

6. 康复心理学和缺陷心理学

康复心理学是研究解决伤残、慢性病人和老年病人存在的心理行为问题,促使其适应工作、适应生活和适应社会,尽可能降低其残废程度的一门科学。与之密切关联的是缺陷心理学,又称伤残心理学,是研究躯体缺陷人群所出现的特殊心理活动规律和特点的科学。旨在通过有效的教育和心理指导,使残疾患者能较好地整合到社会中去。缺陷心理学的研究也为了解正常的心理活动规律、改进精神病学诊断、促进其他相关学科的发展提供了重要的研究资料。

7.护理心理学

护理心理学是研究护理过程中的心理学问题,从护理情境与个体相互作用的观点出发,研究在护理情境这个特定的社会生活条件下个体心理活动发生、发展及其变化规律的科学。有助于指导护理人员根据不同疾病及不同病程中的心理行为特点,做好护理工作。

8.心理药物学

心理药物学又称药物心理学,是研究药物对心理和行为的作用以及影响药物疗效的心理因素的一门科学,是提高药物疗效的心理学分支科学。如药物的安慰剂效应;如何运用特殊药物影响个体的心理及行为。

9.心身医学

心身医学又称心理生理医学,是研究心身相互关系的科学。其狭义概念,是研究心(心理)与身(躯体、器官)之间的相互关系及其在疾病发生、发展和转归中的作用,主要研究的对象就是心身疾病;广义概念,则是研究正常和异常的心理与生理之间的相互作用。它的理论基础是"心身相关原理",从"心身相互作用"研究心理、躯体及社会因素与健康、疾病的整体关系,探询疾病发生、发展和转归中的共性模式,进而为治疗和预防以心理社会因素为主要病因的躯体疾病提供依据。

10.行为医学

行为医学是综合行为科学和生物医学知识的交叉学科,研究有关健康和疾病的行为科学和生物医学的知识和技术,并将这些知识和技术应用于疾病的预防、诊断、治疗和康复。例如相关研究表明,A 型行为类型的人(表现为过度好胜、无端的敌意、时间紧迫感等),易患冠心病、高血压、中风等疾病。

第三节 医学心理学的研究方法

一、医学心理学的研究方法概述

医学心理学是一门发展中的新兴学科,涉及多学科的交叉性,在研究方法上具有自身的特殊性:① 多学科的知识和方法。医学心理学在研究方法上很难形成自身的方法学体系,常常涉及心理学、社会性、生物学和医学等多学科的方法和手段。② 理论的多样性。医学心理学涉及多种理论(详见第三章"医学心理学有关的理论学派"),反映出人们对心理实质认识的不统一,同时也使学科涉及的许多基本概念的界定发生混乱,这也给研究工作的方法学带来较多困难。③ 心理变量的主观属性。许多心理现象难于定量,常常带有主观成分。

尽管对心理行为的研究非常复杂,但在研究步骤上与其他学科基本相同:① 明确问题;② 探索和研究有关的理论和模式;③ 形成假设;④ 选择适当的研究方法;⑤ 通过观察、测试和实验,进行论证,得出结论;⑥ 总结与反馈。

二、医学心理学的主要研究方法

根据医学心理学研究的方式、对象、时间、场所等的不同,可分为多种方法。根据研究方式的不同,可分为观察法、调查法、实验法、心理测验法等;根据研究对象的不同,可分为个案法、抽样法等;根据研究时间的不同,可分为回顾性研究法、前瞻性研究法等。在实际工作中,往往根据具体问题,选择其中一种或几种方法进行研究,选择时应注意比较各种方法的优缺点,做到相互弥补,最优搭配,以提高研究的可行性、客观性和科学性。下面简介常用的方法。

(一) 观察法、调查法、实验法与心理测验法

1. 观察法

观察法是指通过对研究对象的观察和分析(如仪表、动作、言行和姿势等),以判断其心理活动的方法。观察法又可分为自然观察法和实验室观察法。自然观察法是研究者在自然条件下对个体的言谈举止进行有目的、有计划观察的方法。实验室观察法是通过实验控制设置某种情境,观察被试在特定情境中的心理及行为表现的方法。观察中要注意做好记录,反复思考,以获得全面的背景资料,为确诊和治疗提供依据。观察结果的有效程度取决于观察者的洞察力、分析综合能力、客观性以及被控制条件的严谨性。

2. 调查法

调查法是指通过晤谈、访问、座谈或问卷等形式以获得资料,并进行分析研究的方法。调查法优点在于能在短时间内同时调查大量对象,获取丰富的资料,并能对资料进行量化处理。其主要缺点是被试可能对问题作出虚假或错误的回答。因此,调查前要注意周密准备,制订计划。调查中要注意准确把握提供信息者与材料之间的关系,对调查到的相关资料加以取舍,避免信息被夸大、缩小或歪曲。

3. 实验法

实验法是指有目的地控制或创设一定的条件,引起某种心理活动变化,以研究变量之间因果关系的方法。实验法可分为实验室实验法与现场实验法。实验室实验法是指利用实验室条件,借助各种仪器和设备,精确观察和记录某一操作变量,并严格控制所有无关变量的方法。例如,研究某抗焦虑药的效果,将一些被诊断为焦虑症的自愿者,随机分成三组:第一组给治疗药,称实验组;第二组不给药,称对照组;第三组给外形与

治疗药相同,而内容为中性物质的安慰剂,称安慰剂组。在治疗前后分别测量焦虑水平,以说明服用该药可能具有治疗焦虑的作用。本实验中,各组年龄、焦虑水平和病史等相同,即相匹配,可控制这些因素对因变量,即对治疗后效果的影响。设安慰剂组,可控制抗焦虑药的暗示作用和等待疗效出现的期待效应对因变量的影响。其他的控制措施还包括单盲法、双盲法等。单盲法即给药时只有病人不知服用何药的方法;双盲法即给药者和病人均不知何药的方法。

现场实验法也叫自然实验法,是指在真实的工作、学习或各种情境中,对研究对象的某些变量进行操作,观察其有关的反应变量,以分析研究其中规律的方法。临床实验就是属于现场实验的特殊方法,心身医学的很多资料都是通过临床实验获得的。现场实验法具有较强的主动性、目的性和系统性,应用范围较广泛;但现场实验法很难在自然环境状态下控制无关因素,同时又与分析者专业水平等因素密切相关,因此带有一定的偶然性,设计和控制的难度较大。目前,多将实验室实验法和现场实验法结合使用,称为准实验法。

4. 心理测验法

心理测验法是应用各种测验量表对心理和行为变量进行定量评估的方法。这些测验量表必须经过信度、效度检验,并且往往已被学术界普遍接受。该方法的优点在于能通过标准化的量表对被试的心理现象进行定量分析,并对其结果进行分析,具有很强的科学性。临床常见的心理测验包括智力测验、人格测验、症状自评量表等。在心理测验中要注意遵守严格的操作规程,才能得出科学的结论。

(二) 个案法与抽样法

1. 个案法

个案法是指对单一案例进行研究的方法。通过个案治疗可以验证已有治疗方法的可行性,发现其存在的缺点,创制新的治疗技术,提高治疗水平;通过某些特殊个案如狼孩、猪孩、无痛感儿童等全面而深入的研究,对于揭示某些特殊心理活动与行为改变具有重要意义。个案法的优点在于可以获得个案大量而丰富的信息;缺点在于对材料的客观性难以把握,对材料的分析较为困难。

2. 抽样法

抽样法是指在研究对象的总体中抽取一部分对象进行研究,并用该部分的特征推断总体特征的方法。研究对象的全部单位称为"总体",从中抽出的部分称为"样本"。抽样中必须坚持随机原则,同时保证所抽取的样本具有代表性和可比性。抽样研究可以描述疾病分布,分析社会心理因素、生物因素与疾病的关系,为防治心身疾病提供重要的参考依据。但是,抽样毕竟存在一定的误差,需要研究者结合专业知识进行深入分析。

（三）回顾性研究法与前瞻性研究法

1. 回顾性研究法

回顾性研究法是指研究被试历史状况的方法，是一种追根溯源的研究方法。其优点是可以从历史中寻找健康和疾病的共同心身特点，了解与现状有关的社会心理因素。缺点是回顾性的资料报告容易受到被试目前心身状态的影响，真实性和准确性会大打折扣。

2. 前瞻性研究法

前瞻性研究法是指预测性地研究某种心理特点或某特征性事件与哪些因素有关的方法。此法对社区保健和疾病预防具有很高的科学价值。例如，通过晤谈了解"C 型行为者"的心理特点，从中发现与癌症发病率之间的关系，提出预防措施。缺点是由于条件限制过多，研究的难度相对较大。

【复习思考题】

1. 什么是医学模式？医学模式的转变经历了哪几个阶段？
2. 简述新的医学模式对健康和疾病的认识。
3. 简述医学心理学的内涵。
4. 医学心理学的分支学科包括哪些？
5. 医学心理学在研究方法上和一般学科相比具有哪些特殊性？

第二章　医学心理学基础知识

【学习目的与要求】

1. 掌握:感觉的概念,感觉的特征,知觉的概念,知觉的特征,记忆的概念,记忆的过程,注意的概念,注意的特征,动机的概念,需要层次理论,动机冲突的概念,动机冲突的类型,心理防御机制的概念,人格的特征。

2. 熟悉:心理的本质,记忆的信息加工模式,注意的类型,想象的概念,思维的概念,心理防御机制的类型,情绪与情感的关系,七情学说,动机与行为效率的关系,挫折的概念,意志行为的基本阶段,情绪情感的分类,情绪的心理学理论,气质学说,气质的类型,性格的类型,能力的类型,能力的结构。

3. 了解:动物心理的发生发展,个体心理的发生发展,中医学对感觉、知觉、记忆、注意、思维、需要、意志、气质与性格、智能的认识。

第一节　心理的本质、发生与发展

一、心理的本质

(一) 心理现象

心理学是研究人的心理现象(或心理活动)发生、发展及其规律的科学。人的心理现象包括心理过程和个性(或人格)。

人的心理是动态的,其发生、发展、变化、结束的动力过程称为心理过程,包括认知过程、情绪情感过程和意志过程。

认知过程是人认知事物,获取并运用知识的过程。通过认知过程可以发现事物的本质及规律。认知过程包括感觉、知觉、记忆、思维、想象等。情绪情感过程是个体在认识客观事物过程中产生的态度或体验,它反映的是客观事物与主体需要之间的关系,包括情绪和情感,如喜、怒、哀、乐等。意志过程是指自觉地确定目标,并有意识克服困难、调节行为而实现目标的过程。意志过程体现了人的主观能动性,表现为对行为的发起和抑制两方面。认知过程、情绪情感过程和意志过程之间相互作用,相互影响。认知过程是情绪情感过程和意志过程产生的基础,情绪情感过程和意志过程对认知过程产生巨大的影响。积极的情绪情感、顽强的意志能促进并深化认知;消极的情绪情感、薄弱的意志会削弱人的认知和创作热情。

个性(人格)是一个人的整体心理面貌,是个体所具有的稳定的心理现象,包括个性倾向性和个性心理特征。个性倾向性是指人所具有的意识倾向,它决定着个体对现实世界的认知态度和对活动对象的选择和偏向,包括需要、动机、兴趣、理想等。个性是指个体表现的经常的、稳定的心理特征,包括气质、性格、能力。

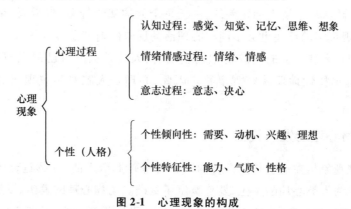

图 2-1　心理现象的构成

(二)心理本质的认识

对于心理本质的理解,存在唯物主义和唯心主义两种根本对立的观点。心理学采用辩证唯物主义的观点来解释心理的本质,即心理是脑的机能,脑是心理活动的器官,心理是人脑对客观现实的主观能动的反映。

1. 心理是脑的机能

心理是物质从无机物到生物,从低等动物到高等动物,从猿到人发展的最高产物,心理是脑的机能,大脑的发育为心理的发展提供了物质基础。种系发生发展史表明,人的心理是在高度发展了的神经系统和人脑的基础上产生的。心理的发生、发展与个体的脑发育程度密切相关。刚出生的婴儿脑重 350~400 g,是成人脑重的 25%。随着大脑的迅速发育,6 个月的婴儿脑重 700~800 g,是成人脑重的 50%。3 岁时婴儿的脑重已经接近成人,已经具有语言、思维、学习、记忆、情感等高级心理活动。这充分证明心理活动产生于脑。

2. 脑是心理活动的器官

现代科学研究表明,人所有心理活动的生理机制都是反射活动,因而心理的发生也依赖于反射活动,而人脑则是反射活动的重要器官。大脑反射活动的历程为:外界刺激作用于感受器并产生神经兴奋,沿传入神经向脑中枢传导;之后,脑中枢对传入信息进行加工,并产生心理活动;最后,对刺激的反应沿传出神经传至效应器,引起效应器的活动。此外,生理学家研究发现,与生理功能一样,心理功能与脑的某一特定部位相关;切除大脑某部位,会造成某些心理功能及行为的丧失,如语言运动中枢在左脑额叶前中央回下方,该中枢受损病人会产生失语症。可见,离开了人脑,心理活动就无法产生,人脑是心理活动的器官。

3. 心理是人脑对客观现实的主观能动的反映

心理活动的内容来源于客观现实,包括自然环境和社会环境。心理是人在认识和改造世界的实践活动中发生和发展的,由于每个人的知识经验、世界观、个性特征等不同,对同一客观现实的反映也会不同。心理活动反映的内容是客观的,但反映的形式是主观的。人脑对客观现实的反映是积极主动的,人总是根据自己的兴趣爱好、实际需要,主动地、有选择性地反映客观事物。因此,心理是人脑对客观现实的主观能动的反映。

二、动物心理的发生发展

人的心理现象是在动物长期进化和发展的基础上产生的,动物进化进程中逐步出现的心理现象为人类心理的发生、发展奠定了基础。动物心理的发生、发展经历了四个阶段,包括刺激感应性阶段、感觉阶段、知觉阶段、思维萌芽阶段,见表2-1。

表2-1　动物心理的发生发展阶段

动物心理的发生发展阶段	动　物	代　表
刺激感应性阶段	原生动物 多细胞动物	变形虫 水螅
感觉阶段	环节动物 无脊椎动物	蚯蚓 昆虫、蚂蚁
知觉阶段	低等脊椎动物	鱼、两栖类、爬行类、鸟类
思维萌芽阶段	高级脊椎动物	哺乳动物(类人猿、人)

三、个体心理的发生发展

个体心理的发生发展是指个体从生命的孕育开始,直至出生、成长、衰老、死亡的整个历程中心理活动的发生、发展规律。从个体心理现象产生直至终结的过程共经历了八个阶段,包括胎儿期、婴儿期、幼儿期、小学儿童期、青少年期、成年早期、成年中期、成年晚期,各发展阶段的年龄划分和主要特征见表2-2。

表 2-2 个体心理的发生发展阶段

个体心理的 发生发展阶段	年 龄	主要特征
胎儿期	受孕~出生前	① 感觉的形成(视、听、触压、嗅、味觉) ② 思维和记忆的形成
婴儿期	0~3 岁	① 生理、心理发育最迅速时期 ② 动作发展促进并决定心理发展 ③ 口头语学习关键期
幼儿期	3~6 岁	① 游戏成为主导活动 ② 言语能力迅速发展 ③ 形成具体形象思维,抽象逻辑思维开始萌芽 ④ 形成道德认知,初步掌握社会规范
小学儿童期	6、7~12、13 岁	① 学习成为主导活动 ② 从具体形象思维逐步过渡到抽象逻辑思维 ③ 自我意识更加深刻 ④ 形成系统的道德认知及道德行为规范
青少年期	12、13~17、18 岁	① 生理发展加速期 ② 心身发展不平衡,出现各种心理矛盾 ③ 出现辩证逻辑思维,思维趋于成熟 ④ 情绪表现具有两极性,心境变化加剧,产生反抗心理
成年早期 (青年中、晚期)	18~35 岁	① 个体身心发展趋于成熟,智力发展达到全盛 ② 以辩证逻辑思维为主 ③ 面临诸多冲突和困难,完成各种社会角色的转换
成年中期 (中年期)	35~60 岁	① 扮演丰富的社会角色 ② 出现中年危机
成年晚期 (老年期)	60 岁~衰亡	① 生理机能衰退 ② 易产生消极情绪,出现丧失感 ③ 面临死亡

第二节 认 知

一、感觉和知觉

(一)感觉

1. 感觉的概念

感觉(sensation)是人脑对直接作用于感觉器官的客观事物个别属性的反映。感觉是最简单的心理现象,是人类认识世界的起点,是正常心理活动得以实现的必要条件,任何高级心理活动的产生都要以感觉为基础。例如,日常生活中人们对客观事物的形状、大小、颜色、气味、味道、冷热、软硬等个别属性的感受都属于感觉现象。感觉虽然很简单,但非常重要。心理学家(Bexton, Heron & Scott, 1954)通过"感觉剥夺实验"证实了感觉是维持正常心理活动的必要条件。该实验要求被试躺在隔音且漆黑实验室的床上,蒙上眼睛,堵住耳朵,双手戴上手套并被卡住,这样来自外界的刺激几乎完全都被剥夺了。实验刚开始,被试能安静地睡下;后来,被试开始变得烦躁不安,失眠,并急切寻求外界刺激。即使被试每天可以得到20美元酬金,但很少有人能坚持2~3天以上。在感觉剥夺期间,有的被试产生了异常心理,出现思维混乱,变得神经质,甚至出现幻觉。

2. 感觉的分类

根据刺激来源和感受器所在的身体部位不同,可将感觉分为三类。第一类是外部感觉,其感受器位于或接近体表,是对身体外部刺激的感觉,包括视觉、听觉、嗅觉、味觉和皮肤觉等。第二类是内部感觉,其感受器位于器官组织内,接受来自人体内环境的刺激,反映机体内部状态的感觉,包括痛觉、内脏感觉等。第三类是本体感觉,其感受器位于肌肉和韧带,是对身体各部位的运动和平衡状态的感觉,包括运动觉、平衡觉。

3. 感觉的特征

(1)感受性:刺激物的强度只有达到一定范围才能引起感觉,该刺激强度称为适宜刺激。人对作用于感觉器官的适宜刺激的感觉能力称为感受性。感受性的高低可通过感觉阈限来衡量。感觉阈限用刚能引起感觉或差别感觉的强度来表示,分为绝对感觉阈限和差别感觉阈限两类。

能够引起感觉的最小刺激量称为绝对感觉阈限,对最小刺激产生反应的能力称为绝对感受性。绝对感受性与绝对感觉阈限成反比关系。公式表示为:

$$E = 1/R$$

其中,E代表绝对感受性,R代表绝对感觉阈限。

两个同类刺激物,它们的强度差异只有达到一定程度时,才能被个体察觉。能察觉出的两个同类刺激物间的最小差别量叫差别感觉阈限。对最小差别量的感觉能力,称为差别感受性。差别感受性与差别感觉阈限也成反比关系。

(2)感觉适应:由于刺激对感觉器官的持续作用而使其感受性发生变化的现象称为感觉适应,适应可使感受性提高或降低。最常见的视觉适应包括明适应和暗适应两种类型。明适应又称光适应,如白天,特别是在强光下进入电影院时,最初几乎什么都看不见,过一会儿才看清座位,该过程称为暗适应。相反,白天看完电影出来,会感到光线刺眼,要等一会儿对强光的感受性降低后才能看清楚事物,该过程称为明适应。"入芝兰之室,久而不闻其香,入鲍鱼之肆,久而不闻其臭"就是对嗅觉适应的描述。

(3)感觉对比:指同一感觉在不同刺激物作用下,感觉在强度和性质上发生变化的现象。感觉对比包括同时对比和继时对比两种类型。同时对比是指几个刺激同时作用于感受器产生的感受性变化。如在明暗交界处我们会感到明处更亮而暗处更黑,该效应被称为马赫带现象。继时对比是指不同刺激先后作用于同一感受器时产生的感受性的变化。如先吃糖再吃苹果,就会觉得苹果淡然无味。

(二) 知觉

1. 知觉的概念

知觉(perception)是人脑对直接作用于感觉器官的客观事物整体属性的反映。通过感觉,了解事物的个别属性;通过知觉,对事物有综合的、整体的认识和把握。例如,中医通过望、闻、问、切,诊查患者的病情。如某物,用眼看,形状是圆的,红颜色;用手摸,表皮光滑,有一定硬度;用鼻子闻,气味清香;用嘴尝,味道香甜……于是个体综合个人知识经验,对所有信息进行加工和整合,形成对该事物的综合判断,知道是"苹果",这就是知觉过程。

因此,感觉是知觉的基础,知觉是感觉的综合、深入和发展,但不是各种感觉信息的简单相加。感觉只需要单个感受器的参与,知觉则是多种感受器相互作用的结果;感觉不依赖于个体的知识经验,知觉则与个体的知识经验密切相关,还受个体的兴趣、需要、动机、情绪等因素的影响。

2. 知觉的信息加工过程

知觉的加工机制可分为自下而上的加工和自上而下的加工两种类型。自下而上的加工又称为数据驱动加工,指对刺激物本身特性的加工。如,颜色和明度知觉依赖于光的波长与振幅;形状知觉依赖于知觉对象本身的特征和线条的朝向。对事物的知觉除依赖刺激物本身的特性外,还会受到知觉主体的知识经验、兴趣爱好等因素的影响。因此,对外部刺激及个体头脑中存储信息的加工是自上而下的加工,又称为概念驱动加工。如在看一部电影时由于个人知识经验、立场、喜好等不同,对电影中角色的态度和看法也不尽相同。

3. 知觉的种类

在知觉过程中,除了起主导作用的感受器外,还有其他感觉器官的参与。因此,根据知觉过程中起主导作用的感受器的特性,可分为视知觉、听知觉、味知觉、嗅知觉、触知觉等。

根据知觉对象的不同,可分为物体知觉和社会知觉。物体知觉包括空间知觉、时间知觉和运动知觉;社会知觉包括对个人的知觉、人际知觉和自我知觉。

根据知觉映像是否符合客观实际,将知觉分为正确的知觉和错觉。错觉是对客观事物错误的感知,属于一种歪曲的知觉。最常见的是视错觉,如图 2-2 所示。

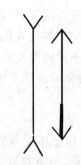

图 2-2　缪勒-莱依尔错觉

4. 知觉的特征

（1）整体性：知觉的对象是由事物的多种属性组成的，人们在知觉某事物时，往往会根据自己的知识经验把直接作用于感受器的客观事物的多种属性整合为统一整体进行加工组织，并将其知觉为一个整体进行认识，见图 2-3。格式塔学派认为，知觉的整体性包括以下原则：接近原则、相似原则、连续原则。

（2）选择性：知觉的选择性是指人在知觉事物时，总会把知觉对象优先从知觉背景中分离出来，以便更清晰地认知知觉对象。知觉对象和背景是相对的，在特定条件下，知觉对象和背景会发生相互转换，如两歧图形（图 2-4）。知觉的选择性受到知觉对象的特点，如刺激物的大小、强度、活动性、新颖性等因素，以及个人的知识经验、兴趣、定势等因素的影响。

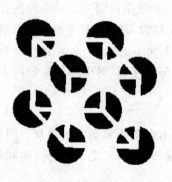

图 2-3　知觉的整体性

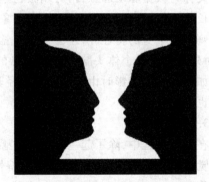

图 2-4　两歧图形

来源：Rubin，1915

（3）理解性：在知觉事物时，人们往往会根据自己已有知识和过去经验来理解知觉对象，这就是知觉的理解性。

人们的知识经验不同，需要不同，期望不同，对同一知觉对象的理解就不一样。已有经验形成的定势影响知觉的内容，见图 2-5。

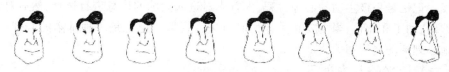

图 2-5 经验影响知觉

由于知识的积淀,形成了"知觉图式",并以此为依据理解知觉对象,本质上是一个"假设检验"的过程。图 2-6 中,当人看到黑白斑点时,总是力求理解这些斑点的关系,提出各种假设,并对假设进行合理的解释,如"是一块雪地吗?"、"是狗吗?"、"是熊吗?"等。

(4)恒常性:由于知识和经验的参与,在一定范围内,知觉不会随知觉条件的变化而变化,从而表现出一定的稳定性,就是知觉的恒常性。实例如图 2-7 所示。知觉恒常性的种类包括形状恒常性、大小恒常性、明度恒常性、颜色恒常性。

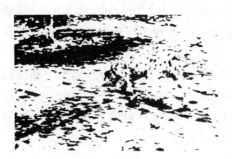

图 2-6 隐匿图形
来源:Goldstein,1980

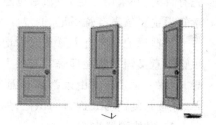

图 2-7 知觉的恒常性
来源:Atkinson,1983

(三)中医学对感知觉的认识

中医学将感觉器官称为"窍"(五窍、七窍等)或"五官",认为它是感知觉产生的基础。"窍"是通道的意思。感觉器官是人类认识外界事物的"通道"和"窗户"。当外物存在时,"将审察于物而心生"(《灵枢·逆顺肥瘦》),遂产生感觉。中医学将感觉分为五类:眼识、耳识、鼻识、舌识、身识等,这等同于心理学中的视觉、听觉、嗅觉、味觉和躯体觉。中医认为五官生五识,即五类感觉是相应感觉器官与某些脏腑综合作用的产物,而在各脏腑中,心(大脑)在感知作用中最突出,故有"所以任物者皆谓之心"之说。

二、记忆

(一)记忆的概念

记忆(memory)是人脑对过去经历过的事物识记、保持、再认和重现(回忆)的心理过程。记忆代表着一个人对过去经历、感受、经验的积淀,它联结着个人过去和现在的心理活动。从信息加工的观点来看,记忆是人脑对外界信息进行编码、加工、储存、提取的过程。记忆是积极主动的心理过程,人首先对进入大脑的信息进行选择,然后对信息进行编码、加工和储存,当需要相关记忆时再进行提取。记忆是一种基本的心理过程,与其他心理活动密切相关。

(二)记忆的基本过程

记忆包括记(识记、保持)和忆(再认、回忆)两个基本过程。

1. 识记

识记即识别并记住事物,从而积累知识经验的过程。识记是记忆过程的开始环节,是个体获得知识经验的过程,即信息的输入和编码的过程。识记的效果受到识记目的和性质、学习态度、知识经验、材料的性质和数量、对识记材料的理解程度、识记方法等因素的影响。

根据识记时有无明确目的,可将识记分为无意识记和有意识记两种类型。无意识记是事先没有预定的目的,不需要任何有助于识记的方法,也不需要意志努力地识记。该类型的识记精力耗费少,具有偶然性、片面性,不能获得系统的知识。有意识记是事先有目的,并采用一定方法,通过意志努力进行的识记。在现实生活中人掌握系统的科学知识主要依靠有意识记。

根据识记材料有无意义或识记者是否了解其意义,可将识记分为意义识记和机械识记。意义识记是在理解的基础上,把握材料的意义进行的识记。掌握一个公式的推导,了解一个定理的由来都属于意义识记。机械识记是依靠材料的外在联系,采用简单、死板重复的方式进行的识记,如死记硬背单词、公式等。

2. 保持和遗忘

保持是将识记后的信息在脑中积累、加工、储存和巩固的过程。人对识记的材料有相当大的保持能力,据统计,一个正常人一生能保持5亿本图书知识的记忆量。保持并不是被动、静止、一成不变的,随着时间的推移,保持的信息会发生数量和质量上的改变,从而体现出人脑对识记材料主动加工的特点。

遗忘是对识记材料不能回忆或发生错误的回忆。从信息加工的观点来看,遗忘就是信息不能提取或发生错误的提取。从遗忘的数量上可将遗忘分为部分遗忘和完全遗忘;从遗忘的时间上可分为暂时性遗忘和永久性遗忘。

德国心理学家艾宾浩斯是采用实验研究探讨人类记忆和遗忘现象的创始人。他以自己为被试,采用无意义音节为记忆材料,用重学法(节省法)进行统计,发现了遗忘的规律,提出了著名的"遗忘曲线",即遗忘的规律是"先快后慢"。遗忘的进程不是均衡的,在识记后短时间内遗忘较快,之后遗忘速度逐渐缓慢,经过一段时间后几乎不再遗忘。

3. 再认和回忆

再认是过去经历的事物再度出现时仍能认识,如认出曾见过的某人或某物。回忆又称重现或再现,指过去经历过的事物不在眼前时,能在头脑中重新呈现并加以确认的记忆过程。对识记的对象进行再认比回忆要简单,因为再认可依靠各种线索进行,而回忆则无线索可寻。

（三）记忆的信息加工模式

根据信息加工的观点,记忆是一个由三个不同的子系统构成的结构性信息加工系统。这三个子系统分别是感觉记忆系统、短时记忆系统和长时记忆系统。

（1）感觉记忆:又称感觉登记或瞬时记忆,是对感觉经验的记忆。其特点是记忆容量大,持续时间短,仅保持 0.25～2 秒,记忆内容鲜明、形象、生动。如果感觉信息没有受到注意,很快就消逝,感觉信息引起注意,得到识别,会进入短时记忆。

（2）短时记忆:又称工作记忆,是信息保持时间在 1 分钟内的记忆。短时记忆属于操作性记忆,如拨一个新电话号码,拨完就立刻忘记。短时记忆的容量为 7±2 个组块。短时记忆的信息经过复述可进入长时记忆,否则会自动消失。

（3）长时记忆:是经过学习的材料在头脑中长期保持的记忆,是指记忆信息的保持时间在 1 分钟以上甚至持续多年或终身的记忆。长时记忆的特点是记忆容量大,信息保持时间长。外界信息进入长时记忆的途径有两种:第一种是信息在短时记忆中经过复述;第二种是感觉记忆中印象非常深刻的信息直接进入长时记忆。

（四）中医对记忆的认识

中医学将记忆称为"意"和"志","意"含义之一是指记忆。《三因极一病证方论》曰:"意者,记所往事。"此外,中医认为"心有所忆谓之意",记是"记所往事"。这里的"意"指记忆。《素问·宝命全形论》云:"慎守勿失,深浅在志",杨上善注曰:"志,记也"。志,古通"三志",即记忆。关于产生记忆的器官,早期医家认为"记"主要和心有关。到明清,人们已明确认识到"人之记忆,皆在脑中"(汪昂《本草备要》)。

三、思维和想象

（一）思维

1. 思维的概念

思维(thinking)是人脑对客观事物间接的、概括的反映。思维是人类复杂、高级、理性的认知过程,能揭示事物共同的、本质的特征及内部规律。思维是对外界刺激进行深加工的过程,思维的主要工具是语言。间接性和概括性是思维的两个重要特征。

间接性是指以其他事物为媒介认识客观事物。如心理咨询师基于对量表的分析了解来访者的心理状况;医生通过脑电图间接了解患者脑的活动。思维的概括性是指把同一类事物的共同特征和本质特征抽取出来加以概括。概括水平越高,越能反映事物的本质和规律。如腰膝酸软是肾虚的特征;恶寒发热、鼻塞流涕、咽痛咳嗽是对感冒特征概括的认识。

2. 思维的种类

（1）依据思维的凭借物分类,可将思维分为动作思维、形象思维和抽象思维。

动作思维又称为操作思维或实践思维,是指以实际动作为支柱的思维。动作思维的任务是直观的、具体的,呈现方式是实际动作。3 岁前儿童的主要思维方式是动作思维,他们的思维活动与摆弄物品相联系。成人也有动作思维,如健美操运动员一边跳健美操一边进行思维。

形象思维是以事物的具体形象和表象为支柱的思维,是低年级儿童的主要思维模式。如儿童在刚学习计算的时候会借助实物(如手指、棍子等);艺术家、作家、摄影师、导演、工程师、设计师等更多应用形象思维处理和解决问题。

抽象思维又称为逻辑思维,是以概念、判断、推理等解决问题的思维。抽象思维的初级阶段是形式逻辑思维,高级阶段是辩证逻辑思维。如实验员设计实验并操作实验的思维;数学家进行命题论证和运算的思维等。

(2)依据思维的指向性分类,可将思维分为聚合思维和发散思维。

聚合思维又称求同思维,是指从多渠道、多角度收集信息,朝同一方向得出唯一答案的思维。其主要特点是求同与集中。如化学家收集、综合各种实验资料、学术研究,得出某一结论和命题;考试中单项选择题考察学生的求同思维。

发散思维又称求异思维,是指从一目标出发,根据掌握的信息向不同方向扩散,探求多种答案的思维。其主要特点是求异与创新。如举一反三,一题多解。再如,如何解决环境污染的问题,不同的人有不同的看法和认识。

(3)依据思维的创新程度分类,可将思维分为常规思维和创新思维。

常规思维又称习惯性思维或惰性思维,指运用以往经验,按固有的方案、模式和程序来解决问题的思维方式。此思维按既定程序即可完成,缺乏创造性。

创新思维指新异的、独特的、有创见的思维。包括发现问题的思维和创造性解决问题的思维。该思维突破原有框架的束缚,将已有知识经验进行重组,产生出独特的、创造性的成果。如新软件的开发、新理论的提出、新发明、新创作等所需思维。

3. 思维的基本过程

思维是复杂的心理活动过程,其基本过程是在头脑中对事物进行分析与综合、比较、抽象与概括、具体化与系统化的过程。

(1)分析与综合:分析是将事物分解为各个部分或各个方面,分辨出个别属性或特征,并加以思考的思维过程,如把人的一生分成胎儿期、婴儿期、幼儿期、青少年期、成年期、老年期等。综合是把事物的各个部分或各个方面的不同属性综合为一个整体的思维过程,如归纳某篇文章的中心思想。

分析和综合是彼此相反又紧密联系的,二者贯穿于整个思维过程。有了分析,才能认识事物各属性的意义;有了综合,才能全面、完整地认识事物,掌握事物之间的联系和规律。

(2)比较:比较是在分析综合的基础上,将事物进行对比,并找出事物之间关系和异同点的思维过程。比较既是重要的思维过程,亦是重要的思维方法。通过比较,人们实现对不同事物的特征、属性和相互关系的认识,从而对事物进行更深入的认识。

（3）抽象与概括：抽象是提取事物的共同本质特征，舍弃个别的、非本质特征的思维过程。概括是根据事物共同的本质特征去认识同一类事物的思维过程。

概括的基础是抽象，没有抽象就不可能进行概括。概括包括初级概括和高级概括两种水平。初级概括是对事物在感知觉、表象层面进行的概括，是对事物外部特征的概括。高级概括是对事物的内在联系和本质特征进行的概括，如概念、原理等就是高级概括的产物。

（4）具体化与系统化：具体化是指把通过抽象的概括而获得的概念、原理、理论返回实际，以加深、加宽对各种事物的认识。具体化是与抽象相反的思维过程，如教学中通过举例来加强对某一理论的认识和理解。系统化是把一般特征和本质特征相同的事物归纳到一定类别系统中的思维过程。经过系统化的知识便于学习和记忆。

（二）想象

1. 想象的概念

想象（imagination）是人脑对已有的表象进行加工改造而产生新形象的过程。如人们在看小说时，头脑中会产生各种情景和画面。想象活动的基本特点是形象性和新颖性。想象是对旧表象进行加工、改造、重组从而创造新表象的过程，想象并非凭空捏造，而是有一定的客观现实基础。如西游记中孙悟空的原型是猴子，猪八戒的原型是猪。想象是实践中产生的，同时实践活动也是推动并实现想象的重要途径。想象具有预见功能，能为行动指引方向，并预见行为的结果。

2. 想象的种类

依据有无目的性，将想象分为无意想象和有意想象。无意想象是没有预定目的、不由自主产生的想象。如看到石林怪石嶙峋，就会想象出各种动物或情境。人类的梦基本是无意想象的结果。有意想象是有一定的目的、自觉进行的想象。如建筑师在头脑中规划大楼的模型，作家构思各种人物形象。

在有意想象中根据内容的新颖性、创造性的不同，分为再造想象、创造想象和幻想三种。再造想象是根据词语描述或图形描述，在人脑中形成新形象的过程。如根据建筑图纸想象高楼大厦的模样。创造想象是不依现成的描述而独立地创造出新形象的过程。如科学家的发明，艺术家的创意作品等。创造想象具有首创性、新颖性等特点。幻想是一种与生活愿望相结合并指向未来的想象，是创造想象的特殊形式。幻想体现了个人的希望和寄托，不体现实际活动，如童话、传说。顺应客观现实的幻想可通过努力得以实现，称为理想；违背客观现实的幻想使个人脱离现实，称为空想。

（三）中医学对思维的认识

思维是人脑对客观事物间接的、概括的反映，思维常凭借形象、概念、语词等进行，故曰"因思而远慕"。在由近及远、从具体到抽象的推敲琢磨过程中，常会伴生各种疑窦和顾虑。中医学认为，思维与其他的心理活动密切相关，如《类经》中说："深思远慕，必生忧疑"，说的即是思维与情绪情感等心理过程关系密切。

四、注意

(一) 注意的概念

注意(attention)是心理活动对一定对象的指向和集中。注意的基本特征是指向性和集中性。注意的指向性是指心理活动有选择地反映一定对象而忽略其他对象。如在电影院看电影时,心理活动有选择地反映电影中的人物形象、故事情节,而忽略了其他对象,看完电影都不知道旁边坐着什么人。注意的集中性是指心理活动停留在被选择对象上的强度和紧张度上,它使心理活动离开一切无关的事物,并抑制多余的活动。如聚精会神、全神贯注说的就是注意的集中性。注意的指向性和集中性体现了注意具有方向和强度的特征。如上课时,同学们专心致志地听老师讲课,这时学生的心理活动指向并集中到老师的讲课内容上,并抑制与听课无关的活动。

注意本身不是一种独立的心理过程,是各种心理过程的共同特性,它不能离开一定的心理活动独立存在,总是和心理过程紧密联系。如注意听、注意看、注意想等。

(二) 注意的功能

1. 选择功能

选择功能指对信息进行选择,选择有意义的、符合需要并与当前活动一致的刺激,避开或抑制无意义的、干扰当前活动的刺激。即将无关线索抑制而使注意指向当前的心理活动。如网络游戏成瘾者一上网便专注并沉溺于网络游戏,而对其他信息漠不关心。

2. 保持功能

保持功能指将注意对象或内容保持在意识中,一直到完成任务为止。如聚精会神地看一部电影直至结束。

3. 调节和监督功能

注意可控制并调节行为,使其朝向一定的目的和方向,并根据目标适当分配和转移注意。

(三) 注意的类型

1. 无意注意

无意注意指事先没有预定目的,也不需要作意志努力的注意。如上课时大家都在专心听讲,突然有同学迟到,大家都不约而同地去看该同学。无意注意的产生和维持由刺激本身的特点和主体的状态决定。刺激本身的特点包括刺激的强度、新颖性、活动性、刺激之间的对比关系等。主体的状态包括主体的需要和兴趣、情绪和精神状态、知识经验等。

2. 有意注意

有意注意指既有目的又需意志努力的注意。有意注意服从一定目的和任务。如上课时学生集中精力、专心致志地听讲。有意注意的对象一般是不吸引人但应当去注意的事物。因此,保持有意注意的条件是需要个体加深对活动目标及意义的理解,培养间接兴趣,并需要作出一定意志努力与干扰作斗争。如为了在期末考试中获得好成绩,学生克服懒惰心理,刻苦努力学习。

3. 有意后注意

有意后注意指有目的但不需要意志努力的注意。有意后注意是注意的特殊形式,它是在有意注意基础上发展起来的,其产生的条件是熟悉当前任务,并达到自动化的程度。如熟练阅读医古文。有意后注意是发生在有意注意基础上的,例如刚开始学习英语时,感觉很枯燥、难懂、不感兴趣,学生往往要付出一定的意志力刻苦学习,才能让自己不掉队,但经过一段时间的学习,慢慢对英语产生了兴趣并喜欢上英语,此时不需意志力参与也能继续保持注意。

(四) 注意的特征

1. 注意的稳定性

注意的稳定性是指在同一对象或同一活动上注意所能持续的时间。注意的稳定性体现了注意在时间上的特征,其标志是某一段时间内的高效率。注意的稳定性有广义和狭义之分。广义的注意稳定性是指注意保持在同一活动上的时间,如上课时学生既要认真听讲,又要认真记笔记,听讲和记笔记都属于上课这一活动;狭义的注意稳定性是指注意保持在同一对象上的时间,如注意听、注意看。影响注意稳定性的因素包括对象特点和主体状态两方面。从对象特点看,内容丰富的、活动的对象比内容单调的、静止的对象更容易让人保持长时间注意。从主体状态看,个体精力充沛,对当前活动感兴趣,则容易保持长时间注意。与注意稳定相反的状态是注意的分散,又称分心,是指注意离开了当前应该指向和集中的对象而朝向其他对象。注意分散是由无关刺激的干扰或由单调刺激的长时间作用引起的。

2. 注意的广度

注意的广度即注意的范围,指同一时间内能清楚地把握注意对象的数量。如"一目十行"说的就是注意的广度。注意的广度并不是一成不变的,它受知觉对象和主体状态的影响。从知觉对象方面看,对象越集中,越有规律,越能相互联系,则被注意的范围越大。此外,知觉对象的数量越多,注意范围越小。从主体状态看,经验丰富、知识广者,注意范围大;从事特殊工作的人,注意范围大。

3. 注意的分配

在同一时间内把注意指向不同对象即为注意的分配。如边开车边听音乐、边唱歌边跳舞等。注意分配的条件有两个:其一是同时进行的几种活动中,必须是对某些活动较熟练,不需分配过多的注意,而将更多注意分配在比较生疏的活动上;其二,同时进行的几种活动之间关系密切,如果它们之间无任何联系,则很难实现注意分配。注意分配能力可以经训练而获得。

4. 注意的转移

注意的转移是指根据新的任务,主动把注意从一个对象转移到另一个对象上,或从一种活动转移到另一种活动上的现象。注意的转移快慢和难易取决于原注意的强度,以及引起转移的对象的性质。对先前事物注意的强度不高,而对新事物充满好奇和兴趣,则容易发生注意的转移。如对于某一名喜爱语文而讨厌数学的学生而言,第一节上数学课注意力不集中,第二节上语文课就很容易发生注意转移。

（五）中医对注意的认识

中医对注意的认识包括两方面:其一,医生在从事医疗活动时的专注力;其二,对患者注意力涣散的诊治。《素问·宝命全形论》曰:"凡刺之真,必先治神……经气已至,慎守勿失,深浅在志,远近若一,如临深渊,手如握虎,神无营于众物",此神即为注意。《灵枢·终始》也说:"深居静处……魂魄不散,专意一神,……毋闻人声,以收其精,必一其神,令志在针",就是说针灸时要专意一神,集中注意于目标之上,专心操作,方可取得良好效果。临床上对恐惧用针之人,要"移其神"转移其注意力。中医学在诊治过程中主要靠医生的直觉,因此特别强调高度集中注意力,甚至认为医生的注意力集中与否直接关系到治疗效果。如《素问·征四失论》曰:"所以不十全者,精神不专,志意不理,外内相失,故时疑殆",即指出治疗不佳是由精神不集中造成的。

第三节　情绪与情感

一、情绪与情感的关系

（一）情绪与情感的概念

情绪和情感是人对客观事物是否符合自身需要而产生的体验。情绪与情感是具有特殊色彩的心理反应形式,内心体验和态度是情绪和情感的特征。当客观事物符合主体的愿望和需要时,就产生积极的情绪和情感,如满意、愉快、喜悦等;反之,则会产生消极的情绪和情感,如愤怒、悲伤、焦虑等。

情绪与情感是由主观体验、外部表现、生理唤起三个不可分割的成分组成的。是指个体的主观自我感受,以个体的需要和愿望为基础。情绪与情感的外部表现被称为表情,包括面部表情、身段表情和言语表情。个体的主观体验与外部表现存在某种对应关系,如高兴时眉飞色舞,吃惊时目瞪口呆,愤怒时咬牙切齿。生理唤起是指情绪与情感引起的生理反应。生理唤起与某些神经系统的激活相关,不同的情绪、情感状态其生理反应是不一样的,如恐惧时心跳加速,血压升高,呼吸急促;愉悦时呼吸平稳,心跳节律正常。

（二）情绪与情感的区别和联系

1. 情绪与情感的区别

（1）就与需要的关系而言:情绪是人和动物共有的,更多地与生理需要的满足与否相联系,如饥饿时吃到东西会很高兴。情感是人特有的,与社会性需要满足与否相联系,如爱国主义情感、集体荣誉感。

(2)就发生的顺序而言:情绪发生较早,而情感则发生较晚;情绪是先天的,情感是后天学习的产物。如新生儿生来就会微笑,但最早的微笑是自发性的,常常在没有任何外部刺激的情况下发生,这种微笑是心理状态反射性反应,被称为内源性微笑。约5周左右,婴儿能区分人和其他非社会性刺激,对人的声音、面孔开始有特别的反应,大人的声音、面孔特别容易引起婴儿的微笑,社会性微笑开始出现。

(3)就稳定性而言:情绪具有较大的情境性、暂时性、冲动性和明显的外部表现,如兴奋时手舞足蹈,痛苦时捶胸顿足;情感具有稳定性、持久性和深刻性,外部表现不明显,如对家庭的责任感和义务感虽不会时刻表露,但会影响个人的行为。

2. 情绪与情感的联系

情绪与情感关系密切,情绪是情感的基础,情绪是情感的具体表现形式,情绪依赖于情感,情绪的变化反映了情感深度;情感离不开情绪,情感通过情绪表达,情感对情绪产生巨大的影响。情绪是情感的外在表现,情感是情绪的内在本质。

二、情绪与情感的分类

(一)基本情绪

根据与需要的关系,将快乐、悲哀、恐惧、愤怒称为情绪的基本形式,即原始情绪。在原始情绪基础上,可以派生出多种形式的情绪。快乐是指愿望实现后紧张状态解除时个体心理上产生的愉悦感和舒适感。目标的实现、愿望的达到、紧张感的解除,都会引起快乐。愤怒是指愿望无法实现或行为一再受阻,致使紧张逐渐积累而产生的情绪体验。愤怒常会诱发攻击行为。恐惧是面临某种威胁情境,而又缺乏处理和解决问题的能力而引起的情绪体验,表现为不安、焦虑、胆怯等。悲伤是指失去盼望追求的对象或目标而产生的情绪体验。悲伤的程度与失去事物的心理价值有关。心理价值越大,悲伤程度越高。

(二)情绪的外部表现

情绪的外部表现又称为表情动作或表情,是指与情绪状态相联系的身体外部变化。包括面部表情、身段表情、言语表情。

1. 面部表情

面部表情是通过眼、眉、嘴、面部肌肉的变化表现出的情绪状态,是最直接、最丰富、最有效的情绪表达手段,例如眉目传情。再如,人当看到喜爱的东西时瞳孔扩大,看到厌恶的东西时瞳孔缩小;厌恶时耸起鼻子,轻蔑时嗤之以鼻;惊讶时张口结舌,忿恨时咬牙切齿,忍耐痛苦时咬住下唇。因此,可通过观察面部表情来判断他人的情绪变化。然而研究表明,基本情绪的表现具有先天遗传性,但其表露受社会文化及后天学习的影响和制约。因此,面部表情有时带有伪装性,与真实情绪不相符。在面部表情中,眼睛是最善于表达情绪的。

2. 身段表情

身段表情也称体态表情、姿态表情。头、手、脚、躯干是表达身段表情的重要身体部位。如痛苦时"抱头痛哭",焦虑时"坐卧不宁",害羞时"扭扭捏捏",愤怒时"大打出手",兴奋时"捧腹大笑"等。身段表情被认为是一种"辅助"语言,即体态语言。它不像面部表情那样容易识别,且掩饰情绪方面不如面部表情。研究表明,身段表情是通过后天学习获得的。

3. 言语表情

言语表情是指情绪变化时言语的声调、节奏、速度等方面的变化。如愤怒时,大声疾呼,声嘶力竭;激动时,音量大,语速快,带有颤音;悲哀时,音调低沉,节奏缓慢。由于说话者语气腔调的不同,往往可以使人对其情绪作出较准确的识别。因此,在很多场合人们无需观察他人的脸色、手势、动作等,只要听听语气语调就能判断对方的情绪。声带振动测谎仪设计的原理就是,在压力情境下个体无法控制自己声带的震动,而产生和平静状态下不同的波纹。

(三) 情绪状态的分类

情绪状态指在某一事件的影响下,在一定时间内产生的情绪。情绪状态包括心境、激情和应激三种。

1. 心境

心境是一种比较持久而微弱的、具有渲染性的情绪状态。如闷闷不乐、耿耿于怀、郁郁寡欢等指的就是心境。俗语"人逢喜事精神爽","忧者见之则忧,喜者见之则喜"说的也是心境。心境具有弥散性,它不局限于特定的对象,而是以同样的态度对待其他对象。心境对个体产生重大影响,积极、良好的心境有益于个体的身心健康;消极、负性的心境不利于个体的健康。引起心境变化的原因很多,外部因素包括生活条件、人际关系、身体健康状况、自然环境的变化、工作状况等;内部因素包括个体的气质、性格、人格等。

2. 激情

激情是一种猛烈、短暂和爆发的情绪状态。如狂怒时暴跳如雷;狂喜时手舞足蹈。激情发生时有明显的躯体变化,如面红耳赤、声嘶力竭、紧握拳头、肌肉紧张等。激情是一种极端的情绪状态,往往由对个人有重大意义的事件引发。正性事件引发的积极的激情可以激发个体的潜能,成为行为的动力;负性事件引发的消极的激情有损个人的身心健康。激情状态下,个体认知范围缩小,理智分析能力减弱,自我控制能力降低,不能正确地评价自己行为的意义和后果,往往会做出鲁莽的行为。

3. 应激

应激是在出乎意料的紧张情境下引起的情绪状态,是人对某种意外刺激产生的适应性反应。如遭遇自然灾害或交通事故后个体的身心反应状态。应激状态下机体会产生一些生理反应,如心跳加速、面红耳赤、呼吸急促、血压升高等。应激是一把双刃剑,一方面,它能促使个体有效地应付环境的刺激,具有适应功能;另一方面,当刺激的反应过强、过长而超出个体承受能力时,则影响身心健康,产生诸如消化性溃疡、哮喘、精神疾患等应激性疾病。

(四)情感的分类

情感反映了人的社会性需求,人类较高级的社会性情感包括道德感、理智感和美感。

1. 道德感

道德感情感指用一定的道德标准去评价自己或他人的思想和言行时产生的情感体验。不同时代、不同社会、不同民族对道德有不同的评价标准。道德感产生的基础是对社会道德规范的认同,缺乏认同就无法产生道德感。当个人的思想和行为符合道德标准,则会产生积极的道德体验,如自豪感、自尊感;反之,则产生消极的道德体验,如愧疚感、自责感。当他人的思想和言行符合道德标准,个体会对其产生钦佩感、崇拜感;反之,则产生鄙视感、厌恶感。

2. 理智感

理智感情感指在智力活动中,认识和评价事物时所产生的情感体验。如在认知活动中取得成绩后产生的喜悦感、幸福感、成就感等。理智感是人在认知活动中产生的,是人类寻求真理、获取知识和探索世界的动力。当一个人认识到智力活动的价值和意义,感到获得知识的乐趣时,就会全身心地投入到学习和工作中,在知识的海洋中体验理智感。

3. 美感

美感情感指用一定的审美标准来评价事物时所产生的情感体验。不同的文化背景、不同时代、不同立场导致人们的审美标准不同,对美的体验也不同。如唐朝以女性胖为美,现代以女性瘦为美。很多人觉得秋风扫落叶呈现出一片惨淡凄凉的光景,而在艺术家眼中,秋天有一份苍凉孤寂之美。美感具有两个特点,一是愉悦的体验,二是有倾向性的体验。美感包括自然美感、社会美感和艺术美感三类。美感体验能成为人的行为的动力,让人沉醉其中,乐此不疲。

三、情绪的心理学理论

(一)情绪的早期理论

1. 詹姆士—兰格理论

美国心理学家詹姆士(W. James)和丹麦生理学家兰格(C. Lange)提出来相同的情绪理论,后人将他们的理论称为詹姆士—兰格理论。该理论认为,情绪是由植物性神经系统活动产生的,如因为哭泣所以悲伤,因为微笑所以愉快,即生理反应引起了情绪体验。因此,该理论被称为情绪的外周理论。与人们习惯化的思维模式相反,詹姆士认为"情绪只是一种身体的变化,先有机体的生理变化而后才有情绪";兰格则认为,内脏的活动可以产生情绪。詹姆士—兰格理论认为,情绪的产生过程为:刺激—生理反应—情绪体验。

2. 坎农—巴德理论

美国生理学家坎农(W. B. Cannon)批判詹姆斯—兰格理论,并与其追随者巴德(P. Bard)提出来他们的观点,认为情绪的中心是中枢神经系统的丘脑,而不是外周神经系统。该理论认为,外界刺激使感觉器官产生神经冲动,神经冲动传至大脑,产生情绪体验;神经冲动传至交感神经,引起生理变化。坎农—巴德理论强调,情绪产生受丘脑的控制,情绪体验与生理变化通过不同通路同时发生。

(二) 情绪的认知理论

1. 评定—兴奋理论

美国心理学家阿诺德(M. B. Arnold)提出情绪的评定—兴奋理论。该理论认为,情绪的产生并不是直接由外界刺激引起的,外界刺激与情绪体验中间有一个评定和估量的环节,情绪的产生受该环节的影响。情绪产生的过程是刺激—评定—情绪。同一刺激,不同的评定和估量,会产生不同的情绪反应。阿诺德认为,情绪是由大脑皮层和皮下组织协同作用产生,情绪行为产生的重要条件是大脑皮层的兴奋。评定—兴奋理论认为,从外周来的反馈信息经过大脑皮层的评定,使认知经验转化为被感知的情绪。

2. 认知—评价理论

拉扎勒斯(Lazarus,1970)认为,情绪的产生是生理、行为和认知相互作用的结果。他发展了评定—兴奋理论,提出认知—评价理论,认为评价包括初评价、次评价、再评价三个层次。初评价是指个体对外界刺激与自身关系的评价;次评价是指个体对自身反应行为的调节和控制,取决于对刺激事件的控制判断;再评价是指人对自身的情绪和行为反应结果的判断和评价。

3. 三因素理论

美国心理学家沙赫特(S. Schachter & J. Singer)通过一系列情绪的实验研究,提出情绪的三因素理论。该理论认为,情绪的产生是外界刺激、生理唤醒、认知唤醒三个因素相互作用的结果,认知对外界刺激引起的生理唤醒的反应和解释是情绪产生的原因。

(三) 情绪的动机—分化理论

扎伊德(C. E. Izard,1977)的动机—分化理论重视情绪的动机作用,以人格结构为基础研究情绪的性质与功能。该理论认为,情绪包括情绪体验、脑和神经系统的相应活动、面部表情三个方面,提出情绪—认知—运动反应模型。情绪的激活过程是人与环境相互作用的结果,重视认知对情绪的激活和调节作用,并认为情绪是基本动机,能激发个体的行动。

四、中医情绪、情感理论

中国古代有关情绪、情感的论述由来已久,《礼记》将人的情绪分为喜、怒、哀、惧、爱、恶、欲。《白虎通》提出情绪包括喜、怒、哀、乐、爱、恶。七情学说是中医情绪理论的重要组成部分,该学说将人的情绪分为喜、怒、忧、思、悲、恐、惊七类。

（一）七情的概念

喜即喜悦、愉快。喜则意和气畅,为无病之象。但喜而过度,则心气将会由和缓而变成涣散。怒即生气、发怒,多发于气血旺盛之人。当欲望受阻,需求被压抑,或事见不平,令人愤慨,则会气愤不平,因之气逆上冲,怒火自内向上搏击。忧即忧愁、忧伤、担忧。忧伤常伴随焦虑,故忧虑常并称。忧是预感要发生超出自己能力范围的事件或对过去事件不符合自己主观愿望的情感体验。忧愁是情志沉郁的状态,如忧愁太多,闷闷不乐,持久不解则会生病。思即思考、思虑。在精神集中之下,应用智慧考虑问题,便是思。如思虑过度,则会导致意志紊乱。悲即悲哀、悲伤。悲是失去盼望追求的目标而引起的情绪体验,表现为心境凄凉。悲的程度与失去事物的价值有关。临床研究表明,过度悲伤可使内脏受损。恐即恐惧、惧怕,是感到自己的安全受到威胁而产生的情绪体验,是一种精神极度紧张所引起的胆怯表现。恐由外界事件引起,亦可由于体内气血先亏而后生恐。惊即惊恐、惊慌。惊即是猝然遇到非常事件而致精神上极度紧张的情绪体验。惊则心无所依,神无所归,虑无所定,故致气乱而病。惊与恐相近,故惊恐常并称。在应激情况下惊与恐常并存,但是,惊自不知,从外而入为阳;恐为自知,从内而出为阴。

（二）七情致病的条件

喜、怒、忧、思、悲、恐、惊是人体对外界刺激(尤其是精神刺激)和内部刺激产生的情绪反应。但若刺激过强或持续时间过久,则会致病。情志致病主要决定于刺激的性质、强度、持续的时间,以及个体反应的差异。

1. 刺激的性质、强度和持续时间

一般情况下,喜悦较少致病,愤怒致病最重,惊恐致病最快,忧思致病较慢。恐、怒、惊、喜以刺激量过大及刺激突然为主而致病,且多由外界因素猝然而至,并有惊的成分,故发病快,可使机体短时间内出现严重的病理变化。忧、悲以刺激时间长而致病为多见,思致病的条件为刺激量和刺激时间并重。

若数种性质不同的情绪同时或相互发生作用,如喜怒无常、悲喜交加等,则较容易致病,且病情复杂。此外,刺激量过大,超过个体可能承受的范围,如狂喜、大恐、暴怒等勃发的冲荡激情和应激状态都易致病。有时情志刺激虽并不强烈,但因持续时间长,或一次情绪挫折,使个体长期处于恶劣的心理环境不能解脱,日久而发病。以作用时间长为致病条件者,多与否定情绪,如怒、悲、恐等有关,并且多与思相兼为患。

此外,有时未见久悲、久思、过忧等明显的七情变化而患者过于抑制自己情感,使情绪不能正常表达,较长时间压抑内心情感,郁而不发,更容易致病。故有"百病皆生于郁"的论述。

2. 个体反应的差异

不同个体对情绪致病的易发性、耐受性、敏感性等存在很大差异。性格不同、体质不同,对不同性质的情绪刺激致病的易发性不同。如太阳之人(火行人)性格为心境开朗明快,但情绪波动较大,对"怒"致病具有明显的易发性。少阴之人(木行人)多沉默寡言,悲观失望,太阴之人(水行人)感情内向郁闷,所以易发"忧思"和"悲哀"。

人格体质有勇怯的差异:勇者在意志上、体质上对于惊恐刺激都有较强的耐受性,怯者易受到惊恐的刺激而发病。

家庭环境、社会环境、人生阅历、思想修养、文化素质的差异,对情绪刺激具有不同敏感性。受教育多、思想境界高、文化素质高者多敏感性低,承受能力强而不易致病。

性别、年龄的不同,对各种不同情绪刺激的反应也有差异。一般,女性情绪易波动,会忧郁、悲伤致病;男性性格豪放,易大怒或狂喜致病;幼儿、少年肾气未充,易惊、恐致病;老年人易忧郁、孤独、思虑等致病。

(三) 七情致病的机理及常见病证

中医认为,七情致病主要导致机体气机紊乱,可直接损伤脏腑,或致精血亏损,亦可以导致神志活动异常。

1. 气机失调

依据具体情志不同,其气机失调的表现各异。

(1) 喜则气缓:喜则气和志达,荣卫通利,故气缓。但"正复为奇,善复为妖"(《老子·五十八章》),凡扬太过,其气偏激皆为患。故《医学入门》说:"暴喜动心不能主血。"另外,狂喜也会心气涣散,精神不集中,神情恍惚,甚则喜笑不休,举止失常。

(2) 怒则气上:过于愤怒,使肝气失于条达,疏泄功能失常,肝气上逆,甚至血随气逆,并走于上,出现面红耳赤、横眉瞪目等,常导致头痛、脑胀等,或可使视力、听力下降,或气逆、呕血、飧泻等。也有盛怒脱发的记载,大怒时血苑于上而不省人事,甚者死亡。故《素问·生气通天论》有"大怒则形气绝,而血苑于上使人薄厥"的论述。

(3) 忧则气聚:过度忧愁,损伤肺气,致使气机的治理调节功能失常,气聚而不行。表现为闷闷不乐、少气倦怠、郁郁烦躁等。

(4) 思则气结:思虑过度,则心有所存,神有所归,正气留而不行,故气结。临床表现为肝郁或脾虚,如倦怠乏力、少食、纳呆、嗜卧、消瘦、健忘等。

(5) 悲则气消:过度的悲哀,以致意志消沉,沮丧,肺气消耗。表现为垂头丧气、叹息不已等。临证可见善愁欲哭、面色惨淡、神气不足,甚则少气则不足以息,肢体麻木等。

(6) 恐则气下:过于恐怖,肾气不固,气陷于下,精气内却。表现为呆若木鸡、坐卧不安、惶惶恐恐。常见症状有善惊易恐,如恐将捕之或心悸、腰脊酸痛,甚则二便失禁,精液自溢等。

（7）惊则气乱：突然受惊，以致心无所依，神无所附，虑无所定，慌乱失措，其气乱矣。惊则气乱所致的病症有：心卒动而不宁，闻声则惕然而惊，或受惊目睛不转，不能言，短气，异梦惊醒，甚或不寐、不省人事、僵仆等。

一般来说，怒、惊、忧、思所引起的"气上"、"气乱"、"气聚"、"气结"，日久多致郁结化火、气滞血瘀、痰热蕴结；而恐、喜、悲所引起的"气下"、"气缓"、"气消"，日久易致气虚血阻、精气亏损等。

2．损伤脏腑

情绪刺激均可直接损伤脏腑，以伤本脏和所胜之脏为主。

《内经》说："怒伤肝"、"喜伤心"、"忧伤肺"、"思伤脾"、"恐伤肾"。张子和具体解释为："怒伤肝，肝属木，怒则气并于肝而脾土受邪，木太过则肝亦自病；喜伤心，心属火，喜则气并于心而肺金受邪，火太过则心亦自病；悲伤肺，肺属金，悲则气并于肺而肝木受邪，金太过则肺亦自病；恐伤肾，肾属水，恐则气并于肾而心火受邪，水太过则肾亦自病；思伤脾，脾属土，思则气并于脾而肾水受邪，土太过则脾亦自病。"

3．耗伤精血

过喜可使血气涣散；忧愁太过可耗气伤阴；大惊卒恐可使精气内损；思虑伤脾，使脾之运化失职，则精血生化之源不足；暴怒则血随气逆，致阴血耗损。由情绪刺激以致精血亏损所导致的常见病症有眩晕、遗精、早泄、心悸等。

4．神志异常

意识、思维、情绪等精神活动，均由心神主管。各种异常的情绪活动，均可影响心神的活动，甚至出现各种病变，如昏迷、痴呆、失眠、健忘、忧郁、癫狂、脏躁等，均是心神不藏为主的病。同时，由于心为五脏六腑之大主，故情绪异常通过影响心神活动，进而可影响其他脏腑的气机，以致产生更为复杂的病变。故《灵枢·口问》说："故悲哀愁忧则心动，心动则五脏六腑皆摇。"

第四节　动　机

一、动机的概念与功能

（一）动机的概念

动机（motivation）是行为的直接动因，是一种驱使人满足需要、达到目标的内部动力。动机是解释行为原因的心理学概念，即回答为什么这样行动。动机是激发并指引行为朝向目标的推动力。

动机的产生是内外驱力相结合的结果。内驱力指的是需要，需要是动机产生的基础。需要的满足是为了保持机体内、外环境的平衡。当失去平衡时，需要会表现为强烈的欲望并转化为动机,导致相应行为的出现,以恢复机体平衡。如饥饿是一种内驱力,驱使个体产生觅食行为。外驱力是指诱因,诱因是驱使机体产生行为的外部因素。诱因分为正诱因和负诱因。正诱因使个体产生接近目标的行为动机;负诱因使个体产生回避目标的行为动机。诱因可以是物质层面的,也可以是精神层面的。如家长和老师的鼓励和表扬是激发学生努力学习的精神诱因。

(二)动机的功能

动机对个人而言具有重大意义,它对行为具有激发、指向和维持三种功能。

1. 激发功能

动机是行为的动力,能唤起和激发个体从事某些活动和行为。如为了消除寒冷而添加衣物,为了消除干渴而饮水。

2. 指向功能

动机具有指向性的特点,能指引行为朝向特定的目标和方向。如在学习动机的支配下去图书馆看书,在好奇动机的支配下去探险。

3. 维持功能

动机的维持功能体现在所激发行为的坚持性和持久性。动机具有维持和强化行为达到目标的功能。

二、动机与需要

(一)需要的概念及分类

1. 概念

需要是指人对某种目标的渴求和欲望,是人脑对个体和社会生存发展所需的必要事物在人脑中的反映。个体为了生存和发展必须满足一定的需要,如食物、水、阳光、空气、睡眠、交往等。需要的根本特征是动力性,它是个体行为的动力和源泉。需要的强度越大,驱使个体产生相应行为的动力越大。

2. 分类

(1)按需要的起源,分为生理性需要和社会性需要。生理性需要是维持生命和延续后代的需要,如进食、饮水、睡眠、排泄及性的需要等。生理性需要是人类最原始、最基本的需要,是人和动物共有的。社会性需要指后天习得的需要,是为维护社会的存在和发展而产生的需要,是人类特有的需要。人的社会性需要是由社会发展条件所决定,反映了社会需求,多为精神性的,不易直接察觉且具有连续性,如交往的需要、尊重的需要、求知的需要、成就的需要等。

(2)按需要的对象,分为物质需要和精神需要。物质需要包括人们对自然产物和日常生活用品的需要,如对空气、阳光、水分的需要;对衣、食、住、行相关物品的需要。精神需要是人类特有的,包括认知需要、审美需要、交往需要、创造需要等。

（二）需要层次理论

美国人本主义心理学家马斯洛（A. H. Maslow）于1954年提出了需要层次理论,他认为人类有五种基本需要,包括生理的需要、安全的需要、归属和爱的需要、尊重的需要以及自我实现的需要。

1. 生理的需要

生理的需要是维持个体和种族生存及繁衍最基本的需要,如对食物、阳光、水分、氧气、睡眠、性等的需要。生理的需要是其他需要的基础,是最重要、最有力量的需要。

2. 安全的需要

安全的需要是人对安全、稳定、受保护、避免威胁、维持生存的需要,包括对生命安全、财产安全、职业安全和心理安全的需要。

3. 归属和爱的需要

归属和爱的需要也称社会需要,是人与人之间建立关系及感情的需要,如爱与被爱的需要、社会交往的需要、组建家庭的需要等。

4. 尊重的需要

尊重的需要包括受他人尊重和自尊的需要。受他人尊重的需要包括获得地位、权力、认可、名誉、佩服、赞美和赏识等。自尊的需要包括获得自信、能力、价值、成就等。自尊的需要得到满足,可使个体获得价值感和存在感,充满自信;如得不到满足,则使人产生自卑感、无能感。

5. 自我实现的需要

自我实现的需要是人成长、发展和实现潜能的需要,是最高层次的需要。自我实现的需要追求自我理想的实现及个人天赋和潜能的最大限度发挥,是一种创造的需要。

后来马斯洛又提出另外两种需要,即认知的需要和审美的需要。他认为,这二者应居于尊重需求与自我实现需求之间。马斯洛将人的需要从低级到高级分成不同的层次,并将其按层次纳入一个连续的系统中。他认为,只有低级需要满足或部分满足后,高级需要才会出现和发展。但他忽视了人的社会存在对个体成长的决定作用,忽视了人的主观能动性与需要之间的关系,这是该理论的不足之处。在某种情况下,人完全可以舍去低级需要而服从高级需要,如舍生取义、废寝忘食等。

（三）中医对需要的认识

中医学中"欲"指的是"欲望"、"欲求"。"欲"是驱使个体为达目标而付出努力的心理动力,这里的"欲"等同于心理学中的"需要"。中医认为,"情"与"欲"是密不可分的。"情"是指情绪和情感,在追求欲望、满足需要的过程中必然会产生情绪和情感体验,而情绪和情感体验则会影响欲望的满足。《格致余论·阳有余阴不足论》提到"人之情欲无涯"。此外,中医认为应节欲、少欲,认为情欲是人之常性,既不可无,又不可纵。《内经》推崇:"志闲而少欲,心安而不惧,形劳而不倦,气从以顺,各从其欲,皆得所愿……"(《素问·上古天真论》)。反之,"思欲无穷,所愿不得",成为多种病证的病因。即认为情欲虽是人之常情,但不可纵欲,要保持健康就要清心寡欲。另外,中医学主张对人的欲望给予合理的满足和适度的发泄。如果过度压抑郁结于内,则为多种疾病的病因。正如《丹溪心法·六郁》说:"一有怫郁,诸病生焉。故人身诸病,多生于郁。"

三、动机的分类

人类的动机非常复杂,可以依据不同标准,从不同角度进行划分。常见动机的不同分类及内涵见表2-3。

表2-3　动机的分类和内涵

分类标准	动机的类型	内　涵	举　例
动机的起源	生理性动机	源于生理需要	饥饿、渴、性、睡眠、排泄等
	社会性动机	源于社会需要	成就、交往、兴趣、权力、归属等
学习在动机形成和发展中起的作用	原始性动机	与生俱来	饥饿、性、母性、好奇等
	习得性动机	后天习得	赞许、攻击、亲和等
动机的意识水平	有意识的动机	能在意识中觉察	目标、追求等
	无意识的动机	不能在意识中觉察	定势、印象等
动机的社会价值	高尚动机	对社会有益	服务、贡献、分享、奉献等
	低级动机	对社会有害	犯罪、违法等
动机的持续时间	长远动机	长远的,概括的	报效祖国等
	短暂动机	短暂的,具体的	好好学习等

四、动机与行为效率

1. 动机与行为

动机和行为之间的关系极其复杂,同一动机可能引发不同的行为,同一行为其动机可能千差万别。如医学生的学习动机是不一样的,有的学生对医学知识有浓厚兴趣;有的学生是因为亲友患病,为治其病痛而学医;有的学生为完成父母的心愿而学医。在一个人身上,行为的动机可分为主导动机和从属动机。如学生的主导动机是努力学习,找到理想的工作,服务社会;而获得奖学金、得到老师的表扬等动机则是从属动机。动机不同,行为的效果也会不同。个体的行为是受多种动机驱使的结果。

动机与行为效果的关系也十分复杂。一般来说,动机与行为效果是统一的,良好的动机能产生良好的行为效果,不良的动机则产生不良的行为效果,如善有善报、恶有恶报。但有时也会出现动机和行为效果不一致的现象,如好心办坏事。因此,要想准确把握一个人的行为,必先了解其动机。

2. 动机与工作效率

动机强度与工作效率关系密切。一方面,动机强度会影响工作效率,如动机过强或

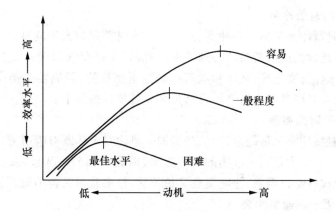

图 2-8 任务难度、动机强度与工作效率之间的关系

动机不足都不利于工作效率的提高；另一方面，最终的工作效率也会影响个体的动机强度，如学习成绩好可促进学生增强其学习动机，学习成绩差则会削弱学生原有的学习动机。

研究表明，动机强度与工作效率之间并非呈一种线性关系，而是呈倒 U 形曲线的关系。中等强度的动机最有利于任务的完成，即中等水平的动机强度可产生最高的工作效率。动机水平过低或过高，都不利于工作效率的提高。如对考试漠不关心或太过焦虑，都不会考出好成绩。

耶基斯与多德森（Yerkes & Dodson,1908）研究发现，各种活动都存在一个最佳的动机水平。动机的最佳水平会因任务性质的不同而有差异。在较容易的任务中，工作效率随动机的提高而上升，较高的动机水平会产生较高的工作效率；而在较困难的任务中，动机最佳水平有逐渐下降的趋势，即较低的动机水平反而会提高工作效率，该现象就是耶基斯—多德森定律。

五、动机冲突与挫折

（一）动机冲突及其类型

同一时间内存在着两种或多种非常相似或相互矛盾的动机，使个体难以决定取舍，表现为行动上的犹豫不决，这种相互冲击的心理状态称为动机冲突。动机冲突有以下四种基本类型。

1. 接近—接近型冲突

接近—接近型冲突又称双趋冲突，是指同时存在两个具有相同吸引力的目标，个体都想得到，但由于条件限制不可兼得，只能选择一个而放弃另一个时产生的难以取舍的心理冲突。例如，《孟子》云"鱼与熊掌不可兼得也"；高考填报志愿既想读北大，又想读清华。对于两个有同等吸引力的目标难以抉择，致使个体十分痛苦和矛盾，一种动机的满足会导致另一动机的丧失。

2. 回避—回避型冲突

回避—回避型冲突又称双避冲突,是指面对同时并存对象的威胁,只有接受一个才能避开另一个,造成的进退两难的心理冲突。此时,个体要权衡轻重,选择威胁较小的那个。如患者牙疼需要吃药,牙疼和吃药都是他不愿意的,但他要么接受牙疼的痛苦,要么选择吃药,这时患者就会选择给自己带来痛苦较轻的那个。

3. 接近—回避型冲突

接近—回避型冲突又称趋避冲突,是指同一事物对个体既有吸引力,又有排斥力时产生的心理冲突。因为是同一事物的两个方面,因此造成个体既想接近又想回避的矛盾心理。如,樱桃好吃树难栽;想吃美食又怕长胖;想去旅游又舍不得花钱等。

4. 多重接近—回避型冲突

多重接近—回避型冲突又称多重趋避冲突,是指面对两个或两个以上的目标,每个目标都有吸引力和排斥力两个方面时产生的心理冲突。此时要进行多重选择,选择其中一个目标就意味着放弃其他目标。尤其是当选择目标与放弃目标间的吸引力与排斥力旗鼓相当时,心理冲突更加明显。比如大学毕业后是考研还是就业;职业选择上,要选择一份收入较高但不稳定的工作,还是收入不高却稳定的工作。

(二) 挫折

1. 概念

动机受到干扰,被迫暂时放弃或完全受阻碍而体验到的紧张状态和情绪反应,称为挫折。挫折包括三层含义:一是挫折情境,即个体动机性行为遭到阻碍这个客观事实,如失业、落榜、离婚、留级等。二是挫折认知,即个体对挫折情境的态度、看法和评价。挫折认知是决定个体情绪和行为结果的关键要素,如面对留级这一挫折情境,有人以此为戒,更加努力学习;有人自我否定,从此一蹶不振。三是挫折行为,即挫折情绪及行为反应,如愤怒、恐惧、焦虑、攻击、冷漠、退行、逃避等。

2. 产生的原因

挫折产生的原因包括主客观两方面的因素。客观因素又称为外部因素,包括自然环境和社会环境因素。自然环境包括无法抗拒的自然条件,如地震、水灾、台风、环境污染等。社会环境中也会遇到困难和限制,阻碍动机的实现,如战争、家庭矛盾、人际关系紧张、工作不顺等。

主观因素又称为内部因素,包括生理因素和心理因素。生理因素即个人的躯体生理条件,如容貌、身高、疾病、残疾等。心理因素即个体心理的素质,如能力、情绪、气质、人格等。

在影响挫折的主观因素中,个体的抱负水平和耐挫力起重要作用。抱负水平是个体给自己所要达到目标规定的标准。抱负水平高而达不到,容易产生和加强挫折感。耐挫力是个体能够承受挫折的能力,耐挫力受到个体的生理状况、个性特征、生活经验、对挫折的认知等因素的影响。

六、心理防御机制

（一）心理防御机制的概念

心理防御机制（defense mechanism）的概念由弗洛伊德提出，后由他的女儿安娜进一步完善。指个体在应对心理压力或挫折和适应环境时无意识采用的心理策略。心理防御机制的采用会产生两方面的结果：正面的结果是能使个体在遭受挫折和压力后减轻精神痛苦，重新恢复内心平衡，甚至能激发个体潜能，实现自我成长；但过度或不当使用某些心理防御机制，则会产生负面结果，使个体出现心理障碍。

弗洛伊德认为，防御是人格结构中自我的功能，是自我为处理、控制导致神经症的冲突所采取的措施。防御产生的原因是焦虑，其功能是保护自我。这种焦虑来源于三个方面：一是本能的张力；二是超我的压力；三是现实的危险。

心理防御机制有以下几个特点：① 心理防御机制是无意识或是部分无意识的；② 心理防御机制的作用是保护自我；③ 心理防御机制具有曲解现实和自我欺骗性；④ 心理防御机制的应用可产生积极或消极的结果；⑤ 心理防御机制可以单独使用，也可重叠使用。

（二）心理防御机制的分类及主要类型

弗洛伊德最早提出九种防御机制，后来安娜·弗洛伊德进一步发展了精神分析理论。精神分析理论将心理防御机制分为以下四种类型。

1. 自恋型

个体以自我为中心应付心理压力和挫折的方法称为自恋型心理防御机制。自恋是婴儿的心理状态，婴儿以自我为中心处理与他人的关系。此外，自恋还出现在成年人的梦境和幻想以及精神分裂症患者中，因此又被称为精神病性防御机制。包括否认、歪曲、外射等。

（1）否认（denial）：是指为避免心理上的痛苦和不安，拒绝承认那些已经发生的、令人痛苦的事实。如丈夫车祸去世，妻子拒绝接受这个事实，仍然每天做好饭等丈夫回家；成语"眼不见为净"、"掩耳盗铃"都生动体现了否认的心理防御机制。否认通过"自我欺骗"来逃避心理上的痛苦，获得暂时性的心理安慰和平衡。

（2）歪曲（distortion）：是一种将客观事实加以曲解、变化以符合内心需要的心理防卫术，属于精神病性的防御机制。个体用夸大的想法来保护其受挫的自尊心，为了适合内心需求而重新塑造一个外界现实形象。如，顽固地认为配偶对自己不忠，而事实并非如此。再如，把他人的讽刺当成表扬，以保持自尊心不受伤害。

（3）外射（projection）：又称推诿、投射，是指将属于自己的一些不良的性格、动机、观念或情感，转嫁到他人或他身上，推卸责任或把自己的过错归咎于他人，从而得到解脱。"以小人之心，度君子之腹"就是典型表现。再如，强奸犯认为，受害者穿着暴露是引发他犯罪的原因。

2. 不成熟型

此类机制出现于婴儿期,成年人中出现于较轻的精神病患者身上。表现为情感的退化,沉湎于自我,包括退行、幻想、内射等。

(1) 退行(regression):个体在遭受重大挫折时,以一种比较幼稚的方式应付困难并满足需求的防御机制。如像孩子般哭泣;经历地震后幸存的成人爱上毛绒玩具,并吸吮手指;夫妻吵架,女方回娘家。当遇到巨大压力时,退行可以让成人退回到较安全的儿童时期,并依赖他人,从而彻底地逃避成人的责任。临床上,歇斯底里和疑病症患者身上的退行行为较常见。

(2) 幻想(fantasy):在现实中遇到难以实现的愿望和困境,或无法解决的问题时,便采用幻想的方式任意想象地解决问题,以获得内心的平衡。幻想使自己暂时从现实中脱离出来,并游离在虚拟的世界中,满足现实生活中无法达到的愿望。如灰姑娘、白日梦等都是幻想的写照;即将面临高考的学生幻想地震、考题被偷等情境。

(3) 内射(injection):又称为摄入,与外射(投射)相反,指将外界因素纳入自己的内心,成为自己人格一部分的一种心理防御机制。从本质上讲,内射的作用是模仿。作为一个正常的发展过程,内射使主体的自主性逐渐增强。作为一个防御过程,内射减轻了自我的分离焦虑。内射的对象往往是所爱、所恨及所怕的人和事。"近朱者赤,近墨者黑"、"临渊羡鱼"、"孟母三迁"即是内射的表现。

3. 神经症型

神经症型防御机制多见于轻度心理障碍者。包括压抑、合理化、反向、转移、隔离等。

(1) 压抑(repression):个体将一些不为自我接受的或痛苦的经历及冲动无意中从个体的意识中排除,并抑制到潜意识中去。压抑是无意识而有目的地遗忘,即动机性遗忘。个体不愿也不想去主动思虑和回忆。作为最基本的防御机制,常表现为"不知道"、"记不得"、"想不起"。那些被压抑的观念、欲望和冲动并没有消失,而会影响个人的日常行为,如口误、笔误、失误等现象。与否认不同,压抑只是不能在意识中感知到自己的本能和感情,而不是否定对于外界事件的认识和反应。例如,当某人在悲伤时却忘记为什么,是压抑;否定自己在悲伤,甚至坚信引起悲伤的事情并未发生,则为否认。

(2) 合理化(rationalization):又称文饰,指个人遭受挫折或无法达到自己所追求的目标时,以各种"理由"为自己辩解,以原谅自己来摆脱痛苦。合理化包括三种方式:酸葡萄心理、甜柠檬心理和推诿。酸葡萄心理是指得不到的东西说成自己不喜欢或是不好。如考不上大学的学生称读大学没意思;长相一般的女子常说美女是"红颜祸水、红颜薄命"。甜柠檬心理指企图说服自己和别人,自己所做的或拥有的已是最好的。如"舍财免灾"、"知足常乐"、"比上不足,比下有余"、"傻人有傻福"、"塞翁失马,焉知非福"、阿Q的"精神胜利法"。推诿指将个人的缺点或失败归咎于其他理由,找人承担其过错,以保持内心平衡。如考试没考好,怪老师教得不好或出的题目太难;求职不成功,怪运气不好或考官故意刁难。

（3）反向（reaction）：为了防止自认为不好的动机外露，采取与动机方向相反的行为，这种内在动机与外在行为不一致的现象就是反向。如一位继母为避免被人议论，特别溺爱原本不喜欢的孩子；在大年三十不小心打碎东西，会立刻说"岁岁平安"。此外，"此地无银三百两"也是反向作用的较好描述。

（4）转移（displacement）：指个体由于某种原因无法对某人或某事发泄感情，转而发泄到弱小、较可靠或能接受的其他对象上。即将一些不良的情绪和行为转向较安全的对象和情境。"替罪羊"、"迁怒于人"、"迁怒于物"就是转移的表现。

（5）隔离（isolation）：指为了避免精神上痛苦和不愉快，把不愉快的情感与事件分开。如，爱某人，却不说"我爱你"，而用"I love you"代替；把"上厕所"说成"去方便"、"去洗手间"。又如，把人"死了"说成"仙逝"、"牺牲"、"长眠"，以避免和减轻负性情绪。

4．成熟型

此类型是较有效地、成熟地解决问题和适应环境的心理防卫术，易被社会和他人接受和认可。包括幽默、升华、压制、利他等。

（1）幽默（humor）：指个体处于尴尬境地时，以幽默的言行化解困境、表达欲望的心理防御机制。幽默是较为积极、成熟的防御机制，是一种自嘲方式，能缩短与他人的距离，并有效地寻求社会支持。例如，苏格拉底的妻子当着学生的面对他破口大骂，并在他身上浇了一桶水。他仅仅付之一笑，说："我知道，打雷之后必然会下雨。"

（2）升华（sublimation）：指个体把不为社会接受的欲望和本能转换为能被社会所接受的高尚行为目标和方向，既满足本身欲望，又有益于社会和他人。升华是较积极、较富有建设性的防御机制，它不仅能发泄和满足原有本能和欲望，达到内心平衡，同时又能创造积极的社会价值。如"化悲痛为力量"；从小攻击性特别强的人长大后成为一名拳击手；喜欢骂人的人成为评论家来满足自己。

（3）压制（suppression）：指在意识中出现了想解决内心冲突的动机，但却作出暂时推迟的决定。即把意识到的不适感尽量缩小，想方设法推迟现实困难的发生。如某人说"明天我会考虑"，而且确实这么做了。与压抑的区别在于，压抑能有效地、无意识地抑制冲动甚至放弃目标，而不只是推延。

（4）利他（altruism）：指为了使自己的本能和欲望得到满足，转而替代性、建设性地为他人服务。如良性的、有利于他人和社会的反向、慈善、感恩与报答。与反向的区别在于，利他可让人得到某种程度的心理满足。

第五节　意志行为

一、意志行为的基本阶段

意志是人自觉地确定目的，并根据目的来支配、调节自己的行动，克服困难，实现目的的心理过程。意志是发挥人的主观性和能动性的心理过程，受意志支配的行为称为意志行为。如学生刻苦学习，教师努力工作等都是意志行为。意志行为包括自觉的目的性、与克服困难相联系、以随意动作为基础三个特征。意志的三个特征相互联系，目的是意志行为的前提，克服困难是意志行为的核心，随意动作是意志行为的基础。

意志行为是一个复杂的行动过程，其发生发展的历程一般分为准备阶段和执行阶段。

1. 准备阶段

准备阶段是意志行为的开端，决定了意志行为的方向。包括动机斗争、确定目标等环节。

动机是激励人去行动的动力，目标是期望在行动中所要达到的结果。意志行为是由一定的动机引起，并指向一定目标的。在准备阶段，动机斗争会遇到以下三种情况：① 在简单的任务中，动机单一、目标明确，一般不产生明显的动机斗争。② 在复杂的任务中，动机交错，但各种动机之间无明显冲突，一般也不会产生激烈的动机斗争。③ 在复杂的任务中，动机复杂多样且相互矛盾，在确定某种目标之前会经历动机斗争，由此会产生心理冲突。此时需要权衡利弊，评定各动机的社会价值和意义，并确立最终目标，意志行为才能顺利进行。

目标在意志行为中起方向性指导作用，目标越明确、越具体，意志越坚定，对行为的支配和调节作用也就越大。如某人的目标是申报一项科研课题，为了达到这一目标要做的准备工作是，首先要查阅国内外学术资料，明确主题及研究现状，之后是设计研究方案，确定研究计划。这些活动都属于意志行为，都受目标的支配和调节，在此过程中可能会遇到各种动机斗争。

2. 执行阶段

执行阶段是实施决定的过程。目标确定后，就要采取措施和方法达到预期的目标，因此，执行阶段是意志活动最重要的环节。包括行为方法和策略的选择、克服困难的决定两个方面。

一旦确定目标，就需要选择有效的行为方法和策略，并拟定计划达到目标，这需要周密思考行为方法和策略的优缺点以及可能出现的结果。这时也会产生反复、犹豫不决，也会产生心理冲突。该过程是对个体的知识经验、认知水平、智力水平和意志水平的综合考验。

当行动目标、具体方法等各种条件均已具备,便可进入意志的执行阶段。在这一过程中,会遇到很多困难,而克服困难就需要积极的意志努力。坚强的意志表现在两方面:① 坚持既定的目标和行为策略;② 抑制无关行为及干扰因素。在执行阶段,意志行为的主体会重新审视或调整修正自己的目标和行为方案,放弃不符合客观现实的决定,以更好地实现目标。

二、意志品质

意志的基本品质包括自觉性、果断性、自制力、坚韧性。

1. 自觉性

自觉性指行为有明确的目的性,能充分认识到行为的社会价值及意义,使自己的行动服从社会需求的品质。自觉性反映个人坚定的立场和信仰,是产生坚强意志的源泉。具有自觉性的人表现为独立、主动、虚心、不易受外界的影响。与自觉性相反的特征是动摇性和独断性。动摇性是对自己的行动缺乏信心,易受暗示,易屈从于环境的影响。独断性是固执己见,刚愎自用,不接受他人意见。

2. 果断性

果断性指明辨是非,抓住时机,适时采取决断并付诸行动的能力。果断性以勇敢和深思熟虑为前提条件。具有果断性品质的人能审时度势,当机立断,敢作敢为。与果断性相反的特征是优柔寡断和草率:优柔寡断表现为遇事犹豫不决,摇摆不定,患得患失,迟迟不作决定;草率则表现为行为冒失、不考虑后果的莽撞行为。

3. 自制力

自制力指善于自觉灵活地控制自己情绪、约束自己言行的品质。自制力反映了意志的抑制行为能力。自制力强的人一方面表现为坚持执行决定,以达到目标;另一方面表现出较强的忍耐力和抗干扰能力,能克服困难和一些消极情绪。与自制力相反的特征是冲动性,表现为不能控制和调控自己的情绪及行为,易受外界干扰。

4. 坚韧性

坚韧性指在意志行为中坚持预定目标,并顽强地克服困难、实现目标的品质。具有坚韧性品质的人能长期保持充沛精力、坚韧不拔、勇往直前,排除万难达到目标。坚韧性不同于顽固和执拗,后者具有盲目性,不能正确分析外界和估计自己,一意孤行。与坚韧性相反的品质是动摇,表现为见异思迁、不坚定,遇到困难左右摇摆。

三、中医对意志的认识

中医将意志称为"志"、"志意",并认为意志有广义和狭义之分。广义的"志"泛指各种精神情绪活动。狭义的"志"含义有二,其一是记忆;其二是意志,即有明确目标的意向性心理活动。中医理论认为"肾藏志",即肾脏中精气充盛与否,与人的毅力和意志的坚忍性密切相关。同时认为,"志意"对其他心理活动起着控制和调控的作用。张景岳在《类经·藏象类》中提到:"一念之生,心有所向而未定者,曰意;……意已决而卓有所立者,曰志。"唐容川认为:"志者,专意而不移也……"《荀子·修身》也说:"志意修则骄富贵。"这里的意、志、志意均有"意志"之意。

第六节　人　　格

一、人格的内涵

(一)人格的概念

人格(personality)又称个性,其英文源于古希腊语"Persona",原意为演员所戴的面具,类似于京剧中的脸谱,面具和脸谱随角色的变化而变换。心理学中的人格包括两层含义:一是指受社会文化、礼仪道德的影响,个体在生活中表现出的种种言行;二是指真实的自我,这是人格的内在特征。

人格是构成一个人的思想、情感及行为的特有模式,这个独特模式包含一个人区别于他人的稳定而统一的心理品质。人格是一个具有丰富内涵的概念,它包括气质、性格和能力。其中气质和性格最具独特的个人色彩。

(二)人格的特征

1.整体性

人格是由许多心理特征组成的有机整体,但它不是各个心理特征的简单相加和拼凑。人格的整体性、和谐性是心理健康的重要评价指标。一旦人格发生解体,就会出现人格分裂。

2.社会性

社会性是人的本质属性,人格的形成和发展受到社会文化、社会环境的极大影响,人格被打上了社会的烙印。不同社会的政治、经济、文化对个体有不同的影响,使人格带有明显的社会性。人一旦离开社会,人格便丧失了存在的基础。

3.独特性

人格是遗传、环境、教育相互作用的结果,是一个人区别于他人的行为和心理特征的总和。世界上没有完全相同的人格,每个人都拥有独特的心理特征及行为模式,每个人的人格都是独一无二的。但人格的独特性并不意味着人与人之间完全无相似之处,在人格形成和发展过程中受到生物因素和社会因素的影响和制约,也会体现出共同的心理特征,如同一民族、群体有共同的心理特征。因此,人格是独特性和共同性的统一。

4.稳定性

当一个人形成一定的心理特征后,就会在不同情境中表现出相同的心理品质,因此人格是稳定的、贯穿始终的特征。但人格也不是一成不变的,随着生理、心理及环境的改变,人格也可能会发生相应的变化。这体现了人格的可塑性,正因为人格具有可塑性,才能培养和发展。人格是稳定性与可塑性的统一。

5.功能性

人格的功能性体现在人格对个体生活方式,甚至命运的影响。个体拥有健康的人格,则会有健康的生活方式、高品质的生活质量。若出现人格障碍,则会影响个体的学习、工作、生活等社会功能及生命质量。

二、气 质

(一) 气质的概念

人们平时说的脾气、性情、秉性指的就是气质(temperament)。气质是个人心理活动稳定的动力特征。动力特征是指心理活动的强度(如情绪的强弱)、心理活动的速度(知觉、思维的速度)、心理活动的稳定性(注意力的稳定性)和心理活动的指向性(内、外倾)。

气质与先天和遗传相关,具有稳定性。如"江山易改,秉性难移","秉性"指的就是气质。但气质也不是一成不变的,会受到生活环境和教育的影响,因此,气质的特点包括天赋性、稳定性和可塑性。

(二) 气质学说

1.气质的四根说

古希腊学者恩培多克勒提出"四根说",认为人体由四根构成:血液是火根,呼吸是空气根,液体是水根,固体是土根。"四根"决定机体的结构,"四根"平衡则身体健康。

2.气质的体液说

古希腊医生希波克拉底提出"体液说",认为人体有四种体液,包括血液、黑胆汁、黄胆汁和黏液。血液出于心脏,黄胆汁出于肝脏,黑胆汁出于胃部,黏液生于脑部。机体状态决定于四种体液的混合比例。四种体液处于平衡状态,人就感到幸福。人体内某种体液过多或过少,都会产生痛苦。

3.气质的体型说

德国精神病学家克瑞奇米尔(E. Kretschmer)将人的体型分为三种,即肌肉发达的强壮型、高而瘦的瘦长型和矮而胖的矮胖型。不同体型的人有不同的气质,如瘦长型的人内向、孤僻;矮胖型的人外向而易动感情;强壮型的人介于两者中间。他将气质分为躁郁气质、分裂气质和粘着气质,认为气质与体型存在一一对应的关系,即瘦长型的人是分裂气质,矮胖型的人是躁郁气质,强壮型的人是粘着气质。

4.气质的血型说

日本学者古川竹二把人的气质划分为 A 型、B 型、O 型和 AB 型四种。A 型气质的人内向、安静、保守,做事细心谨慎但不果断,责任心强,固执;B 型气质的人外向、善交际、积极、兴趣广泛多变、精力分散;O 型气质的人好胜、热情好动、有主见、急躁好强;AB 型气质的人兼有 A 型和 B 型的特征。

5. 气质的活动特性说

美国心理学家巴斯(A. H. Buss)根据活动的倾向性将气质分为四种类型：活动型、社交型、情绪型、冲动型。活动型的人热衷于外部活动，精力充沛，有强烈的事业心；社交型的人热衷于人际交往，渴望与他人建立亲密关系；情绪型的人情绪变化较大，反应强度大，喜怒无常，难以相处；冲动型的人缺乏对行为的控制，冲动，易激惹。

(三) 气质类型

1. 传统的气质类型

将气质分成四种类型，包括胆汁质、多血质、黏液质和抑郁质。四种气质类型的心理及行为特点见表2-4。

表 2-4　传统气质类型的特点

气质类型	特　点
胆汁质	精力旺盛、行动迅速、思维敏捷、易于激动、进取心强、大胆倔强、敏捷果断、自制力差、性情急躁、主观任性、办事粗心、有时刚愎自用
多血质	灵活机智、思维敏捷、善于交际、适应性强、注意力易转移、粗心大意、缺乏忍耐力和毅力
黏液质	坚定顽强、沉着踏实、耐心谨慎、自信十足、自制力强、善于克制忍让、沉默寡言、固执拘谨
抑郁质	敏感、做事谨慎细心、清晰体验深刻、沉静含蓄、办事稳妥可靠、缺乏果断和信心、多疑、自卑

2. 高级神经活动类型

巴甫洛夫在实验中发现，高等动物神经系统有三种基本特征：强度、灵活性和平衡性。神经过程的三个基本特征的独特组合形成了高级神经活动的基本类型。强而不平衡型——兴奋型；强、平衡而灵活型——活泼型；强、平衡而不灵活型——安静型；弱型——抑制型。四种神经类型与四种气质类型的关系见表2-5。

表 2-5　高级神经活动类型与气质类型的关系

神经类型	气质类型	强　度	平衡性	灵活性
兴奋型	胆汁质	强	不平衡	
活泼型	多血质	强	平衡	灵活
安静型	黏液质	强	平衡	不灵活
抑制型	抑郁质	弱		

3. 气质的二维模型

英国心理学家艾森克(H. J. Eysenck)以内向和外向为纬，以情绪稳定性为经，提出气质的二维模型。该模型认为，存在四种组合类型，包括稳定外向型、稳定内向型、不稳定外向型、不稳定内向型。每种组合都与传统的气质类型存在对应关系，见表2-6。

表 2-6　组合类型与气质类型

组合类型	气质类型
稳定外向型	多血质
稳定内向型	黏液质
不稳定外向型	胆汁质
不稳定内向型	抑郁质

三、性 格

（一）性格的概念

性格（character）是人对现实的态度和习惯化的行为模式中所表现出来的个性心理特征。性格在长期的社会生活实践中逐渐形成和发展起来，其最具核心的意义是个性心理特征，它决定了个体对问题的反应和处理方式。性格的特征表现为独特性、统一性、社会制约性、稳定性与可塑性。

（二）性格的类型

1. 以心理活动的机能分类

英国心理学家贝恩（A. Bain）和法国心理学家雷特（T. Ribot）等人根据理智、情绪和意志三种心理功能在性格结构中所占比例，将人的性格分为理智型、情绪型、意志型三类。理智型的人，以理智支配自己的行为，处事理智冷静；情绪型的人，情绪体验深刻，行动受情绪左右；意志型的人，目的明确，行为主动，抗干扰能力强。除三种典型的性格类型外，还有中间型，如理智—情绪型、情绪—意志型。

2. 以心理活动的倾向性分类

瑞士心理学家荣格（C. G. Jung）按心理活动的指向性，将性格分为外倾型和内倾型两种。外倾型的人心理活动指向外部，表现为喜好社交、开朗、活泼、自信、对外界信息感兴趣、适应环境能力强。内倾型的人心理活动倾向于内部，表现为内省、敏感、反思、孤独、冷漠、自卑、环境适应能力较差。荣格认为，没有纯粹的内倾型和外倾型的人，性格类型的确定取决于何种倾向占优势。

3. 以心理活动的独立性分类

美国心理学家威特金（Witkin）根据信息加工方式，把性格分为场独立型和场依存型。场独立型的人倾向于利用自身内部参照加工信息，有主见、独立性强、不易受暗示。场依存型的人倾向于利用外在参照加工信息，行为依赖、顺从、缺乏主见、易受暗示。

4. 以心理活动的价值分类

德国心理学家斯普兰格（E. Spranger）等人提出文化—社会价值类型说，将性格分为六种类型，包括理论型、经济型、审美型、社会型、权力型和宗教型。理论型的人追求真理，对认知活动感兴趣，喜欢探索，如科学家。经济型的人以追求经济利益的最大化为目标，注重实效，以经济价值作为衡量事物的标准，如商人。审美型的人以追求美感为目标,对实际生活漠不关心,如艺术家。社会型的人重视爱,乐于助人,以关爱他人和服务社会为目标,如慈善家。权力型的人重视权力和地位,把获得权力、支配权力作为毕生的奋斗目标,如政府官员。宗教型的人相信神灵的存在,信仰宗教、虔诚,如宗教徒。

(三)中医对气质与性格分类的认识

中医学论著中提到的"秉性"、"性情"、"气禀"、"气质"、"体质"等,相当于心理学中的气质和性格。中医学认为,常见的气质及性格的分类包括以下几种。

1. 阴阳二十五人

中医学根据人的体态特征、体型、禀性等因素,将人分为木、火、土、金、水五种类型,其中每一种类型又分为主型和亚型,主型具备最明显的该型特征,其余四个亚型的特征不如主型明显,共计二十五种类型。

(1)木形之人:聪明,有心计,体弱,多思多虑。禀木气全者为主型,称为上角之人,其特征是雍容柔美。

(2)火形之人:性情急躁,轻财物。禀火气全者为主型,称为上征之人,其特征是重视实效性、实用性。

(3)土形之人:安静稳重,乐于助人,讲信用。禀土气全者为主型,称为上官之人,其特征是忠实诚恳。

(4)金形之人:管理能力强,廉洁自律。禀金气全者为主型,称为上商之人,其特征是坚韧刚毅。

(5)水形之人:狡猾奸诈,不卑不亢。禀水气全者为主型,称为上羽之人,其特征是人格卑下。

2. 五态人

《内经》将人分为五种类型,即阴阳五态人。包括太阳之人、少阳之人、太阴之人、少阴之人、阴阳平和之人。

太阳之人阳气至极,具有敢作敢为、志向远大、思维敏捷、直率急躁、易激惹等特点。少阳之人为阳形人,阳气多于阴气,表现为活泼好动、外向开朗、独立性强、善与人交往、有领导才能。太阴之人阴气至极,具有内向敏感、焦虑多疑、内心体验深刻等特征。少阴之人属于阴形人,阴气多于阳气,表现为内向稳重、沉默寡言、安静忍耐等。阴阳平和之人,机体阴阳气相当,处于动态的平衡状态,此类人最多,具有平稳和顺、宁静祥和、不卑不亢等特征。

3. 其他分类

(1)按性格的意志特征分类:《内经》提到勇与怯的区分,《灵枢·论勇》描述了勇和怯不同性格的表现,"勇士者……怒则气盛而胸张,肝举而胆横,……怯士者,……虽方大怒,气不能满其胸,肝肺虽举,气衰复下,故不能久怒"。勇士"见难则前","怯士闻难则恐",体现了勇怯不同性格对困难的不同态度。

（2）按性格的情绪特征分类:《灵枢·行针》认为"多阳者多喜,多阴者多怒",生动地描述了多阳与多阴之人不同性格的情绪表现,即重阳之人热情激动,重阴之人急躁易怒。

四、能力

（一）能力的概念

1. 能力

能力(ability)是人们顺利完成某项活动所需的个性心理特征。能力是一种心理能量,与完成活动相联系,是顺利完成某种活动的必要条件。一方面能力在活动中得以表现,另一方面社会活动是能力得以形成和发展的载体。

2. 智力

智力又称为智慧、智能,是认识、理解事物并解决问题的能力,是一般能力的综合体。包括记忆力、观察力、想象力、思考力、判断力等。抽象思维能力是智力的核心。智力存在个体差异,智力在人群中呈正态分布。人一生的智力发展呈现出先快后慢的特点;经历了加速、高原、衰退三个阶段:25岁时智力达到高峰,26～36岁处于平稳的发展水平(高原期),之后呈下降趋势。

（二）能力的类型

1. 一般能力和特殊能力

一般能力是顺利完成各种活动所必备的基本能力,如观察力、注意力、记忆力、思维力、想象力等,一般能力的综合即是智力。特殊能力又称专门能力,是完成某种专业活动所具备的能力,如音乐能力、表演能力、数学能力、绘画能力、色调辨别能力等。一般能力和特殊能力是相互促进的,一般能力是特殊能力发展的前提和基础,特殊能力的发展能有效促进一般能力的发展。

2. 模仿能力和创造能力

模仿能力是指通过观察并模仿他人的言行,并作出相同反应的能力,如婴儿模仿父母的言行,临摹字帖等。创造能力是指产生新思维和新成果的能力,如发明创造、专利等。模仿只会按部就班解决问题,而创造则会为问题的解决提供新思路、新方法。模仿与创造关系密切,模仿是创造的基础,人们往往先模仿,后创造。

3. 认知能力、操作能力和社交能力

认知能力是指信息加工的能力,如感知觉能力、记忆能力、思维能力和想象能力。操作能力是指通过肢体的操作完成活动的能力,如运动能力、实验操作能力、器械操作能力、表演能力。社交能力是指在社交情境中表现的能力,如表达能力、沟通协调能力、组织策划能力。

（三）能力的结构

能力是多种心理因素综合的结果。能力的结构学说围绕能力由哪些因素或结构组成以及各因素或结构之间的关系展开争论。以下是几种主要的能力学说。

1. 能力的因素说

(1) 二因素论:英国心理学家斯皮尔曼(C. Spearman)运用因素分析法提出能力的二因素论。他认为能力包括两种因素,即一般因素(G)和特殊因素(S)。G 因素是智力的核心因素,是能力高低的决定性因素。任何任务的完成都需要 G 因素和 S 因素的共同参与。此外,斯皮尔曼还发现五类特殊因素,即口语能力因素、数算能力因素、机械能力因素、注意力、想象力。

(2) 流体智力和晶体智力理论:美国心理学家卡特尔(R. B. Cattell)采用因素分析发现一般因素(G)有两个,即流体智力和晶体智力。流体智力是与基本心理过程密切相关的能力,如感知觉能力、观察力、记忆力、推理能力等。流体智力与先天禀赋有关。晶体智力是经验的结晶,是通过学习和经验发展起来的能力,与后天的学习有关。流体智力随机体生理的衰老而衰退,20 岁左右达到高峰,20～30 岁保持发展,30 岁后逐渐下降。晶体智力的发展随年龄的增加有所增长,并保持一定的水平,60 岁左右开始逐渐衰退。

(3) 群因素说:美国心理学家塞斯顿(L. Thurstone)提出群因素说,把智力分为七种因素,包括计算(N)、言语流畅(W)、言语理解(V)、推理(R)、记忆(M)、空间知觉(S)和知觉速度(P)。他通过实验证明,七种能力不是彼此独立的,各种能力之间存在不同程度的正相关。后来他提出次级因素的概念,认为斯皮尔曼的 G 因素可能就是这种因素。

(4) 智力多元理论:美国心理学家加德纳(Gardner,1983)提出智力多元理论,认为智力是多元的,由七种相对独立的智力成分构成,包括言语能力、逻辑—数学智力、空间智力、音乐智力、运动智力、社交智力、自治智力。加德纳认为,每种智力都是一个单独的功能系统,各种智力之间可以产生相互作用。

2. 能力的结构理论

(1) 三维结构理论:美国心理学家吉尔福特(J. Guilford)提出智力三维结构理论,认为智力包括操作、内容和产物三个维度。操作,即心理活动或过程,包括认知、记忆、求同思维、求异思维和评价。内容,即信息材料类型,包括视觉、听觉、符号、语义和行为。产物,即信息加工的结果,包括单元、类别、关系、系统、转换和蕴含。从智力三维结构模型知道,操作有五种,内容有五种,产物有六种,智力因素就有 150 种。

(2) 智力的 PASS 模型:是指"计划—注意—同时性加工—继时性加工"。它包含三层认知系统和四种认知过程。注意系统是整个系统的基础。同时性和继时性加工系统处于中间层次,称为信息加工系统。计划系统处于最高层次。三个系统协调合作,是智力活动正常运行的保障。

(四) 中医对智能的认识

中医对智能的认识由来已久,早在春秋时期,孟子就提出了其智能观:"人之所不学而能者,其良能也;所不虑而知者,其良知也。"著名教育家孔子通过观察认为,学生的智力水平存在差异,并对其能力的类型进行了划分。《景岳全书》有"癫狂痴呆"专篇,所谓的"癫狂痴呆"指的是智能障碍,并认为此病"有可愈者,不可愈者"。陈士铎《辨证录》亦立有"呆病门",系统讨论智能障碍。《左传·成公十八年》记载:"周子有兄而无慧,不能辨菽麦,故不可立。"这里的"无慧"指的也是智能障碍。古人把智能障碍称为"童昏",即像三五岁小孩一样不懂事。对童昏者"不可使谋"(《国语·晋语》),即不可委以重任、商讨对策。

【复习思考题】

1. 运用心理学相关原理说明为什么学习后要及时复习。
2. 什么是知觉? 知觉的特征有哪些?
3. "七情"指的是哪些情绪? "七情致病"的机理及常见病证有哪些?
4. 动机冲突的类型有哪些? 请结合实际举例说明。
5. 中医学对气质与性格的分类及临床表现有何认识?

第三章 医学心理学有关的理论学派

【学习目的与要求】

1. 掌握：早期行为主义主要理论的代表人物及主要观点，班杜拉的观察学习理论，精神分析潜意识理论、人格结构理论和人格发展理论的内容，操作性条件反射理论的内容和意义，认知心理学的主要特点，信息加工系统理论的主要内容，马斯洛的需要层次理论，罗杰斯的自我实现理论，心理生理学主要研究内容。

2. 熟悉：中医心理学诊疗中的主要思想，班杜拉的自我效能感理论，经典条件反射的特点，贝克的认知理论，焦虑论与自我防御机制理论的主要内容。

3. 了解：对象关系学派、社会文化学派的发展情况，非理性信念的概念和治疗方法，人本主义的新发展，认知心理学派的新研究取向。

第一节 中医心理学诊疗中的主要思想

中医学认为，人体是一个有机整体。在形态结构上，无论是体内的五脏六腑、奇恒之腑，还是体外的皮肉筋骨脉、五官九窍，各脏腑、组织、器官均按一定方式、序列，以气血津液精为物质基础，通过经络联系成为一个统一的整体。在生理上，人的形体与精神情志既相互依存，又相互制约，是一个统一的整体。《内经》曰："形乃神之宅，神乃形之主"；"形与神俱"；"形健则神旺，神明则形安"。在病理上，内脏病变可反映于相应的外在形体、官窍。如：肝开窍于目，在体主筋；肺开窍于鼻，在体合皮毛。局部病变可看作整体失调在局部的反映。如：泄泻病位可责之于肝脾、脾肾。一脏病变可传变于其他脏。如：肝病可传于胃等。精神情志活动由五脏精气产生，精气充盛，功能协调，则精力充沛，思维敏捷，反应灵敏，语言流利，情志活动处于正常范围，既无亢奋也无抑郁；若五脏精气不充，功能失调，则会出现精神情志方面的异常变化。可见，构成人体的各部分，在结构上不可分割；在功能上，互相协调，彼此为用；在病变时，相互影响。同时，人生活在自然和社会环境中，人体的生理功能和病理变化，必然受到自然环境和社会条件的影响。

因而，中医在观察、分析、认识和处理有关生命、健康和疾病等问题时，要求必须注重人体自身的完整性及人与自然、社会、环境之间的统一性和联系性。可见,整体恒动观思想贯穿于中医学的生理、病理、诊法、养生、防治等各个方面。只有人体内外环境保持着一种动态的平衡,即"阴平阳秘",才能维持正常的生命活动;一旦这种动态的平衡遭到破坏,就会变生各种疾病。所以,在中医心理学诊疗中也是以整体恒动为其指导思想,主要体现在司外揣内、见微知著、以常达变等方面。

一、司外揣内

中医学在讨论人体的生理功能时,认为人体是一个有机整体,构成人体的各个局部出现的变化都与整体机能有关,局部的病变可以产生全身性的病理反应,全身的病理变化又可反映于局部。因此,疾病变化的病理本质虽然藏之于"内",但必然有一定的症状、体征反映于"外"。

外,指疾病表现于外的症状、体征;内,指脏腑等内在的病理本质。由于"有诸内者,必形诸外",所以《灵枢·论疾诊尺》曰"从外知内",即通过视其外部现象,就能测知内在的变动情况。《灵枢·本脏》曰:"视其外应,以知其内脏,则知所病矣。"可见,脏腑与体表是内外相应的,观察外部特征,就可测知内在变化,从而了解内脏病变,以解释表现于外的症状、体征。正如《灵枢·外揣》所述:"日与月焉,水与镜焉,鼓与响焉。夫日月之明,不失其影;水镜之察,不失其形;鼓响之应,不后其声。动摇则应和,尽得其情……合而察之,切而验之,见而得之,若清水明镜之不失其形也……故远者司外揣内,近者司内揣外。"以生动形象的比喻,说明医生诊治疾病可通过诊察表面的现象来推测内部的变化,似日月之投影、水镜之照形、击鼓之有声一样,是必然的道理。如果五音不彰、五色不明,便是五脏气机有了异常变动。因而观察外表的病理现象,可以推测内脏的变化;认识内在的病理本质,便可解释显现于外的证候。所以,《丹溪心法·能合色脉可以万全》曰:"欲知其内者,当以观乎外;诊于外者,斯以知其内。盖有诸内者形诸外。"

二、见微知著

在整体观念的指导下,始终将"病"视为"人"的整体性失调在局部的反映,在诊疗实践过程中,始终注重整体的、多元的调控。《素问·阴阳应象大论》曰:"以我知彼,以表知里,以观过与不及之理,见微得过,用之不殆。"

微,指微小、局部的变化;著,指明显的、整体的情况。见微知著,意指通过微小的变化,可以测知整体的情况。人体的某些局部是机体整体中的局部,包含着整体生命活动的生理、病理信息,局部实际上是整个生命信息的缩影。因而,人体外在可诊察的某些部分,如面、舌、目、耳、寸口、足掌面等,均可作为人体整个生命信息的表达部位。

《灵枢·五色》将面部分为明堂、阙、庭、蕃、蔽等部,把上至首面,下至膝足,内而脏腑,外而胸背的整个人体皆分属于其中,并且"此五脏六腑肢节之部也,各有部分"。通过察面部以测全身病变。舌为心之苗，又为脾胃之外候，舌与其他脏腑也有密切联系，故舌的变化可反映脏腑气血的盛衰及邪气的性质。五脏六腑之精气皆上注于目，故目可反映人体的神气，并可察全身及脏腑的病变等。耳为宗脉之所聚，耳廓的不同部位能反映全身各部的变化。早在《素问·五脏别论》中即有"气口何以独为五脏主"之说，《难经·一难》强调"独取寸口，以决五脏六腑死生吉凶之法"，于是详审寸口之三部九候，就能推断全身疾病。临床实践证明，人体某些局部可以看作脏腑的"缩影"。

三、以常达变

常，指正常的、生理的状态；变，指异常的、病理的状态。以常达变，指在认识正常的基础上，发现太过、不及的异常变化。《素问·玉机真脏论》曰："五色脉变，揆度奇恒。"恒，指正常、常规；奇，指异常、变动；揆度，为观察比较、推测揣度的意思。中医诊断中的望色、切脉、闻声等均含有此理。要认识客观事物，必须通过观察比较，知常达变，在认识正常现象的基础上，发现太过、不及的异常变化，从而认识事物的性质及变动程度。健康与疾病，正常与异常，不同的色泽，脉搏的虚、实、细、洪都是相对的，均可通过观察比较而作出判断。

第二节　国外主要心理学派的理论

一、行为主义学派

行为主义心理学是美国现代心理学的主要流派之一，也是对西方心理学影响最大的流派之一。该学派的创始人是美国的心理学家华生（J. B. Watson）。根据行为主义的发展，可以被区分为早期行为主义、新行为主义和新的新行为主义。早期行为主义的代表人物以华生为首，其次是霍尔特（E. B. Holt）、拉施里·亨特（W. S. Hunter）和魏斯（A. P. Weiss）；新行为主义的主要代表人物为斯金纳（B. F. Skinner）等；新的新行为主义则以班杜拉（A. Bandura）为代表。

（一）早期行为主义主要理论

1. 经典条件反射理论

巴甫洛夫提出经典条件反射理论（classical conditioned reflex，CCR），他把食物作为非条件刺激（unconditioned stimulus，UCS）引起狗唾液分泌的反射过程称为非条件反射（unconditioned reflex，UCR）。心理学以经典条件反射理论为基础，推导出了多种心理治疗理论，包括厌恶疗法、系统脱敏感疗法、泛滥疗法、爆炸疗法等。该理论指出，通过一定的训练去学习新的行为模式，就能在大脑中重新建立良性的条件反射，以获得调控心理及生理活动的习惯和方法。

2. 行为学习理论

华生认为，心理学作为一门自然科学，只能应用客观观察的方法来进行研究，而只有行为才是可以直接观察并进行科学研究的对象。他主张心理学采用"黑箱作业"的方法,忽略刺激与反应之间的中间环节。

华生提出的行为学习理论强调人类行为的后天习得性,从而否认遗传的作用,即环境决定了一个人的行为模式,无论是正常的行为还是病态的行为,都是经过学习而获得的,也可以通过学习而更改、增加或消除。认为查明了环境刺激与行为反应之间的规律性关系,就能根据刺激预知反应,或根据反应推断刺激,达到预测并控制动物和人的行为的目的。他还认为,行为就是有机体用以适应环境刺激的各种躯体反应的组合,有的表现在外表,有的隐藏在内部。在他眼里,人和动物没什么差异,都遵循同样的规律。他通过实验研究婴儿恐惧症行为的学习过程,并几经修改而提出刺激引起行为的公式,即刺激(S)→反应(R)。他夸口说:"给我一打健康的婴儿,并在我设置的特定环境中教育他们,那么任意挑选其中的一个婴儿,不管他的才能、嗜好、性格和神经类型等种种因素如何,我都可以把他训练成我所选定的任何专家、医生、律师、艺术家、商人乃至乞丐和小偷。"

(二) 新行为主义

1. 操作性条件反射理论

操作性条件反射这一概念,是斯金纳新行为主义学习理论的核心。斯金纳用他自己设计的"斯金纳箱"对动物进行了一系列研究,提出了操作条件反射(operating conditioned reflex, OCR)的理论。他把行为分成两类:一类是应答性行为,这是由特定的、可观察的刺激引起的反应,如狗看见食物就流唾液的行为;另一类是操作性行为,是有机体自身发出的反应,与任何已知刺激物无关,代表着有机体对环境的主动适应,由行为的结果所控制,如书写、讨论、演讲等。这种操作性行为的形成过程就是学习,其关键是强化的作用。

与这两类行为相应,斯金纳把条件反射也分为两类:与应答性行为相对应的是应答性反射,称为S(刺激)型;与操作性行为相对应的是操作性反射,称为R(反应)型。S型条件反射是强化与刺激直接关联,R型条件反射是强化与反应直接关联。斯金纳认为,人类行为主要是由操作性反射构成的操作性行为,操作性行为是作用于环境而产生结果的行为。在学习情境中,操作性行为更有代表性。斯金纳很重视R型条件反射,因为这种反射可以塑造新行为,在日常学习和临床治疗过程中尤为重要。如治疗师可以主动地施加奖励或惩罚等手段,来控制或改变强化物,从而消除不良行为。

2. 托尔曼的新行为主义观点

华生的机械主义观点不久受到新行为主义者的改良,以托尔曼为代表的新行为主义者修正了华生的极端观点。他们指出,在个体所受刺激与行为反应之间存在着中间变量,这个中间变量是指个体当时的生理和心理状态。托尔曼提出了目的、欲求、动机、内驱力等概念,证实了它们在刺激与反应之间所起的中介作用,认为它们是行为的实际决定因子,包括需求变量和认知变量。需求变量本质上就是动机,包括性、饥饿以及面

临危险时对安全的要求。认知变量就是能力,包括知觉、运动技能等。托尔曼用公式表述为:

$$B = f\,(S、P、H、T、A)$$

其中,B 为行为,S 为环境刺激,P 为生物内驱力,H 为遗传,T 为训练和过去经验,A 为年龄。也就是说,行为是环境刺激、生理内驱力、遗传、过去经验或训练以及年龄等这些实验变量的函数,而不仅仅是由环境刺激所决定的。

托尔曼对行为主义的贡献在于,他强调了刺激反应的中介变量,并假设"认知地图"的存在,以便解释行为操作的中介因素。在他看来,学习导致一种新的认知即认知地图的形成,这种认知组织会反过来调节随后的行为。他认为,学习是一种认知过程,可以在没有强化的条件下产生。托尔曼的观点展现了行为主义向认知方向的转变,为"新的新行为主义"的产生奠定了基础。

(三) 新的新行为主义

自 20 世纪 60 年代末、70 年代初的认知革命以后,行为主义在西方心理学领域中的主导地位已岌岌可危。认知心理学的壮大发展,逐渐取代行为主义开始在西方心理学中占优势地位。部分新行为主义心理学家尝试把行为主义与认知主义进行结合,导致了新的新行为主义的诞生。新的新行为主义的代表理论主要是班杜拉的观察学习理论。

观察学习理论(social learning theory):班杜拉把观察学习过程分为注意、保持、动作复现、动机四个阶段,即观察学习须先注意榜样的行为,然后将其记在脑子里,经过练习,最后在适当的动机出现的时候再一次表现出来。简单地说,就是人的行为是因观察和模仿而学得的。因此,通过再学习可使符合社会道德规范的良性行为内化,从而消除异常心理行为。

(四) 行为主义学派的新发展

传统行为主义只注重刺激与反应的联结,而忽视中枢高级心理过程的作用的观点,曾受到多方面的批评。但是,近年来的人工智能研究中的新联结主义观点就是以联结主义观点为依据的。

1. 行为主义在计算机和人工智能研究中的应用

机器人学认为,智慧是由许多不含智慧成分的简单过程相互联结形成的,这种观念与传统行为主义把中枢的作用看成刺激与反应的联结的学说基本一致。这种新的理论后来被称为目的论的行为主义,该理论主要来源于亚里士多德的目的论和斯金纳的操作条件反射。该理论认为,心理状态是行为本身的一个部分,不承认心理事件的私有性质。1986 年,在行为主义理论的指导下,第一个基于感知—行为模式的轮式机器人诞生,它在不需中枢控制的情况下分别实现了避让、前进、平衡等功能。经过十余年的发展,一些前沿技术理论不断地渗透到行为主义人工智能的研究中。

另外,斯金纳按照操作强化原理制成能够帮助教师为每个学生安排有效的程序学习的教学机,在美国教育界很快推广,曾波及世界各国。20 世纪 70 年代以来,由于计算机和有关信息加工技术的发展,原先应用在教学机中的程序设计已在计算机辅助教学(CAI)技术中被广泛应用。

2. 班杜拉行为主义理论的完善:自我效能感理论的诞生

经过 20 年的理论探索和实证研究,班杜拉在 1997 年出版了《自我效能——控制的实施》一书,对自我效能问题进行了全面系统的论述。该书是一本自我效能感的专著,但它涉及归因、动机、目标、期望等许多有关人的心理特性和行为的理论问题。阐述了自我效能在各个实践领域的作用,而且广泛地阐述了如何解决各实践领域中的问题。这部分内容对各部门的实际工作者,如教师、教练、社区工作者、临床工作者、管理人员、各级领导等如何做好工作,提高工作效率都有参考价值。

二、精神分析学派

精神分析学(psychoanalysis)亦称为心理分析学,由 19 世纪末奥地利精神科医生弗洛伊德创立。它不仅是现代心理学的奠基石,而且其影响远不只局限于临床心理学领域,对整个心理科学乃至西方人文科学的各个领域均产生了深远的影响。

精神分析是内部理论分化与发展最复杂、最活跃的体系之一,可简要分为早期、中期与后期。早期的发展首推阿德勒(A. Adler)个体心理学和荣格(C. G. Jung)分析心理学。与弗洛伊德不同,认为性欲驱力并非心理发展的唯一动力。中期的发展主要体现为美国在 20 世纪 40 年代新的社会历史条件下,从精神分析运动中分离出的新精神分析学派(neopsychoanalytic school),也称精神分析文化派或社会学派,主要代表人物有:霍妮(K. Horney)、沙利文(H. Sullivan)、埃里克森(E. Erikson)等。后期突出表现为客体关系与自体心理学的发展。安娜·弗洛伊德(A. Frud)把研究的焦点转移到"自我"、"社会心理发展",并对心理防御机制进行了分类和深入研究。同时,第二次世界大战之后,一批英国临床精神分析师开始建立客体关系理论。创始人是梅兰尼·克莱茵(Melanie Klein),代表人物有玛格丽特·玛勒(Margaret Mahler)、多纳德·威尼柯特(Donald Winnicott)、奥托·科恩伯格(Otto Kernberg)等。同时,海因茨·科胡特(Heinz Kohut)综合了自我、社会心理发展、客体关系理论以及自恋发展的观点,创立了自体心理学理论。近年来,与神经科学结合开展了大量神经精神分析的研究。

(一)弗洛伊德的经典精神分析理论

1. 潜意识理论

弗洛伊德把人的心理活动分为意识、前意识和潜意识三个系统。它们各具特定涵义和作用。

(1)意识(consciousness):是指能够被觉察到的心理活动与领域,是传统心理学的研究领域。其特点是:所思所想可通过语言表达,符合社会道德规范。其作用是:排除人们先天具有的本能和欲望。

（2）前意识（preconsciousness）：又称下意识，是指经过提醒或集中注意力回忆才能在清醒状态下被人所认知的心理活动。其特点是：前意识是意识和无意识间的边缘部分，是心理活动的监察者。其作用是：使适当本能被满足的同时，阻止与现实相冲突的欲求进入意识领域，使之被压抑在潜意识中。例如，做梦时，由于前意识功能降低，无法监测清醒状态下难以表述的欲望，因此，使各种心理冲突通过梦境表现出来。

（3）潜意识（unconsciousness）：又称无意识，是指被社会道德和理智压抑在心理深处的本能和欲望。潜意识概念是精神分析的核心与立论基础。其特点是：这些本能、欲望并非安分守己地待在潜意识中，它们总在不断寻找出路，试图渗透到意识中以得到满足。例如，人们在过分紧张时，大脑并未发出有意出现"口误"的神经指令，但却不知不觉地出现了"口误"。

由于潜意识具有原始性、动物性和本能性，不一定被社会道德规范、风俗等容纳，所以常被理智和道德良知压抑在意识阈下，但并未被消灭。它无时不在暗中活动，要求直接或间接的满足。正是这些东西从深层支配着人的整个心理和行为，成为人的一切动机和意图的源泉。潜意识的概念是精神分析的核心部分，是弗洛伊德的理论基础。

2. 人格结构理论

弗洛伊德认为，人格由本我、自我和超我构成。它们各具特征，相互作用，见图3-1。

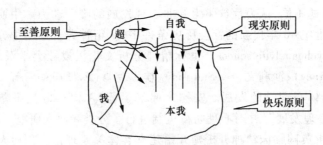

图3-1　人格结构示意图

（1）本我（id）：即原我，包含生存所需的基本欲望、冲动和生命力，代表人的生物性本能。它是与生俱来的，人格中最原始的、永存的部分，在人一生的精神生活中起着重要的作用。它存在于无意识的深处，主要是性本能和破坏欲，其中性本能（libido，力比多）对人格发展尤为重要。本我奉行"快乐原则"。弗洛伊德认为，本我属潜意识，不被自己和他人所发现，对人格的发展起推动作用。

（2）自我（ego）：在本我基础上发展而来。因为本我虽然是一切欲望之源，可按照"初级过程"活动，即通过各种幻想、幻觉满足欲望，但并非实际的满足，因此，需要儿童在与外界现实世界的相互作用中，发展奉行"现实原则"的心理执行机构，反映客观现实，分析现实的条件和自己的处境，寻找满足本我欲望的合适对象、途径和方法，并接受超我的严格监督。在此过程中，自我还创立了一套变相满足本我的心理防御机制。因此,自我在执行心理活动的过程中,消耗了大部分心理能量,其内容是意识化的,但活动过程与方式往往是无意识的。

(3)超我(superego):是社会道德规范内化的良知系统,是符合道德规范和行为准则、奉行"至善原则"的我。弗洛伊德认为,超我是人格的监督机构,是经过长期受教育而无意识内化的良心,是人格中自我理想的部分。但其突出的特点是追求完美、严苛而吹毛求疵的。所以,它也和本我一样是不现实而无意识的,即任何与良心和自我理想相悖、相冲突的经验都不被超我所接受。

人格结构的三个层次相互联系,相互作用,形成一个动态有机的整体。在通常情况下,本我、自我和超我是处于协调和平衡状态的,从而保证了人格的正常发展。如果三者失调,三个系统的平衡关系遭到破坏,个人就会产生焦虑等不良症状,引起神经症、心身疾病,甚至危及人格的发展和思维能力,导致人格异常。

3. 人格发展理论

精神分析学派所言的性欲是指所有能引起身体快感的欲望。弗洛伊德按力比多能量贯注于人体有关部位的变化和发展,把人从出生到成年的人格发展分为五个阶段。每个阶段有不同的心理行为表现,所以,性欲对象不尽相同。

(1)口唇期(0~1岁):又称自恋期,是指婴儿通过吸吮,以刺激口腔黏膜获得快感的时期。其特点是:婴儿从吸吮中获得快感,并倾向于把任何物体都放入嘴中,这是婴儿取乐的主要方式。在这个时期内给予婴儿适当的满足,可培养其信任与安全感;如满足感缺乏,则容易变得敏感多疑,不愿与人交往,出现自恋倾向,形成心理行为障碍;但过度满足,又易形成依赖人格。

(2)肛门期(1~3岁):是指婴儿通过延迟排尿、排便获得快感的时期。其特点是:婴儿在自主控制排便后,得到了成人的表扬,于是,粪便刺激肛门黏膜成了取乐的主要方式。此期的婴儿获得表扬可增加自信;受挫(如:尿床)而遭受批评,则会导致强烈的失败感、自卑,出现强迫性的自我控制,造成心理行为障碍。

(3)性器期(3~6岁):是指儿童开始关注两性差异,把性欲转向生殖器的时期。其特点是:出现了明显的性别分化,手淫成了主要的取乐方式,并把异性父母作为恋爱对象,即"恋父和恋母情结"(又称为"俄狄浦斯和厄勒克拉情结")。这种情结使儿童产生了对同性双亲的嫉妒。若表现过分,会使男性过高评估自己性器的价值,力求向异性证明其男子汉的特征,一旦成年后的现实情况与之相反,就会出现诸如露阴癖等性心理障碍。

(4)潜伏期(6~12岁):又称同性恋期,是指儿童把性欲升华为学习、游戏、交友等外界活动能量的时期。其特点是:儿童学会了压抑对异性的欲望,初步尝试按照社会规范的要求放弃性活动的兴趣,把自己局限于同性群体之中,排斥异性,以获得社会的认可。其快感主要来源于成人的赞美,这是良好人格发展的关键期。

(5)生殖期(12岁~):是指青少年通过正常两性间的性行为获得快感的时期。其特点是:父母以外的异性成了主要恋爱的对象,学会通过两性间成熟的性行为和性高潮满足欲望。这种专一而局限的欲望满足方式可以使成年人将精力更加有效地投射到所爱的事业,以期能得到社会的进一步认可,获得满足。

弗洛伊德认为,很少有人能够顺利、完整地发展到第五个阶段,因为在发展的过程中会出现两种危机,分别称为"固着"和"退行"。也就是力比多固着或倒退作用的影响,那么人格发展就会停留在这个阶段,成年之后就会出现这类问题。

4. 焦虑论与自我防御机制理论

焦虑论(anxiety theory)是弗洛伊德精神分析的重要概念之一,也是有关矫正人格障碍和保持人格完整的一个基本理论基础。他认为,当人的本能得不到释放时,焦虑就产生了。为了减轻和防止焦虑或愧疚的精神压力,个体就会采取一些非理性的、歪曲现实的方法,也就是自我防御机制(mental defense mechanism)。弗洛伊德提出了压抑、否认、合理化、投射、补偿、退化等心理防御方式,这一机制使本我得到一定的表现而不触犯超我,使行为表现被现实所接受,不引起自我的焦虑反应和心理矛盾,或不使心理矛盾激化。心理防御机制不良,便可产生各种焦虑,如:现实性焦虑、神经症性焦虑、道德性焦虑等。

5. 梦论

在弗洛伊德看来,人在睡眠中的梦并不是偶然形成的联想,而是被压抑的愿望在梦中伪装以后获得满足的方式,是潜意识愿望隐晦的表达。因人潜意识中的原始冲动或性欲难以直接见人,加上意识对潜意识具有稽查和控制的作用,所以必须通过伪装的方式在梦中才能满足自己的愿望,这是梦形成的机制。因此,必须进行梦的解析,才能揭示梦的隐匿意义。借助对梦的分析和解释,就像通过一个瞭望窗,可以深入到人的潜意识内部。弗洛伊德认为,通过释梦或梦的解析,可以发现精神病患者被压抑在潜意识中的欲望,也可以成为治疗它的一种有效的方法。

弗洛伊德指出,人的梦境有两种:一种是显性梦境,又称显梦,指当事人醒来记得在梦境中经历的情境原型。显梦是梦的表面现象,即潜梦或隐意的化装,类似于一个面具,并不代表梦的真相。另一种是潜性梦境,又称隐梦,指梦的背后隐藏的潜意识动机。隐梦是梦的本质内容,即真实的意思,类似于面具所掩盖的欲望。做梦好比制作谜语,显相是谜面,隐意是谜底。

(二)社会文化学派与客体关系学派

1. 社会文化学派

霍妮(Karen Horney)是精神分析社会文化学派的开创者,她的研究围绕神经症的病理学展开。霍妮认为,神经症的根源要从社会文化中去寻找,社会文化的矛盾造成的人际关系困难是产生神经症的决定性因素,即心理问题的根源在于社会环境,而不在于生物本能。

沙利文(Harry Stack Sullivan)是精神分析社会文化学派的另一位代表人物之一。

他的心理学理论被称为人际理论(或人际关系理论)。他有两大贡献:① 认为精神分裂症主要是由于患者的童年人际关系的失调,产生了严重的焦虑,从而导致经验组织的分裂;② 提出了自我系统概念,主张人生来就有追求满足和安全的需要,在人际关系中逐渐形成了稳定的人格模式。沙利文特别重视人际间的相互作用对人格的影响,将人际关系作为其全部理论的核心概念,并从人际关系寻找精神疾病的根源,是精神分析人际关系理论的创始人。

2. 客体关系学派

精神分析的客体关系学派是以弗洛伊德对"本能的对象"的论述为基础,把客体关系(object relation)即人际关系特别是亲子关系,置于理论和临床的视野中心,形成独特的对象关系。到 20 世纪 60 年代,英国客体关系理论通过南美洲传播到北美地区,与美国的精神分析自我心理学由对立逐渐走向融合。

客体关系是指存在于一个人内在精神中的人际关系形态的模式。最重要的现实客体是生命早期的主要照顾者(如父母),对现实客体的感知、体验和判断内化为心理意象,即客体表象,与客体表象形成所对应的是自体表象。而自体是个人具有纵向组织功能的总称,是在生活中形成的人格的总称,是属于自己的各种经验的集合。客体关系包括行动执行功能、客体表象与自体表象三个部分。克莱茵学派保留了本能驱力,但视婴儿与其客体间的交流互动几乎全部借幻想的转化或再现而成,并创建系统的儿童分析技术——游戏治疗。其后继者被称为"后克莱茵学派"或英国独立学派,认为与照顾者的关系需要是基本驱动力,不同年龄阶段所观察到的关联特性是由相关需要的变迁来决定,而不是由性欲驱力的本能负荷来决定。

客体关系理论认为,内部客体关系通过投射认同与内摄认同,即人际间无意识的相互影响机制外显并建立了广泛的人际关系。投射(projection)是指个体把内心不能接受的心理活动排除内心世界的过程;内摄(introjection)则是把客体或者客体的一部分内化为自体部分的过程;认同(identification)则是一个人变得像另一个人的过程,即无意识的模仿。投射的目的就是为了认同。国外对它的研究已经持续了几十年,并以此解释人际关系对心理疾病的影响以及心理治疗医患关系中的移情与反移情机制。

英国客体关系与美国精神分析自我心理学融合的最主要标志是自体心理学理论。以海因茨·科胡特为代表,其研究的重点不是两个不同人之间的客体关系,而是发展出对客体的自恋性投注(narcissistic investment)的概念。自恋性投注是客体被经验为自体的一部分并将某一客体视为全能的,从而认为自恋是自我价值(crucial self-esteem)的基础,是个体持续终生的内在需求。

这些新的研究和心理治疗实践,继承和发展了弗洛伊德的经典精神分析,使精神分析适应了新时代的需要而生命力至今不衰。

(三) 神经精神分析学

神经精神分析学也称为"深度神经心理学",它是一门将神经科学与精神分析学的理论和方法相结合以实现精神分析科学化的新学科,是 21 世纪精神分析研究的新范式。它旨在将来源于神经科学研究的客观数据与来自精神分析的主观资源结合在一起,以激发出一些新的设想和观念,以此为精神分析研究带来更深层的意义,同时为神经科学的发现提供可能的解释,从而建立一门紧密联系心理与生理的心理科学。目前该学科正处于快速发展阶段,其研究涉及多种主题,如意识与潜意识、情绪与记忆、本能与动机、压抑与防御、冲突与创伤、睡眠与梦等等。该取向旨在将神经科学"第三人称"的客观实验研究范式与精神分析学"第一人称"的主观经验研究范式相整合,为心理学提供一个统一的理论。

三、人本主义学派

人本主义心理学兴起于 20 世纪 50～60 十年代的美国,被称为除行为学派和精神分析以外,心理学上的"第三势力"。人本主义和其他学派最大的不同是,特别强调人的正面本质和价值,而并非集中研究人的问题行为,并强调人的成长和发展,称为自我实现。人本主义学派的创始人是美国学者罗杰斯(C. Rogers)和马斯洛(A. Maslow)。

(一)人本主义心理学派的主要理论

1. 罗杰斯的自我论

罗杰斯强调现象学观点,他认为每个人都以一种独特的方式来看待世界,人们对自己和世界的知觉构成个人的现象场。所谓现象场,就是指一个人的内心世界或经验世界。他反对精神分析把人的行为看作潜意识矛盾冲突的外化;也不像行为学派那样,把行为看作人体接受外来刺激以后所形成的反射活动。他将个体与环境长期交互作用中形成的"自我"分成两个子系统,即"自我"和"自我概念"。"自我"是指个体的真实自我,即个体对自己知觉和意识无偏见的反应及自我的客观观察与评价,也就是个体的真实经验;而"自我概念"则是指个人现象场中与个人自身相联系的那部分知觉及其附着的意义。这两者始终处于相互联系、相互作用的关系中。他主张人性本善论(doctrine of good human nature),在治疗中非常重视人性中善的方面,提出从意识层面帮助患者树立信心,积极接纳,就能较好地适应社会环境。他的疗法原称非指示疗法,后改称来访者中心疗法。

2. 需要层次理论

需要层次理论(Maslow's hierarchy of needs)由马斯洛于 1943 年在"人类激励理论"论文中提出。该理论指出,个体成长发展的内在力量是动机,而动机是由多种不同性质的需要所组成,各种需要之间有先后顺序与高低层次之分。该理论将需求分为五种,像阶梯一样从低到高,按层次逐级递升,分别为:生理需求,安全需求,情感和归属的需求,尊重需求,自我实现需求。除了上述五种基本需要外,马斯洛还曾详细阐述了认知和审美两种需要的存在,并将二者置于尊重的需要和自我实现的需要之间。但他也认为,这两种需要还不能称为人的基本需要,故在学界影响最大的仍然是需要的五层次理论。

3. 自我实现理论

马斯洛在需要层次理论研究的基础之上,提出了"自我实现"(self-actualized)理论。人的发展是在五个与生俱来、依次递进的不同需要的推动下实现的,五个需要依次满足的过程就推动了人的自我实现的进程。该理论指出,人都有积极向上、无限发展的潜能。如果受挫,就会因"自我实现"受阻,而产生内心冲突,削弱成长潜力,从而表现出各种心理病态和适应困难。只要提供一个充满关怀、接纳与尊重的环境,促进正常人际交往和相互沟通,就能激发潜能,获得最大的发展,即满足"自我实现"的需求,达到社会生活的完美状态。

人本主义学派的"自我"与精神分析学派的"自我"不同,罗杰斯所言的"自我"是指自己对自己的认识和对周围人、环境及事物的认识,应加以区别。目前,人本主义学派着重研究个体如何更好地与社会整合的相关问题,对社区医疗保健和心理咨询有较大贡献。

(二)人本主义的新发展

1. 存在主义心理学的兴起

自 20 世纪 50 年代末以来,许多西方心理学家受存在主义和现象学的影响,试图从哲学的高度来理解人的心理和进行心理治疗。受存在主义、现象学方法等其他学科的影响,"第三势力"的人本主义心理学出现了新的研究取向——存在主义心理学(existential psychology)。存在主义是一个哲学的非理性主义思潮,它认为人存在的意义无法经由理性思考而得到答案,而强调个人、独立自主和主观经验。代表人物有罗洛·梅、布根塔尔等。

2. 超个人心理学的兴起

经过 20 世纪 60 ~ 70 年代十年时间,人本主义心理学迅猛发展,但由于它过于强调个人的自我实现和自我选择,而忽视了社会发展和社会现实对个人自我实现的决定性作用,内部涌现出了又一新的研究方向,被认为是心理学的第四势力——超个人心理学(或超个人心理治疗)。超个人心理学兴起于 20 世纪 60 年代后期,它是人本主义心理学充分发展的结果,也可以说它是人本主义心理学的派生物。目前它还在发展和完善中,尚未形成一个完整的系统。其理论基于人本主义,并受以下几种学科、事物的极大影响:佛学理论(禅修);中国传统哲学思想、道家思想、气功等;古印度的梵、瑜伽等哲学思想冥想;苏菲密教;巫术等。目的只是为了人类开发潜能,通晓真理,了解自我,超越自我,回归心灵,乐于助人,得到超越性体验,甚至指明人类心灵的前进之路。关于个人及其超越的心理学,是试图将世界精神传统的智慧整合到现代心理学的知识系统中的一个学派。

四、认知心理学派

认知心理学是 20 世纪 50 年代中期在西方兴起的一种心理学思潮,70 年代开始它成为西方心理学的一个主要研究方向。主要代表人物有美国心理学家和计算机科学家纽厄尔(A. Newell)和美国科学家、人工智能开创者之一的西蒙(H. A. Simon)。认知心理学主要研究人的高级心理过程,主要是认知过程,如注意、知觉、表象、记忆、思维和语言等。该学派认为,人不是环境刺激的被动接受者,通过认知的理性活动,能反作用于环境。不同的人对同一刺激可有截然不同的情绪和行为反应,在治疗中,只要医患共同去分析外界刺激和行为后果之间的关系,就可以改变不良认知,促进心理行为向健康的方向发展,从而治愈疾病。

(一)认知心理学派的主要理论

1. 贝克的自动性想法理论

自动性想法(automatic thoughts)是指思维过程中一些错误观念因个体不加注意而忽略了,并形成了固定的思维习惯而被保存下来,使个体自身对这些错误的认知观念不能加以反省和批判。例如,抑郁症存在对自身("我一无是处")、对目前所处现实世界("我在这个环境中没有任何发展")、对未来("我将来完了")的极端负性想法,称为抑郁症的认知三联征。贝克通过研究提出,可用提问、诱导想象、填空、角色扮演等方法帮助求助者分辨并改正这种错误的、习惯化的认知过程。

2. 信息加工系统理论

认知心理学派认为,人脑的信息加工系统是由感受器(receptor)、反应器(effector)、记忆(memory)和处理器(或控制系统)(processor)四部分组成。首先,环境向感觉系统即感受器输入信息,感受器对信息进行转换;转换后的信息在进入长时记忆之前,要经过控制系统进行符号重构、辨别和比较;记忆系统储存着可供提取的符号结构;最后,反应器对外界作出反应。

3. 图式理论

认知理论认为,知觉是确定人们所接受到的刺激物的意义的过程,这个过程依赖于来自环境和来自知觉者自身的信息,也就是知识。完整的认知过程是定向—抽取特征—与记忆中的知识相比较等一系列循环过程。知识是通过图式来起作用的。图式(schema)是指人们从童年期开始,通过观察、体验生活所建立起来的一种相对稳定的对人、对事、对物的看法。当图式接收到适合于它的外部信息时就被激活。被激活的图式使人产生内部知觉期望,用来指导感觉器官有目的地搜索特殊形式的信息。

4. 非理性信念

所谓非理性信念,是指在对客观事物歪曲理解的基础上凭空想象,或在不合逻辑的推理基础上固执地认为,事情应当或必须这样或那样。艾利斯认为,负性自动想法的反复出现会形成非逻辑信念,这些信念使个体在进行信息加工时,总是以失调的图式为模板,出现一系列错误,产生认知歪曲。20世纪70年代之后,美国心理学家威斯勒(Wessler)则进一步把这些主要的非理性信念归并为以下三大类:绝对化要求、过分概括化和糟糕至极。

（1）绝对化要求：是非理性信念中最常见的问题。对事物的绝对化要求是指人们以自己的意愿为出发点，对某一事物怀有认为其必定会发生或不会发生的信念。这种信念通常是与"必须"和"应该"这类字眼联系在一起的。持有这种信念的人，总是在想"我必须获得成功"，"周围的人必须对我好"等。这类信念令人很难适应复杂的社会生活，生活中一旦遇到坎坷和不如意，便会产生心理障碍，陷入痛苦的情绪之中。

（2）过分概括化：是一种以偏概全、以一概十的不合理思维方式的表现。持这种信念的人，当自己某一件事未获成功，如一次考试失利，一次当众发言不精彩，就会认为自己是个"废物"、"一无是处"而产生自卑感，甚至自惭形秽、自暴自弃、焦虑、抑郁，从而产生种种心理障碍。

（3）糟糕至极：是指过分担忧，总认为将有危险或可怕的事情要发生。例如，某人在谈恋爱时总担心会失恋，假如失恋，就是灭顶之灾，糟糕透顶。

基于上述理论，认知心理学派着重研究认知与应激反应之间的关系，提出改变认知模式、降低过强应激反应的方法；同时，研究与行为疗法的整合技术，认知改变技术主要处理当事人生活中那些完美化和绝对化的"应该"信念。艾利斯认为，要改变不良认知，必须让患者经过 ABCDE 五个治疗步骤：刺激性事件（activating events）→信念系统（belief system）→情绪后果（consequence）→诘难（dispute）→疗效（effect）。重点放在事件的糟糕程度与当事人想象的糟糕程度之间的精确区分。与非理性信念辩论是认知改变技术的核心，辩论的方法有解说、苏格拉底式辩论、幽默、创造性的说服、自我暴露等。

（二）认知心理学派的新研究取向

证据表明，受认知语言学、文化人类学、哲学、机器人技术、人工智能等学科的影响，认知心理学正在经历着一场"后认知主义"的变革，出现了几种新的研究取向。

1. 具身认知

具身认知（embodied cognition）也译作"涉身"认知，其中心含义是指身体在认知过程中发挥着关键作用，认知是通过身体的体验及其活动方式而形成的。从发生和起源的观点看，心智和认知必然以一个在环境中的具体的身体结构和身体活动为基础，因此，最初的心智和认知是基于身体和涉及身体的，心智始终是具（体）身（体）的心智，而最初的认知则始终与具（体）身（体）结构和活动图式内在关联。具身认知的思想家主张，思维和认知在很大程度上是依赖和发端于身体的，身体的构造、神经的结构、感官和运动系统的活动方式决定了人类怎样认识世界，决定了人类的思维风格，塑造了人类看世界的方式。

2. 联结主义认知心理学

联结主义认知心理学兴起于 20 世纪 80 年代，它的兴起在一定程度上解决了信息加工论难以解决的问题，促进了认知心理学的发展。联结主义强调单元之间的联结，是通过简单加工单元之间的联结方式进行计算的一类理论模式。

联结主义认知心理学主要探讨信息加工的内在机制，研究知识背景模糊、规则不明确、环境信号十分复杂的无意识的信息加工过程，重点研究加工网络如何调整和改变它们自己以实现对信息的处理,即当受到信息作用时,加工系统如何通过"自学习"产生某些特定产品。

五、心理生理学派

心理生理学是研究心理或行为如何与生理学的变化相互作用的学科。该学派认为,心身之间是统一整合的关系,心理因素通过神经、内分泌和免疫系统影响全身各器官、组织、细胞和分子结构、生理、生化功能。创始人是美国生理学家坎农(W. B. Cannon)和俄国生理学家巴甫洛夫,代表人物还有塞里(H. Selye)、沃尔夫(H. G. Wolff)等。研究放松训练对生理功能的影响,也属于心理生理学。

心理生理学派的主要理论如下:

1. 坎农的情绪心理学说

著名的生理学家坎农在20世纪30年代提出了情绪心理学说,指出强烈的情绪变化(恐惧、发怒等)会使动物产生"战斗或逃避"的反应,通过植物性神经系统影响下丘脑激素的分泌,导致心血管系统活动的改变。如果不良情绪长期反复地出现,就会引起生理功能紊乱和病理改变。

2. 巴甫洛夫的情绪理论

巴甫洛夫学派提出高级神经活动学说,指出躯体各器官都受大脑皮层的调节。特别是贝柯夫的皮层内脏相关的研究表明,高级神经活动功能异常时,会向内脏发出病理性冲动,而使内脏机能失调。因此,通过调节大脑皮质的高级神经活动,即可治疗心身疾病。

3. 沃尔夫的心理应激理论

心理生理学派近代的代表人物之一是美国的沃尔夫,他经过三十多年的实验室以及临床观察和研究,例如,通过胃瘘观察情绪因素对胃的运动、张力、黏膜血管舒缩和分泌的影响,发现在情绪愉快时,黏膜血管充盈,分泌增加;在愤怒、仇恨时,黏膜充血,分泌和运动大大增加和增强;而在忧郁、自责时,黏膜苍白,分泌减少,运动也受到抑制。

目前,心理生理学派的研究已经深入基因表达和分子水平。研究成果及其相应的有关理论和方法为医学心理学的心身中介机制提供了许多基本理论依据,详见第四章"心理应激与心身疾病"。

【复习思考题】

1. 华生的行为学习理论的主要内容与意义是什么?
2. 威斯勒(Wessler)认为主要的非理性信念有哪些?
3. 简述操作性条件反射与经典条件反射的区别与联系。
4. 精神分析理论的主要内容包括什么?
5. 简述人本主义理论中自我实现理论的主要观点。
6. 心理生理学派的主要理论有哪些?

第四章　心理应激与心身疾病

【学习目的与要求】

1. 掌握：心理应激、应激源、心身疾病的概念，心理应激的中介机制，心身疾病的诊断及防治原则。

2. 熟悉：应激源的分类，心理应激反应，心身疾病的致病机制，常见心身疾病的致病因素及治疗原则，中医学对心理应激的认识。

3. 了解：应激反应对心身健康的影响，心身疾病的发病状况、分类。

第一节　心　理　应　激

适应与发展的冲突决定了应激是生命中无法避免的常态，而剧烈的、长期的过度心理应激危害身心健康，可致冠心病、高血压、精神障碍等，已成为共识。但必须指出，积极、有效应对所建立的适度应激也是二者在冲突中保持动态平衡、预防精神及心身疾病的必要环节。

一、心理应激的概念

1925 年，美国神经生理学家坎农（W. B. Cannon）首先将应激（stress）一词引入医学领域。1936 年，加拿大病理生理学家塞里（H. Selye）首先提出，应激是机体对内、外环境中各种刺激的非特异性防御反应，可表现全身性的特殊症状群。随着医学和心理学的快速发展，应激的含义获得了进一步的延伸和扩展，至少包括应激源、中介机制、应激反应三个环节，并将其视为一种生理反应、环境事件以及个体与环境之间的互动。因此，在现代应激理论指导下，心理应激被定义为：个体觉察到应激源的威胁后，通过认知评价，进行适应性和应对性反应的过程。

二、应激源

应激源（stressor）是指引起应激反应的各种内外环境刺激。一般可分四种类型。

1. 社会性应激源

社会性应激源是指社会变革、环境变迁、灾难、亲人离世、婚姻家庭冲突及生命周期中所遭遇的刺激,是范围最广、影响最大的应激源,其中又以生活事件最为典型。职称晋升、工资晋级、奖励等对身心健康起积极作用的事件称为正性生活事件。虽然其有利于提高健康水平,但过于强烈也可加重应激反应而危害机体。与正性生活事件相对应的是负性生活事件,是指患病、离婚、下岗等对身心健康起消极作用的不愉快事件,是导致机体罹患各种疾病的主要因素。

美国学者赫姆斯(T. Holmes)和拉希(R. Rahc)将不同事件按轻重程度排列等级,用生活变化单位(life change unit, LCU)进行量化评定。如表4-1所示,共计43项。该量表对个体健康和易患病具有前瞻性的预测功能,见表4-2。例如,L. Manolache, V. Benea(2007)及国内学者郭卫红等(2010)研究发现,斑秃与生活事件密切相关,患者发病前所经历应激性生活事件的平均数目显著高于健康人群。

表4-1　社会再适应量表(SRRS)

事　件	LCU	事　件	LCU
配偶死亡	100	子女离家	29
离婚	73	司法纠纷	29
夫妻分居	65	突出成就	29
拘禁	63	妻子(开始)工作或离职	26
家庭成员死亡	63	开始上学或转学	26
外伤或疾病	53	生活情况改变	25
结婚	50	个人习惯改变	24
解雇	47	与上级矛盾	23
复婚	45	工作时间或条件改变	20
退休	45	搬家	20
家庭成员患病	44	转学	20
怀孕	40	娱乐改变	19
性生活问题	39	宗教活动改变	19
家庭添员	39	社会活动改变	18
调换工作岗位	39	小量借贷	17
经济状况改变	38	睡眠习惯改变	16
好友死亡	37	家庭成员数量改变	15
工作性质改变	36	饮食习惯改变	15
夫妻不睦	35	假期	13
中量借贷	31	圣诞节	12
归还借贷	30	轻微违法行为	11
职别改变	29		

转引自 Griffiths P. Psychology and Medicine,1981

表 4-2　社会再适应量表（SRRS）的解释

指　　标	预　　测
1 年内 LCU < 150	第二年可能健康安泰
1 年内 LCU 为 150 ~ 300	有 50% 的可能性在第二年患病
1 年内 LCU > 300	有 86% 的可能性在第二年患病

2．躯体性应激源

躯体性应激源是指直接作用于躯体而导致应激反应的刺激物,包括环境温度、噪声、机械损伤、细菌、病毒、放射性物质等。其之所以能引起心理应激反应,是因为人能感知其对机体的损伤或潜在威胁。如个体感染病原微生物后感到疼痛;长期处于噪声环境而倍感烦躁等。

3．心理性应激源

心理性应激源是指个体与认知曲解、不良情绪、人格缺陷等密切相关的内心冲突与心理挫折。人长期处于矛盾、冲突之中,会通过应激的各种中介机制,引发生理功能紊乱以及焦虑不安、情绪低落、行为失当等身心反应。

4．文化性应激源

文化性应激源是因语言、风俗习惯、信仰、社会价值观及生活方式变化所造成的刺激。一般多出现于移居或社会、环境巨变的情况之下。其对个体而言,意味着多元文化与生活方式的内在冲突,从而产生持久而深刻的影响。

三、心理应激的中介机制

应激源是否导致个体产生心理应激反应,或者产生怎样的反应,决定于诸多中介变量。认识其作用机制,改变不良中介因素,建立有效应对模式是最大限度维系身心健康的关键。

（一）心理的中介机制

觉察、认知评价与应对是应激的主要心理中介机制,见图 4-1。

1．觉察

觉察是指个体面对应激源或预期即将受到刺激时的内心体验。不同的性格特征、认知与反应模式决定着个体对刺激的感知程度。应激源只有被感知并达到一定强度,才能引起后续的认知评价。

预期性(predictability)是觉察中介机制中影响最大的因素。其特点有:① 一般情况下,可预期的应激源对机体影响相对较小,尤其是短期内的强烈应激。动物实验表明,电击前给予大鼠警告,其遭受电击后的生理反应明显低于未给警告的大鼠。② 适度的思想准备可降低应激反应。丧亲的研究表明,意外突然的打击与数周、数月前已有心理准备者比较,更易导致焦虑和抑郁。③ 长期可预期的应激源长期被觉察,形成条

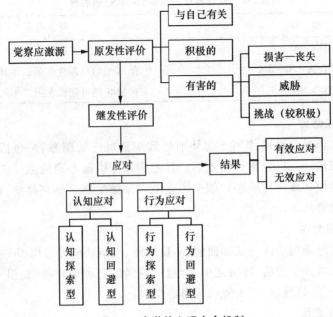

图 4-1　应激的心理中介机制

件反射,加重应激反应。如越战期间,长期失踪士兵的妻子,其心身障碍的罹患率显著高于确知已阵亡士兵的妻子。

2. 认知评价

应激源对自身影响的认知过程,即为评价(appraisal)。塞里(H. Selye)曾言:"问题不在于发生了什么,而在于你如何对待它。"因此,认知评价被认为是影响应激最重要的中介因素。认知评价主要包括两种:原发性评价和继发性评价。原发性评价即个体认识到应激源是否有害之际的评价。研究表明,评价为与自己无关、威胁和挑战三个方面中,挑战相对较为积极。继发性评价是指个体对自己在应激情景下,应对策略、方法及可供利用的社会支持是否充分的认知。积极的继发性评价往往意味着,个体可能利用更多的内外资源以有效应对内外刺激,维护身心健康;反之,则威胁健康。而认知评价的影响因素除上述的预期性外,还包括以下几个方面。

(1)心理控制感:指个体能够对应激源进行某种控制,甚至只要在主观上认为可以控制,即可减轻刺激对机体的影响。Rotter 的"心理控制源"理论认为,外在控制者在评价事情的结局时认为不由个人控制,而内在控制者认为结果与自己付出的努力相关。陈嵘等(2003)对某省贫困医学生心理控制感的研究结果显示,外在控制性强者难于应付应激情景;而内控性强者较积极地投身社会活动,追求有价值的目标,更易维护心理健康。该结论与国内外研究结果类似。

(2)社会支持:是指可被个体有效应用或主观上认为可用的、有助于维护身心健康的社交网络资源。2011年,孟小红对900名大学生进行研究后认为,社会支持与心理健康呈显著正相关,其中尤以主观支持更重要。这与多数学者的观点相同,即主观感受到的社会支持影响人的心理和行为,对维护应激状况下的健康意义更大。因此,社会支持既包括来自家庭、亲友、同事、组织等所给予的精神上和物质上的帮助,更包括基于人际联结所形成的归属感、安全感、自尊感。具有良好社会支持者,在认知评价中更倾向于认为,拥有积极、有效的应对方法是应激反应的重要缓冲系统。

(3)人格特征:人格决定了认知评价方式、情绪反应及行为模式,从而发挥中介作用,此即人格的非特异性作用或一般共同因素。与疾病的发生有一定联系,但并非特异性的致病因素。其作用机制包括:① 评价可采用的行为时,受制于人格特征,如乐观者对考试挫败主动作出选择,及时采取补救措施;而消极者自怨自艾,回避问题;② 影响个体应对和防御方式的选择,如艾森克个性中内向和高神经质者,其消极应对方式占优势;③ 影响人际关系,如内向、悲观、孤僻者不同程度地回避人际交往,导致社会支持缺乏。

3. 应对

(1)概念:应对(coping)又称为应付、应对策略(coping strategies),由动词"cope"演变、发展而来。原意是指有能力或可成功地对付环境的挑战或处理问题。但随着心理学和医学的发展,20世纪60年代曾被视为是一种适应过程,70年代被认为是一种行为,80年代被认为是认知活动和行为的综合体。

当前,被广泛认可的应对主要由Lazarus和Folkman提出,其内涵至少包含三个要点:① 应对是有目的的努力,"目的"是为了缓解或消除应激反应,"努力"包括不断地改变个体的认知和行为;② 应对与自主性适应不同,它被限制在对心理应激的应对,即应激源—认知评价—应激反应—应对,而把那些不需要经过努力即发生的自主性行为排除在外,如动物在危险情境中的逃避行为就是自主性行为;③ 应对是个体努力去处理,而并非控制或掌握,"处理"主要指降低、回避、忍受和接受应激刺激;且在处理过程中不涉及对处理行为、想法对错的评价。

(2)应对方式:应对包括心理防御机制及多种形式、维度,本教材主要介绍Moos和Schaefer(1993)首先提出的认知与行为应对,以及之后发展出的四大类八个亚型,见图4-1和表4-3。

(3)应对结果:应对作为面对应激刺激所进行的有意识的心理活动和采取的行为策略,用之得当则为有效应对,具有缓冲应激反应的功能;用之不当则为无效应对,加重应激,引发心身疾病。如秦竹等(2008)采用防御方式问卷(DSQ)对237名贫困大学生进行调查分析,结果表明,面对"贫困"应激,他们主要采用不成熟型防御机制,它是其心身障碍发生的重要中介机制。至于如何有效应对,详见本章第二节。

表 4-3　应对方式及其亚型

基本类型		亚型（询问方式举例）
认知应对	认知探索型	逻辑分析型（考虑过不同处理问题的方法吗？）
		择代型（遇到和别人同样的问题，怎样比别人过得更好？）
	认知回避型	忘记事件型（试图忘却整个事情吗？）
		转换目标型（想过另一个目标会有转机和希望吗？）
行为应对	行为探索型	寻求指导和支持型（与朋友谈论过这个问题吗？）
		采取行动型（制订计划并执行吗？）
	行为回避型	寻求新欢型（参加过其他新的活动吗？）
		情绪释放型（试过不停地喊叫直到筋疲力尽吗？）

（二）心理生理中介机制

传统医学心理学认为，经过认知评价，信息经神经系统、内分泌系统、免疫系统三条途径，转化为生理反应，再与心理活动、行为循环回馈，构成应激反应的中介机制。近年来，更倾向于以神经—内分泌—免疫调节（NIM）网络及其相关的氧化应激、细胞凋亡为核心，相互联系、相互影响，见图 4-2。

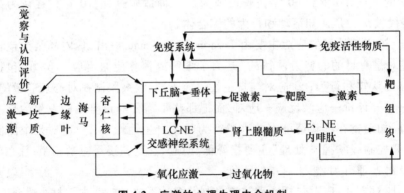

图 4-2　应激的心理生理中介机制

1. 脑的应激中介作用

（1）边缘系统及其神经联系：边缘叶位于每侧大脑半球内壁，其各部分及与之联系的大脑皮质下神经核团形成情绪产生与表达的功能环路，称为边缘系统。其中最关键的结构是由新纹状体发育而来的杏仁核群（杏仁复合体），接受皮质联合区及海马的传入信息，调控部分喂养、侵犯行为、消化功能，同时投射到乳头体、下丘脑，触发本能内驱力行为；投射至前额皮质，使基本情绪进入意识并整合至学习过程中。临床上，杏仁核破坏表现情绪行为障碍及情感整合能力丧失。还有研究证实：杏仁核是大脑感觉皮层和下丘脑之间的闸门或交换站，并与脑干蓝斑—去甲肾上腺素能神经元（LC-NE）及其交感神经系统双向联系。而海马 Papez 环路的精确功能尚不清楚,但有研究提示,海马可抑制杏仁核功能。

（2）下丘脑（丘脑下部）:既是调节内脏运动的较高级中枢,也是情绪、行为的整合部位之一。其后部是恐惧中枢,下部外侧是怒中枢,并与 LC-NE 相互影响。大脑功能紊乱可能激活或抑制下丘脑,再通过下丘脑调节性多肽、抗利尿激素（ADH）、催产素,调节内分泌系统,参与应激反应。

2. 脑干 LC-NE 及其交感神经系统的应激中介作用

下丘脑—交感神经—肾上腺髓质系统是研究最早、最多的中介机制。但近来主要聚焦于脑干 LC-NE。与肾上腺皮质系统稍有不同,当机体处在应激状态的当时,即坎农于 1914 年所描述的"瞬时应激（stress of moment）"阶段,下丘脑或脑干 LC-NE 激活,导致交感神经兴奋,作用于肾上腺髓质,肾上腺素（E）、去甲肾上腺素（NE）和多巴胺（DA）大量分泌,导致中枢神经兴奋。从而使心理上的警觉性和敏感性提高,骨骼肌张力增强;一系列内脏功能变化,如心率加快,心肌收缩力增强,心输出量增加,血压升高,瞳孔扩大,汗腺分泌增多,脾脏缩小、皮肤和内脏血流量减少,导致血液重新分配至心脏、脑和肌肉,肝糖原分解、血糖升高,脂类分解增加、血中游离脂肪酸增多等分解代谢增强。一方面,为机体适应和应对应激源提供充足的能量准备;另一方面,过度激活引起高血压、冠心病等心身疾病。

如果应激刺激过强或持续时间太久,也可导致副交感神经活动相对增强或紊乱,出现心率变缓、心输出量减少、血压与血糖降低,引起眩晕或休克。

3. 下丘脑—垂体—靶腺内分泌调节轴的应激中介作用

这一系统主要在强烈或持久的应激情景中被激活,且激活的效应十分复杂。往往随严重应激反应持续时间的延长而表现出:① 激素的双向作用,如糖皮质激素（GG）既通过增加中性粒细胞的数量而抑制炎性反应,也减少淋巴细胞而抑制免疫功能;正常剂量的甲状腺激素促进蛋白质合成,过量则加速蛋白质分解。② 负反馈现象,血浆激素水平升高,可抑制下丘脑、垂体,甚至逆转而表现出整个调节轴的功能抑制。下面简介几个主要的方面。

（1）下丘脑—腺垂体—肾上腺皮质轴（HPA）:心身疾病以紧张、焦虑、轻度抑郁为主时,下丘脑合成促肾上腺皮质激素释放激素（CORT）,刺激腺垂体合成促肾上腺皮质激素（ACTH）、脑啡肽,再作用于肾上腺皮质,合成 GG,导致尿 17-羟皮质类固醇（17-OHCS）、血糖升高,抑制炎症和蛋白分解,增加抗体等,是对抗心理应激的必要反应。剧烈、持久的应激如导致 GG 分泌过多,不仅减少淋巴细胞数量,还造成内环境严重紊乱,使胸腺和淋巴组织退化或萎缩,抗体反应抑制,巨噬细胞活动能力下降等,从而抑制免疫功能。但血浆高水平的 GG 通过负反馈抑制下丘脑、垂体,导致 CORT、ACTH 分泌减少,可见于严重的抑郁状态。

（2）下丘脑—腺垂体—甲状腺轴（HPT）:被激活之后释放三碘甲状腺原氨酸

（T3）、甲状腺素（T4），广泛调节代谢、婴幼儿脑和机体的生长发育等。血浆 T3、T4 长期增高，可导致焦虑状态、甲状腺功能亢进等；反之，HPA 轴功能失调或 HPT 过度负反馈，可致 TSH、T3、T4 减少，导致心理活动、反应性降低，活动减少，如抑郁状态。

（3）下丘脑—腺垂体—性腺轴（HPG）：下丘脑合成促性腺激素释放激素（GNRH），作用于性腺及其他组织，调节生殖、性功能和生长发育。长期应激刺激可致血浆雌二醇（E2）升高、睾酮（T）降低，继发性功能障碍。

（4）其他：如内分泌调节轴失调、交感神经系统兴奋而抑制胰岛素释放，可致糖尿病等心身疾病。

4. 免疫系统的应激中介作用

如前所述，NE、E、5-羟色胺（5-HT）等神经递质以及内分泌的 ACTH、β-内啡肽等作用于胸腺、淋巴结、脾脏等器官免疫细胞上的受体，调节免疫活性物质的释放。但最新的研究发现，免疫系统也可调节内分泌，从而发挥应激中介作用，如胸腺、外周血单核细胞等各种免疫细胞中存在免疫反应性 ACTH（irACTH）、肿瘤坏死因子 α（TNF-α）和白细胞介素（IL）等细胞因子作用于腺垂体，促进 ACTH 的合成与分泌。因此，严重或持续的应激可通过内分泌系统降低免疫功能；也可通过降低免疫功能造成内分泌调节紊乱，增加心身疾病的罹患风险。如杨来启等（2001）用放射免疫测定法测定 69 例应激障碍病人，发现其血清白细胞介素-2（IL-2）、TNF-α 和粒细胞-淋巴细胞集落刺激因子水平低于正常人。

5. 过氧化物的应激中介作用

氧化代谢是机体生存所必需的生化反应过程，不可避免地产生过氧化氢（H_2O_2）、超氧阴离子（O^{2-}）、单线态氧（$^1O_2$）、各种有机分子烷氧等过氧化物。1893 年，Fenton 报道，Fe^{2+} 与 H_2O_2 反应产生羟自由基（·OH）。由于·OH、过氧自由基（RO·；ROO·）、一氧化氮自由基（NO·）等活性氧自由基反应迅速，几乎所有生物分子均可受到攻击，导致细胞膜脂质过氧化损伤、DNA 损伤、癌变等，同时与动脉粥样硬化、帕金森综合征（PD）、阿茨海默病（AD）等密切相关，此即氧化应激作用。正常人体在抗氧化缓冲系统的作用下维持平衡，但近年来的研究表明，心理应激可导致过氧化反应增强，特别是 Fenton 反应所形成的氧自由基最为典型。

另外，自 1972 年 Kerr 和 Wyllie 首先使用有别于坏死的细胞凋亡（apoptosis）来描述正常细胞替代、更新、死亡之间的平衡关系以来，细胞凋亡与心理应激关系的研究便迅速成为各学科关注的焦点。近年来，已观察到各种应激源作用于机体促使细胞凋亡减弱，可能导致癌症、系统性红斑狼疮等心身疾病，但其在心身相关中的具体作用机制尚未阐明。

四、应激反应

应激反应又称为应激的心身反应，是指个体由于应激源所导致的各种生理、心理、社会关系、行为方面的综合变化。

（一）生理反应

塞里（H. Selye）的一般适应综合征（general adaptation syndrome，GAS）主要论述见表4-4。

表4-4　一般适应综合征的三个阶段

阶　段	主要中介系统	目的与表现
警戒期	交感神经、肾上腺髓质	动员机体能量,作好应对应激源的准备,表现为血压升高、心率加快、血流加速等
抵抗期	下丘脑—垂体—肾上腺皮质系统	处在与应激源长期抗衡的状态中,力图使心身恢复平衡。表现为神经、内分泌、免疫等系统的激活
衰竭期	上述两个系统进一步激活	用于抵抗应激源的心身能量被耗竭,需要休息和补充能量。表现为应变能力降低、焦虑、头痛、血压进一步升高等。持久则可导致严重疾患,甚至危及生命

虽然该反应模式被广泛接受,但也有学者提出批评,认为人类不同的认知功能和情绪状态导致警戒期反应并非如此普遍和自动化;衰竭期的特异性反应也因人而异。

（二）心理反应

1. 认知反应

对应激源的积极或消极评价导致应对结果有效或无效。暂时轻度的应激源或积极的评价常导致个体保持恰当的警觉、提高注意力、观察更细致、思维更敏捷,良性回馈可促进认知评价更准确,应对策略与方法更有效,迅速解决所面临的困难,保持身心健康。反之,认知功能降低,表现意识缩窄、注意力不集中、思维迟钝、判断力和社会适应能力下降,甚至出现非理性行为。

2. 情绪反应

无效应对导致的心理挫折可引起焦虑、恐惧、愤怒、抑郁等一系列情绪反应,是对机体影响最直接、最明显的应激反应,其中尤以焦虑最常见。

3. 行为反应

个体的应激性行为反应也可分为积极和消极两类。消极的行为包括:① 对可预期应激源的回避和对已接触应激源的逃避行为;② 内心有攻击欲望而外显出谩骂、憎恨的敌对和对外、对内的攻击行为;③ 凡事依靠他人解决现实问题的依赖和幼稚化的退行行为;④ 酗酒、酗烟、药物滥用和熬夜、昼夜颠倒、饮食失去规律等不良行为。

临床上还常见一种特殊的延迟性应激反应,又称为创伤后应激障碍,详见第五章第六节。

五、中医学对心理应激的认识

（一）中医学对应激源的认识

《素问·疏五过论》有:"凡欲诊病者,必问饮食居处,暴乐暴苦,始乐后苦,皆伤精气。精气竭绝,形体毁沮……";"凡未诊病者,必问尝贵后贱,虽不中邪,病从内生,名曰脱营。尝富后贫,名曰失精……";"诊有三常,必问贵贱,封君败伤,及欲侯王?故贵脱势,虽不中邪,精神内伤,身必败亡。始富后贫,虽不伤邪,皮焦筋屈,痿躄为挛……"。《丹溪心法·痈疽》中也有:"若夫不得于夫,不得于舅姑,忧思郁闷,昕夕积累,……遂成隐核。……数十年后,方为疮陷,名曰奶岩(乳癌)。"明末名医李中梓《医宗必读·富贵贫贱治病有别论》有:"大抵富贵之人多劳心,贫贱之人多劳力;富贵者膏粱自奉,贫贱者黎藿苟充;富贵者曲房广厦,贫贱者陋巷茅茨;劳心则中虚而筋柔骨脆,劳力则中实而骨劲筋强;……"李中梓进一步提出:"富贵之疾,宜于补正;贫贱之疾,易于攻邪。"说明处于不同社会阶层的人,因其遭受的社会性应激不同,其患病也有差异,其治疗亦有别。

(二) 中医学对心理应激中介机制的认识

1．心理生理中介机制

中医学对心脑生理功能的认识起源于"神"的理论。最初,《素问·天元纪大论》认为"阴阳不测谓之神"。后来,宋明时期提出"元神、识神、欲神"论及陈无择"三因极一方论",认为元神是先天的生命主宰;识神是思虑、意识等心理活动,又称为思神;且元神是识神的基础,识神可干扰元神;而欲神则源自本能的气禀之性,即各种内在深藏的欲求冲动,也常干扰元神。但受自然哲学观的限制,中医学就"谁主神"的论述仍较为含糊、易混淆。例如,明代李时珍在《本草纲目》中提出"脑为元神之腑",但论及"肝主疏泄"而影响"情志活动"时,又言此乃心神之功能。因此,未阐明调神指心还是脑,二者关系如何等问题。陈嵘等(2004)研究后认为,元神的功能主要为"脑为元神之腑",可能位于大脑皮层下神经中枢;识神和欲神的功能主要为"心主神明"。其中,识神主要是大脑皮质的意识活动,它基于元神而产生,属于人类所特有的高级认知活动,常因应激源触发思虑,皮质活跃,从而影响元神;欲神即"人之情欲无涯",仍受皮质下中枢调控,但其主要涉及个体和种系延续等生物功能。

2．人格特征

陈无择认为,五劳发生、发展与人格及情绪反应有关,其言"五劳者,皆用意施为,过伤五脏,使五神不宁而为病,故曰五劳。以其尽力谋虑则肝劳,曲运神机则心劳,意外致思则脾劳,预事而忧则肺劳,矜持志节则肾劳"。《医醇滕义·劳伤》也认为:"未事而先意将迎,既去而尚多留恋,则无时不在喜怒忧思之境中,而此心无复有坦荡之日,虽欲不伤,庸可得乎?"还有绮石提出:"人之禀性不同,而受病亦异。顾私己者,心肝病少;顾大体者,心肝病多。不及情者,脾肺病少;善钟情者,脾肺病多。任浮沉者,肝肾病少;矜志节者,肝肾病多。"均指明了不同的人格特征导致疾病的机制。

(三) 中医学对应激反应的认识

1．对情绪反应的辩证认识

暂时的或轻微的应激所导致的情绪反应并不致病,甚至有利于身心健康。如《医醇滕义·劳伤》说:"夫喜怒忧思悲恐惊,人人共有之境。若当喜则喜,当怒则怒,当忧则忧,是即喜怒哀乐发而中节也。此天下之至和,尚何伤之有。"张景岳也认为:"随怒随消者未必致病。"只有过于强烈或持续时间较长的应激,才对健康不利。如《灵枢·本神》亦说:"恐惧而不解则伤精。……愁忧而不解则伤意,意伤则恍乱,四肢不举,毛悴色夭。"《古书医言》亦强调:"忧悲焦心,积乃成疾。"

2. 对长期不良情绪导致生理反应的认识

宋代陈无择提出,喜、怒、忧、思、悲、恐、惊谓之七情。长期的不良情绪导致"五志"变化。《黄帝内经》把五志视为五脏的功能表现,即各种生理生化反应。《素问·阴阳应象大论》更提出"肝在志为怒,心在志为喜,脾在志为思,肺在志为忧,肾在志为恐";《医门法律》亦有"忧动于心则肺应,思动于心则脾应,怒动于心则肝应,恐动于心则肾应"的精辟论述。以抑郁症为例,中医学总结了诸多证型,其中尤以"肝气郁结"研究最多。但近年来,根据《内经》"阳主动",肾阳为一身阳气之根、动力之源的理论,指出"肾阳虚"可能是抑郁症的基本病机之一。陈嵘等(2013)采用慢性不可预知温和应激刺激(CUMS)与氢化可的松同时施加复制病证结合的"肾阳虚抑郁症"大鼠模型,并使用温补肾阳名方"桂附地黄丸"明显改善模型大鼠的行为。说明慢性应激刺激可致情志改变,从而导致疾病。

第二节　心身疾病

"心身医学"(psychosomatic medicine,PSM)的概念最早于1922年由德育琪(Deutsch)所提出。1943年,哈雷德(Halliday)又提出了"心身疾病"的概念。之后,在精神病学家邓巴(F. Dunbar)和亚力克山大(F. Alexander)的大力倡导下,对心身疾病的研究才逐步深入。

一、心身疾病概述

(一)心身疾病的内涵

心身疾病(psychosomatic diseases)又称为心理生理疾病,其定义从狭义到广义,反映了人类对心身疾病认识的逐步深化与发展。

最初的狭义概念是指心理、社会应激源在发生、发展、转归、防治过程中起主要作用的躯体器质性疾病。例如,冠心病、原发性高血压、消化性溃疡、支气管哮喘等。此概念定义了心身疾病与心身反应(psychosomatic reactions)不同,后者是指尚未形成躯体器质性疾病,但表现某一器官、系统的固定症状,且在心理社会应激源消除后该器官、系统功能随之恢复。心身疾病与心身障碍(psychosomatic disorders)也存在差异。应激过强或作用持久,可不伴有躯体器质性疾病,但出现某一器官、系统的固定功能障碍,即为心身障碍,例如,神经性呕吐、偏头痛等。狭义心身疾病、心身反应与心身障碍均与神经症存在一定的区别。神经症无器质性躯体病变,虽可伴有躯体症状,但这种症状涉及多器官、多系统而并不固定,往往是心理症状的躯体化,并与之同步表现加重、缓解、易变、反复等特点。

目前医学心理学认为,很多疾病在病因和转归等方面存在重叠和交叉,狭义的绝对化区分和定义既十分困难,也无法适应复杂临床环境和医学模式转变的要求。因此,广义的心身疾病至少可包括狭义的传统心身疾病、心身障碍和心身反应,在疾病谱上,是介于躯体疾病与神经症之间的一类疾病。更有学者甚至认为还包括神经症,但这一观点尚存争论,因为这可能导致心身疾病学科独立性的丧失。本教材建议,对无法鉴别的神经症,可与心身疾病并列诊断。

国内外研究表明,存在心理社会应激的患者预后不良。有心理症状的病人住院时间、再入院率、出院后死亡率均高于其他病患。而且,随着社会的进步与发展,生活节奏日益加快、竞争意识越来越强,心理社会应激所导致的心身疾病势必逐年增多,严重威胁生命健康。

(二)心身疾病的共同特征

根据哈雷德(Halliday)的研究,心身疾病的共同特征包括:① 发病因素与情绪障碍有关;② 大多与某种特殊的性格类型有关;③ 发病率有明显的性别差异;④ 同一患者可同时患有多种疾病或交替发作;⑤ 常常有相同的或类似的家族史;⑥ 病程往往有缓解和复发的倾向。

(三)心身疾病的发病状况

1. 心身疾病发病率

由于界定的范围不同,所以报道数据差异甚大:国外调查人群中为 10%～60%;国内的门诊与住院调查,约为 1/3 左右。

2. 心身疾病发病人群的特征

(1)性别差异:总体上女性高于男性,二者比例为 3:2,但冠心病、高血压、消化性溃疡、支气管哮喘等疾病,男性患病率稍高于女性。

(2)年龄差异:15 岁以下或 65 岁以上患病率最低;从青年到中年期,可能由于承受更多压力而患病率呈上升趋势,至更年期前后达到顶峰。

(3)社会环境的差异:不同的社会环境,患病率不同。就冠心病而言,患病率最高为美国,其次为芬兰、南斯拉夫、希腊及日本,尼日利亚最低。就我国而言,心身疾病总体上城市高于农村,经济文化越发达、工业化水平越高的地区患病率越高,脑力劳动者多于体力劳动者。

(四)心身疾病的分类

目前较具代表性的分类方法包括:美国精神病学分类法(DSM 分类系统)、世界卫生组织国际疾病分类法(ICD 分类系统)和日本精神身体医学会分类法。但尚未形成国际统一的标准。现结合 ICD-10 和近年来相关文献进行分类,见表 4-5。

表 4-5 心身疾病的分类

系统或分科	常见心身疾病
循环系统	冠心病、原发性高血压、短暂性脑缺血发作、动脉硬化性脑梗塞、原发性脑出血、雷诺氏病、冠脉痉挛、β-受体过敏综合征、心因性心律失常、神经性低血压、神经性循环衰弱症、阵发性室性心动过速、脑心综合征等
消化系统	消化性溃疡、溃疡性肠炎、肠易激综合征、慢性胃炎、慢性胰腺炎、胃肠神经官能症、心因性吞咽困难、心因性消化不良、心因性呕吐、心因性厌食、心因性进食过多、心因性嗳气(吞气症)、心因性腹泻、心因性腹痛、习惯性便秘、肝炎后综合征等
呼吸系统	支气管哮喘、过度换气综合征、心因性咳嗽、心因性呼吸困难等
内分泌系统	糖尿病、甲状腺功能亢进症、阿迪森病单纯性肥胖、心因性多饮等
神经系统	偏头病、心因性头痛、面肌痉挛、书写痉挛、痉挛性斜颈、疲劳综合征等
泌尿与生殖系统	慢性前列腺炎、心因性阳痿、性欲减退或缺失、遗精、早泄、阴茎异常勃起、性欲亢进、心因性尿频、夜尿症等
内科其他系统	类风湿性关节炎、系统性红斑狼疮、痛风、心因性疼痛、癌症等
妇产科	心因性不孕症、功能性子宫出血、功能失调性月经紊乱、经前期紧张综合征、心因性痛经、原发性闭经、心因性外阴瘙痒症、乳房小叶增生、妊娠剧吐、妊娠高血压综合征、心因性流产和早产、更年期综合征、绝育术后综合征等
儿科	支气管哮喘、消化性溃疡、溃疡性结肠炎、肥胖症、胃肠道功能紊乱、心因性消化不良、心因性呕吐、心因性厌食、心因性进食过多、心因性腹泻、心因性腹痛、心因性发热、心因性呼吸困难、口吃、多动症、多动秽语综合征、遗尿等
皮肤科	神经性皮炎、银屑病、慢性荨麻疹、斑秃等
眼科	原发性青光眼、中心性浆液性视网膜脉络炎、眼肌疲劳症、眼睑痉挛等
耳鼻咽喉科	美尼尔综合征、心因性突发耳聋、口吃、神经性失语等
口腔科	口腔黏膜溃疡、心因性牙痛、心因性三叉神经痛等

二、心身疾病的致病机制

(一)社会因素的致病机制

心身疾病的发生、发展不仅与自然环境有关,还与认知评价等心理活动和人格倾向性有关,并受社会环境的制约和影响。

1. 生活事件

如本章第一节所述,个体对负性生活事件进行无效应对,产生强烈或持续的应激反应,可能导致心身疾病。例如,Ⅱ型糖尿病与经历紧张性生活事件密切相关。赫尔姆斯(Holmes)等人的研究也表明,任何类型的生活变动,包括住房搬迁、婚姻变化、职务升降、升学就业等,都可使器质性疾病处于易感状态。

2. 社会文化

当前社会文化性应激导致心身疾病的主要机制有:① 现代人适应的相对平衡期缩

短,动态调整期延长,即刚刚才建立的适应模式,持续很短的时间就变得不适应;② 现代人虽有更大的自由度去作出各种选择,获得更多的发展机遇,但自我选择的控制感也意味着需要对选择后果负责,造成压力感、无助感与日俱增。正如弗洛姆(E. Fromm,1987)所指出的,这是一种令人焦虑、剥夺安全感的自由,一种使人想要逃避的自由。因此,选择与焦虑几乎是一对孪生子。

有研究报道指出,美国冠心病发病率高于其他国家,成人死于心血管疾病者占55%,而尼日利亚发病率最低,因心肌梗塞导致死亡者仅占死亡总数的0.75%。这与种族、生活习惯等差异性有关。近年来愈来愈多的妇女参加工作和社会活动,致使原有的适应模式无法有效应对社会心理刺激,因此,溃疡病和高血压病男女之比由原来的4:1左右转变为溃疡病男女比例约为3:2,原发性高血压患病男女性别比1:1。而中国作为迅速发展的国家,已成为世界上社会变迁最剧烈的地区之一,心身疾病发病率亦呈现逐年升高的趋势。

3. 职业

现代社会专业分工越来越细,造成人的心理机能片面使用和发展。长期面对单调、刻板、重复、高强度的工作情境,容易产生焦虑、烦躁、愤怒、失望等紧张情绪和人际关系冲突。拉瑟克(Russek)指出,91%冠心病病人工作负担较重,长期处于紧张状态。另外,在长期职业性一般适应综合征(GAS)中出现了越来越多的衰竭期表现,即职业耗竭。其特指个体因职业应激导致心身极度消耗,难于有效发挥功能的状态。1998年,雷特(Leiter)和玛斯莱斯(Maslash)研究表明,职业耗竭的原因并非1~2件创伤性事件,而是严重工作应激的逐渐积累。因此,目前认为,引发职业耗竭的最主要因素是重负荷而低挑战的工作,如社会服务行业的员工、医护人员、教师等。

4. 不良政治、经济制度

现代心理学认为,心理障碍的发生主要是因为物质文化的加速发展造成了整个社会文化的结构性失调,即经济、政治制度的保障体系落后于物质文化。如有研究指出,美国黑人患高血压至少是白人的2倍,这与他们失业率高、生活缺乏保障、安全感缺失、精神过度紧张有关。

(二) 心理因素的致病机制

1. 心理冲突

心理冲突(mental conflict)是指个体同时存在两种或多种动机,从而体验到相互对立的情感、欲望,既不能放弃其中之一,又无法在更高水平上协调统一起来的状态。心理冲突一旦产生,首先导致紧张、焦虑,迫使个体应对性地作出选择、采取行动,处理所面对的难题,缓解不良情绪的同时塑造应对挫折的心理能力。

但弗洛伊德曾经指出,个体面对重大创伤或者应激情景超过应对能力时,压抑性心理防御可启动冲突的潜意识化。另一位心理动力学取向的代表人物亚历克山大(F. Alexander,1944,1950)和邓巴(F. Dunbar,1983)经过系统研究认为,心身疾病的发病机制具备三个要素:① 早年被压抑到潜意识中的心理冲突;② 遗传性器官易罹患的倾向性;③ 植物性神经系统的过度活动。如果个体对成年期才潜意识复现的童年创伤缺乏有效应对或找不到恰当的宣泄出口,便会导致潜意识心理冲突,进而借助过度激活植物性神经系统而释放压力,并在器官易患性的基础之上,导致神经系统功能障碍及其所支配的脆弱器官出现病损,最终形成心身疾病,此即冲突特异理论。

认知行为主义取向则认为,个性缺陷者重复暴露于创伤性情景,形成条件反射,易导致心理行为的获得性无助,从而深陷持续性的矛盾状态而感到无助、悲观,甚至绝望。而持心理生理学观点的研究者,用动物实验的方法也证实心理冲突具有致病作用。如采用电击使白鼠在饮水、取食时出现矛盾、冲突情境,结果实验组形成胃溃疡,而对照组正常。

2. 人格特征与行为

人格特征的致病机制主要表现为特异性作用,即某种人格特征易引发相应的心身疾病。

人格缺陷外显的表达方式主要是不良行为。1959 年,美国心脏病学家弗里德曼(Friedman)和罗斯曼(Rosenman)发现,冠心病患者中有一种特殊的行为模式,表现为争强好胜、时间紧迫感强、急躁、易激动、好斗、对人常怀敌意等,此即"冠心病易患模式",又称为"A 型行为"。同时,传统危险因素如吸烟、高血压和高血脂饮食等与该行为类型联合之后便会产生"增益效应",最终导致心血管疾病。又如,美国一些学者(1976 年)把 182 名被试学生按性格特征分为 A、B、C 三类。A 型如上所述;B 型较被动、顺从、依赖、孤僻、缺乏创造性;C 型则自我克制,不善发泄情绪,长期处于孤独、矛盾、抑郁、失望的状态。随访观察 16 年后发现,具有 C 型人格特征者患病率较高,而且患癌症者较多。因为 C 型行为可导致大脑皮层兴奋抑制失调、自身免疫能力削弱、器官代谢紊乱、DNA 自然修复能力降低,并在器官易患性基础上,导致基因突变而罹患癌症。托马斯(Thomas)从 1984 年开始,长期追踪观察 1337 个医学生 18 年后,也获得一致性的结论:患癌症者具有性格内向、抑郁敏感、较为冷漠的人格特点。

其他既与人格特征有关、也与社会因素有关的不良行为习惯包括吸烟、酗酒、高盐高脂饮食等。20 世纪 70 年代,美国国家保健统计中心报道,每日吸烟 40 支者要比不吸烟者丧失 65% 的工作日。

3. 情绪

心理因素的致病性可通过不良情绪产生作用。通过电击、强迫游泳、束缚等长期不可预知性刺激,导致鼠类出现了愤怒、焦虑、抑郁等情绪反应,成功复制糖尿病、消化性溃疡等心身疾病动物模型。1974 年,雷赫(Rahe)等对 279 名心肌梗塞存活的患者作心理测定,发现大部分病人在心肌梗塞发生前一年均有持续紧张的工作、精神创伤的生活体验和情绪矛盾。

（三）生理因素的致病机制

具体内容已在本章第一节详述,兹不赘述。

三、心身疾病的诊断

心身疾病心身相关的特点,决定了对其的诊断应针对个体患者具体分析,以生物医学的方法确定疾病的生物学基础,以心身医学的方法确定心理行为特征,并排除精神病、神经症,以及无明显心理社会因素影响的躯体疾病。

（一）诊断程序

诊断程序包括采集病史、体检及实验室检查、心理检查,见图4-3。

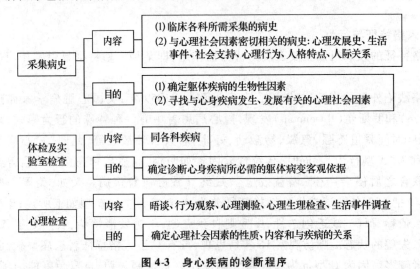

图4-3　身心疾病的诊断程序

（二）诊断

广义的心身疾病是心理社会因素起主导作用的躯体性疾病、障碍或反应。所以,其诊断应具备以下几项基本条件:

（1）必须具有确定的躯体症状。如果按照广义心身疾病的概念,这种症状有明确的病理过程或器质性病变基础,同时,包括心身反应和心身障碍。

（2）必须具有明确而不良的心理社会因素,而且心理社会因素与该躯体症状之间在时间上有密切关系。

（3）有特定的人格特征或心理缺陷等易患素质。

（三）鉴别诊断

心身疾病应与躯体性疾病和神经症相鉴别。

1. 心身疾病与神经症相鉴别

（1）症状:心身疾病以躯体症状为主,且其症状相对固定而局限;神经症以心理症状为主,若伴有躯体症状,往往表现多系统、多器官性反应且反复易变。

（2）病理：心身疾病有明确的病理变化或器质性病变；神经症则缺乏或无此变化。

（3）病因：二者比较，神经症的心理社会因素成分更大，可能有社会适应不良的情况存在。

2．心身疾病与躯体性疾病相鉴别

当躯体性疾病明显伴有心理变化、情绪障碍时，二者需要鉴别。主要从心理、情绪障碍与躯体症状的前后时间关系上鉴别。心身疾病在发病前就存在明确的心理社会因素，而且有人格或心理缺陷；躯体疾病的心理社会因素则出现在发病之后或之中。中医将此区分为因郁而病和因病而郁。

值得注意的是，目前心身疾病的界定和范围并不十分确定，在实际工作中鉴别上述疾病较为困难，因此，有学者建议将神经症或躯体性疾病的一部分也纳入心身疾病范围。

（四）诊断的命名形式

心身疾病的诊断命名涉及心理诊断和疾病的临床诊断两部分。主要命名形式有：

1．明确的诊断命名形式

这种命名形式具备：① 在心理诊断时，患者的病理心理活动可以作出属于某一类的诊断，如焦虑、抑郁等。② 在所患疾病有确定的临床诊断时，诊断命名通常采用两种诊断并行的命名形式。例如原发性高血压伴焦虑状态、糖尿病合伴抑郁等。

2．倾向性诊断命名形式

这种命名形式具备：① 在心理诊断时，患者的病理性心理状态很难作出属于某一类别的心理诊断。② 所患疾病又是倾向性临床病症时，也很难作出确定的诊断。此时，通常是将临床病症前冠以"心因性"或"神经性"的诊断命名形式，如心因性呼吸困难、神经性呕吐等。

四、心身疾病的防治原则

心身疾病涉及心和身两大彼此影响、交叉作用的系统，因此，无论是预防还是治疗，都应该坚持"心身综合防治模式"。

（一）心身疾病的预防原则

对引起应激和心身疾病的各种社会心理因素进行干预是预防的关键，因此，可综合采用诸多心理学理论与技术。

1．个体预防

个体预防是预防心身疾病的首要环节。可针对正常人群和罹患风险较高者，在心理应激阶段即开展相应的自我防护与心理卫生知识宣传，或者应用应激接种训练、行为自我监测控制、放松训练、示范法和认知疗法等进行心理咨询。目的是学会有效的应对策略与方法，培养健全的人格，正确对待生活、工作和学习中的各种挫折、应激性事件。见表4-6。

表 4-6　常用的有效应对策略与方法

策　略	方　法	内　涵
问题应对	解决问题	个体缺乏解决问题的能力是形成应激反应的重要因素。因此,根据问题的不同特征,采用算法策略,在启发法中采用手段—目的分析、逆向搜索、爬山法等,完成从"新手"向"专家"的转变,是最直接的策略
	人际交往训练	人际关系困扰既是应激源,又影响对应激源的处理。因此,加强社会技能训练,学习人际沟通与表达理论和方法,可减轻应激反应
	摄取信息	消极继发性评价中的失控感与社会支持性信息缺乏密切相关。因此,培养对外界信息的敏锐性,学习有效摄取信息的方法,进而内化为有效使用信息的能力,可以最大限度地缓解不确定感
情绪应对	缓解焦虑	紧张、焦虑是最基本的应激反应。因此,可学习呼吸、骨骼肌、冥想等放松方法,或者进行气功等传统养生功法锻炼,以缓解不良情绪
	认知重建	应激源常常无法直接消除。因此,认知重建成为最根本的策略。可更新解释系统,换个角度对刺激情景进行积极的、合理的再评价,以缓解不良情绪,改变不适行为
	转移注意	个体处于应激状态,常表现出注意狭窄,导致思维敏锐性、灵活性下降。因此,可把对痛苦的注意,转向积极的、建设性的活动,例如阅读、体育锻炼、休闲娱乐等
	宣泄情绪	深陷痛苦情绪的人或内向者常常自我封闭、远离社会支持,自己承受所有应激。因此,可在专业人士的指导下,向他人适当倾诉、暴露情感,以释放混乱的、压抑的不良情绪能量

2. 社会预防

社会预防主要涉及家庭、学校和医院。医护工作者除了承担院内病患的诊疗活动外,还担负着预防医学所赋予的使命,要与社会工作者、患者及其家人、朋友、同事保持合作,降低各种社会应激对心身的损害。如陈嵘等(2003,2011)长期使用支持性疗法、人际交往训练、家庭疗法对应激状态下医学生进行咨询性干预,以提高心身健康水平,证实能有效预防心身疾病的发生。

3. 针对个体高危因素进行专业干预

目前许多综合性医院、学校都建立了健康咨询室,对某些易患个体提供指导。如冠心病除传统告诫戒烟、合理饮食、加强运动以外,还需要从专业心理干预的角度,处理曾经历的严重创伤,解除内心冲突,改变某些 A 型行为,促进人格完善。否则,仅仅采用告诫的方式,很难取得良好的预防效果。

(二) 心身疾病的治疗原则

如果已经形成心身疾病,必须坚持"躯体治疗为基础,心理治疗为主导,综合护理为平台,中西医结合为主线"的综合治疗原则。

1. 综合治疗的基本目标

(1) 治疗躯体疾病:采用针对性药物、中医疗法、心理学技术、恰当的护理,治疗躯体疾病,保护脆弱的脏器,预防并发症。

（2）重建合理认知:面对同样的应激刺激和躯体疾病,不同的认知结构往往产生不同的反应。医护工作者要善于在理解、接纳、信任的基础上,应用面质、解释、辩论等方法改变其不合理信念、态度,重新对应激源进行合理评价,应用更积极的认知方式予以应对。

（3）建立成熟的心理防御方式:个体之所以产生心理症状,导致躯体功能受损,很大程度上是因为原有的心理防御方式失效或者不恰当。医护人员应该敏锐地掌握病人所使用的心理防御方式,给予适时指导,重建升华、幽默、韬晦、利他、压制等成熟策略。

（4）调动一切可利用的社会支持系统:医护人员不仅要在言语、肢体语言等方面体现共情、责任心,以使患者把深埋心中的郁闷倾吐出来,缓解应激性压力,还要训练自己根据病人的智力水平、认知结构、期望、人格特征和疾病特点进行有效表达和沟通的能力,个体化地提供准确、明白的解释,以及让人信服的合理保证和鼓励,营造温暖、支持的医患医护氛围,而不是虚言安慰、冷漠处理或给予无法达到的保证。同时,调动病人的亲友、同事等,给予患者精神和物质上的支持。

（5）鼓励患者适应环境、回归社会:在重建患者的心理结构、完善人格的同时,应鼓励其在现实生活中解决和克服现实问题,摆脱对原环境的敏感性,增强社会适应能力,不断实践新方法,验证治疗效果。

2. 具体治疗方法

（1）西医药物治疗:首先,针对性地选择相应的药物治疗躯体疾病,如使用卡托普利、依那普利等抗原发性高血压药物,以降低并维持动脉血压。其次,负性情绪水平较高或已持续较长时间,常导致认知功能降低,单纯心理治疗可能无法立刻缓解不良情绪,可适时、恰当、短期使用改善精神症状的药物。但须强调的是,在使用药物的同时应该配合心理治疗;一旦症状减轻、认知功能恢复,须适时停止精神类药物。因为这类药物均有一定的副作用或容易引起药物依赖,特别当药物对某一脏器具有特殊不良反应,而该内脏恰又患有疾病时,更要禁用该药。

（2）中医治疗:首先,各种心身疾病均可在中医理论的指导下纳入某种证型,辨证施治。方药不仅具有调节脏腑功能、治疗躯体病变之功效,还可调节情志,降低应激反应,如逍遥散、甘麦大枣汤等通过疏肝解郁,可缓解心身疾病所伴发的各种抑郁情绪。同时可采用针灸、推拿,以及拔火罐、艾灸等方法,经临床实践和现代动物实验研究证实疗效确切。其次,充分发挥中医饮食治疗的特色,在调护过程中进行合理饮食搭配,促进康复。

（3）心理治疗:心理治疗有规范的要求、原则和程序,涉及中医情志相胜疗法、移精变气疗法等中医学方法,以及精神分析、认知行为、人本主义、家庭等不同的理论取向和具体技术的现代心理治疗,目的在于促进自我探索、自我领悟、自我改变,进而缓解负性情绪、改变不合理认知、矫正不良行为,最终完善人格,重建心身状况的平衡、协调。

目前临床心理治疗出现整合趋势,包括理论取向整合与技术整合两种模型。前者是在治疗中选择两种以上有理论交叉且在不相互冲突的情境下加以综合应用,如患者经过精神分析达到领悟后,进行意识化的认知干预;后者是在某种理论框架指导下,在某一具体环节采用几种技术进行治疗,如在认知疗法的同时进行行为干预或者针对某个梦进行动力学分析。

五、常见的心身疾病

对心身疾病的研究日新月异,本教材仅简要介绍冠心病、原发性高血压、消化性溃疡、支气管哮喘、慢性湿疹五种常见心身疾病。

(一) 冠心病

冠心病是冠状动脉粥样硬化性心脏病的简称,是最常见的心身疾病,死亡率已经上升到第一位。其发生、发展除与高血压、高血脂、高血糖、遗传等传统因素有关外,还与心理应激密切相关。

1. 冠心病的致病因素

(1) 由人格特征所导致的 A 型行为:如前所述,A 型行为与冠心病关系最为密切。成立于 1960 年 5 月的西方 A 型行为协作组曾对有职业、身体健康的 3524 名中年被试追踪研究 8 年余,发现 A 型行为者冠心病发病率为 B 型行为者的 2 倍,且复发率高出 5 倍,说明 A 型行为不是冠心病发病后出现的行为改变,而是主要病因之一。国际心肺和血液病学会(1977 年)也确认其为冠心病的主要危险因素。国内自 1985 年以来的大量研究同样获得了一致性结论。

(2) 生活事件、社会因素、其他行为与冠心病:1988 年,大量研究表明,将人的行为简单划分为 A 型或 B 型进行探索,只是单一因素模型,还要考虑更为复杂的社会因素。

突然的生活事件导致焦虑、恐惧、愤怒、内疚和沮丧等负性情绪,也是冠心病的重要致病因素。1969 年,帕克斯(Parkes)等随访了 178 名患冠心病的中年寡妇后,发现死亡率增高 40% 的主要原因是冠心病和动脉硬化,而在服丧后的最初 6 个月内,死亡率可增加至 60%。又如,针对本病主要并发症心肌梗死的调查显示,患者病前 6 个月心理应激源明显增加,大部分心梗病人体能活动明显受限,致使患者情绪低落。另外,吸烟、高脂高糖饮食、缺乏运动等行为也使人更容易罹患冠心病。

2. 冠心病的治疗

除针对躯体病变进行中西医治疗外,还需配合一定的心理治疗。

(1) 矫正 AIAI 反应:冠心病患者 A 型行为中的高效率、快节奏以及富含竞争性具有环境适应的意义,因此,罗斯曼在保留上述特征的前提下,创建了 AIAI 反应自我训练。主要包括建立一个新习惯,每天记录自己匆忙事例,并检查出现匆忙的原因,每周小结一次,以便找出克服匆忙的办法;听他人讲话时应该学会保持安静倾听,不要随意打断;放弃同时思考多个问题或完成几件事的习惯,要记住,即使是爱因斯坦,当他系鞋带时也只是想着怎样"打结"而已;为避免匆忙作出反应的习惯,可以让舌头在嘴里转30圈后再发言,这样会冷静得多等。

（2）针对"好胜心过强"的自我训练:包括不断增加对他人需求的理解,并努力减少对他人"冒犯"自己的敏感性;要学会对帮助过自己的人说感激的话,说话时应该注视其脸庞,表示诚心诚意;学会向所有认识的人微笑,开始可能很不习惯,但必须锻炼得很自然,一旦能做到自然微笑,表明已远离"好胜心过强";当发生某种分歧,并且不能肯定自己是否做对时,就应该慎重地对他人说"可能是我错了"等。

（3）其他心理疗法:指在冠心病的管理模式中针对不同个体进行特异性的心理治疗,例如生物反馈、音乐治疗、气功瑜伽、移精变气等。

（二）原发性高血压

原发性高血压是一种原因不明确而以高血压为主要临床表现的疾病,不仅占全部高血压病人的90%以上,而且是世界上发病率很高的心血管疾病。到目前为止,我国共开展了四次全国性的高血压流行病学抽样调查,1959年15岁以上人群高血压患病率为5.11%,1979年为7.73%,1991年为11.88%,2002年18岁以上人群高血压患病率达到18.8%,呈明显上升趋势。

1. 原发性高血压的致病因素

原发性高血压的发病除与遗传性等生物因素有关外,还与社会心理因素关系密切。

（1）心理冲突:亚力克山大(F. Alexander)提出,高血压患者都有典型的压抑和敌意、愤怒情绪,却不能表达攻击性而获得宣泄的特性。1971年,汉克逊(Hokanson)在实验中均给予被试同等强度的激怒,一组允许他们发泄自己的愤怒,另一组不允许发泄愤怒。结果显示,具有敌意但却被强力压抑的人发生高血压。另外,大量的研究与临床观察也获得了类似结果。

（2）社会环境因素所造成的心理紧张:高血压患者多生活在"心理紧张"之中,但并非所有人群高血压的发病率均相同,也不是所有人的血压都随着年龄增大而升高。这种比例上的差别说明,"心理紧张"可归因于不同的社会文化背景和生存压力。

（3）人格特征:日本的石川中认为,高血压病人所表现出的被压抑之敌意、攻击性和依赖性等人格特征,同时也与其他多种心身疾病关系密切,对本病而言并不具备特异性。因此,原发性高血压是否对应某种典型的人格特征尚存争议。

2. 原发性高血压的治疗

目前认为,单纯用西医药物治疗或方剂、针灸等中医药治疗,常常只有一时性效果,多强调应配合恰当的心理调护。

（1）宣泄不良情绪:采用情绪宣泄的心理技术常可有效疏泄被压抑的愤怒、焦虑情绪,缓解压力,维持动脉血压的稳定。

（2）缓解心身紧张状态:各种放松疗法、气功锻炼已被大量证实对治疗原发性高血压有效。

（3）改变认知、矫正不良行为：病患难于有效积极配合治疗的主要阻力源于内心所固化的不合理信念、期望、态度、评价和看法，因此，有必要采用认知、行为等心理疗法改变其心理结构，矫治过度烟酒、熬夜、有害性饮食习惯等不良行为。

（三）消化性溃疡

消化性溃疡是指发生于胃和十二指肠的溃疡。

1. 消化性溃疡的致病因素

消化性溃疡的病因除了与幽门螺旋杆菌、胃酸、胃蛋白酶等生物学因素有关外，心理社会因素也在本病发生中具有重要作用。

（1）生活事件：其中尤以突发重大的或反复经历的负性生活事件最为典型。一项调查研究把 1980 名患者与正常人配对研究，发现消化性溃疡病人的各种负性生活事件明显高于正常人群，特别是十二指肠溃疡病人。

（2）心理过度紧张：在高度紧张的环境中工作或生活过于忙碌、社会环境剧烈变化等，可导致个体经历长期紧张状态。其致病性主要有两个方面：①心理紧张可导致胃酸分泌量增加。研究表明，被试在进行紧张的谈话或在焦虑、痛苦、愤怒、羞辱、罪恶感时，都可增强迷走神经的兴奋性，促进胃液分泌。②心理过度紧张对胃蛋白酶分泌起"扳机"效应，从而诱发消化性溃疡。对 2000 名新兵进行相关性研究，经过 4 ~ 8 周的紧张军训后，63 名胃蛋白酶原高者中有 5 人罹患十二指肠溃疡，而 57 名胃蛋白酶原低者中无人患病。

2. 消化性溃疡的治疗

除针对性的生物治疗外，尚需注意：① 采用合理情绪疗法，以合理的思维方式和理念代替不合理的思维方式和理念；② 提高个体对外界刺激的适应力，保持平静、乐观的情绪状态；③ 矫正不良行为，特别是不良饮食行为，对防止复发具有重要意义；④ 进行气功、放松训练，缓解心身的紧张状态。

（四）支气管哮喘

支气管哮喘是一种以嗜酸粒细胞、肥大细胞反应为主的气道变应性炎症和气道高反应性为特征的疾病。发病特点是阵发性的肺气体交换阻塞。其发病率从中国的 1% 至新西兰的 13%，全世界至少有 1 亿以上的患者。

1. 支气管哮喘的致病因素

支气管哮喘的病因通常是混合性的，主要为外源性过敏原、内源性感染等，其次为社会心理因素。有学者认为，外源性过敏原因素优势者占 29%，呼吸道感染占 40%，而心理因素占 30%。因此，单独心理因素不足以引起本病，但由于心理因素所导致的强烈情绪可改变呼吸系统的生理功能，影响机体的免疫机制，当接触到过敏原和呼吸道感染相互作用时，则可引起支气管哮喘。下面简介社会心理因素的致病性作用。

（1）生活事件：在本病患者用生活事件量表（LES）检测出负性事件分值 >30，且负性生活事件主要存在于家庭、工作和生活三个方面。

（2）情绪因素：多数病人在具有明显的过敏或感染基础上，又遭遇强烈的情绪体验或受到精神刺激而引发。Luparello（1971）通过对比实验，认为哮喘病人极易受暗示，这是心理刺激诱发疾病的重要原因。卡尔（Carr，1995）等发现，对哮喘症状不利后果的认知导致惊恐发作，从而加重哮喘症状。

（3）人格特征：格瑞尔（Creer，1978）指出，过度依赖、敏感和过于被动、神经质倾向是本病的人格因素。但 Neuhaus（1958）将这些特点与其他慢性病进行比较时，发现差异不显著。因此，迄今为止尚无科学研究证明，支气管哮喘与特殊人格之间有明确的对应关系。

（4）家庭因素：家庭因素对儿童哮喘病人的影响日益受到重视。Rurcall 等（1969）让情绪因素较高且对变应原过敏的儿童留在家里，父母亲离开家，结果即使变应原依然存在，但这些儿童并不发生哮喘。又有人在临床观察中发现，患儿一旦离开父母，在医院内由医护工作者照顾，则支气管哮喘很少发作。据此可以推测，家人的过度关注、过高要求和保护，可能诱发本病。

2．支气管哮喘的治疗

除针对性的躯体治疗之外，还需采用如下心理调护方法：

（1）降低暗示性、顺从性，增强主动性、自主性：采用支持、鼓励等技术促进患者更加独立、自主；采用中医学顺志从欲、移精变气等治疗方法缓解不良情绪、调节心神。同时针对患者高暗示性的特点，可采用暗示、催眠治疗。

（2）改变认知：通过认知技术改变糟糕至极等预期，调节情绪体验，是防止哮喘反复发作的重要措施。

（3）家庭治疗：家庭冲突是本病的主要应激源，特别是母子之间的矛盾。同时，也与父母行为、家庭习惯有关。有研究显示，接受家庭治疗的患儿组峰呼气流速（PEF）、每日气喘症状、总的临床评价及功能受损天数均有改进。

（五）慢性湿疹

湿疹（eczema）是由多重因素导致的一种瘙痒剧烈、多形性皮损并伴渗出倾向的皮肤炎症性反应。急性、亚急性湿疹反复发作不愈或因经常搔抓、摩擦，可转变为慢性湿疹。其病程长达数月或数年，多表现为患处皮肤浸润肥厚、边缘清楚的局限性斑块，表面粗糙，呈暗红色或伴色素沉着，常见于手足、小腿、肘窝、乳房、外阴、肛门等处。

1．慢性湿疹的致病因素

慢性湿疹的病理机制是迟发性变态反应。外部诱因多为汗液浸渍、清洗剂、重金属、兽毛、花粉、尘埃等物理与化学因素；内因如过敏体质、感染、代谢紊乱等。但临床研究发现，约 3/4 的患者找不到发病原因。随着医学心理学的发展，近年来更倾向于认为，除上述诱因之外，心理应激可促发、加重病情或导致慢性病程而迁延不愈。

（1）情绪因素：最为典型的是焦虑和抑郁。张玉琬等（2010）采用焦虑自评量表（SAS）、抑郁自评量表（SDS）对 105 例慢性湿疹患者进行问卷调查评定，发现 SAS、SDS

评分高于健康对照组。其他国内外研究也获得了一致性结论。因过度的精神紧张造成大脑边缘系统功能紊乱,抑制下丘脑—腺垂体—肾上腺皮质轴,使 ACTH、GG 分泌减少,终致自身免疫失调。同时,体内儿茶酚胺、乙酰胆碱、组胺释放,作用于皮肤引起剧烈瘙痒,瘙痒又进一步严重影响患者的日常活动和睡眠,加重焦虑情绪。外露皮肤、阴部或乳房等特殊部位的病损、瘙痒对患者的自尊感、自我效能感影响最为显著,常常导致患者回避人际交往,不良情绪无法有效宣泄,压抑而加重自卑心理,造成悲观苦闷、情绪低落,终致抑郁。

因此,应激状态下的焦虑、抑郁是诱发本病的重要因素;同时,反复发作本病又成为新的应激源,加重不良情绪,构成心理与生理恶性循环回馈的慢性病程。

(2)人格特征:湿疹与人格特征的研究较少。有资料显示,个性内倾使得患者与人交流、表达情感、寻求社会支持的机会较少,情绪宣泄受到抑制,造成内心冲突,导致慢性情绪紊乱。可见,个性内倾是本病的重要致病因素,但非本病的特异性因素。

2. 慢性湿疹的治疗

急性发作期可使用西药或中药控制症状。对于慢性病程,目前多主张在中医药分型辨证治疗的同时,采用支持疗法、认知—行为疗法和松弛训练(可配合生物反馈)、气功锻炼等整合式心理治疗,多靶点调整全身免疫状态。

【复习思考题】

1. 何谓应激源?有哪些类型?
2. 试述影响应激反应的中介机制。
3. 简述应激反应及中医学的认识。
4. 何谓心身疾病?论述心身疾病的致病机制。
5. 叙述心身疾病的治疗原则。
6. 如何对心身疾病进行诊断和鉴别诊断?
7. 试述常见心身疾病的致病因素及其治疗原则。
8. 中医学对心理应激有哪些认识?

第五章 变态心理

【学习目的与要求】

1. 掌握:变态心理的定义,症状学的概念,常见的精神症状的种类,精神分裂症、躁狂发作、抑郁发作、持续性心境障碍、癔症、应激相关障碍的临床表现、诊断与治疗,神经症的概念、特点、诊断标准及常见类型的表现、诊断与治疗,人格障碍的类型。

2. 熟悉:正常与异常心理的界定标准、症状的判断要求、症状的共同特点,常见的精神症状、其他精神病性障碍、心境障碍的病因及发病机理,中医对常见神经症的认识,人格障碍的诊断与防治,常见性偏好障碍,与心理社会因素有关的生理障碍及中医的相关认识。

3. 了解:变态心理的病因,变态心理的诊断标准与分类,中医对变态心理产生原因的认识,常见精神症状与疾病的关系,双相障碍、人格障碍的病因,性偏好障碍的病因与防治,不良行为及中医对不良行为的认识和论述。

第一节 变态心理概述

一、定义

变态心理又称异常心理(psychological disorder),是指人们的心理活动,包括思想、情感、行为、态度、个性心理特征等方面产生变态或接近变态,从而出现各种各样的心理活动异常或适应困难。

准确把握这一概念需要明确以下几点:

(1)患者可以同时存在正常和异常心理活动。例如,人格障碍存在持续性的行为异常并伴有思维障碍,但其感、知觉可能是正常的。

(2)正常心理与异常心理活动之间可相互转化。例如,经过系统治疗,变态心理者心理异常的部分可获改善,甚至被完全矫正。

(3)变态心理可能是器质性缺陷(如脑损害)的结果,也可能源于机能性缺陷(认知曲解、缺乏应对能力或动机),或两者兼有。

(4)社会文化特征是决定行为常模的重要因素。不同历史时期、地域、环境,有不尽相同的行为规范。

（5）行为违反社会常模的人并不一定是"变态心理"患者。强奸犯、凶杀犯、道德败坏者违反社会常模与心理失能无关,与变态心理的"无能力"存在本质区别。

二、正常与异常心理的界定标准

异常心理活动是一个非常复杂的现象,确定正常心理与异常心理的标准和范围,对理解心理与行为异常的发生、发展、变化的过程极为重要,尤其是在精神病的诊断、预防和流行病学的调查等方面更不能缺少。在许多情况下,两者有着实质性的差异,不能不加区分。由于正常与异常心理活动之间的差别往往是相对的,又受客观环境、主观经验、心理状态、人际和社会文化关系等许多因素的影响,有时极难规定一个正常与异常的分界线。因此,心理正常仅是一个常态范围,在这个范围内还允许不同程度的差异存在。判别一个人心理是否异常,必须把他的心理状态和行为表现放在当时的客观环境和社会文化背景中加以考虑,通过与社会认可的行为常模进行比较,并和他自身一贯心理状态和人格特征加以分析比较,才能判断其有无心理异常以及异常的程度如何。专业人员一般用以下几种标准来综合判断。

1. 内省经验标准

内省经验指两方面:其一是指病人的主观体验,即病人自己觉得有焦虑、抑郁或没有明显原因的不舒适感,或自己不能适当地控制自己的行为,因而寻求他人支持和帮助。但是,在某些情况下没有这种不舒适感反而可能表示有心理异常,如亲人丧亡或因学业不及格而退学时,如果一点没有悲伤或忧郁的情绪反应,也需考虑其有心理变态。其二是从观察者而言的,即观察者根据自己的经验作出心理正常还是异常的判断。当然这种判断具有很大的主观性,其标准因人而异,即不同的观察者有各自评定行为的常模。由于接受过专业教育以及通过临床实践的经验积累,观察者们也形成了大致相近的评判标准,故对大多数心理变态仍可取得一致的看法,但对少数病人则可能有分歧,甚至截然相反。

2. 统计学标准

在普通人群中,对心理特征进行测量的结果常常显示常态分布,确定一个人的心理是否异常就是以其心理特征偏离平均值的程度来决定的。在大样本统计中,居中间的大多数人为正常,居两端者视为"异常"。统计学标准提供了心理特征的数量资料,比较客观,也便于比较,操作也简便易行,因此,受到很多人欢迎。但这种标准也存在一些明显的缺陷,例如,智力超常或有非凡创造力的人在人群中是极少数,但不能被认为是病态。再者,有些心理特征和行为也不一定成常态分布,而且心理测量的内容同样受社会文化制约。所以,统计学标准也不是普遍适用的。

3. 社会学标准

在正常情况下,人体维持着生理心理的平衡状态,人能依照社会生活的需要适应环境和改造环境。因此,正常人的行为符合社会的准则,能根据社会要求和道德规范行事,亦即其行为符合社会常模,是适应性行为。如果由于器质的或功能的缺陷或两者兼而有之使得个体能力受损,不能按照社会认可的方式行事,致使其行为后果对本人或社会是不适应的时候,则认为此人有心理异常。如一位德高望重的老院士,留着染成金黄色的长发,上着大花 T 恤,下穿时髦的绿色灯笼裤,其行为与其身份、地位、年龄极不符合,不能为人们所接受,他就可被视为心理异常。但是,用社会适应作为标准判断,应考虑国家、地区、民族、时间、风俗与文化等方面的影响,不能一概而论。例如,一个男子留长辫在清代被视为正常,但在当今社会则有可能被视为异常。

4. 现代医学标准

将心理变态当作躯体疾病一样看待,根据病因与症状存在与否来判断。通过各种生理生化的检查,发现相应的病理指标,即可确诊。如果一个人身上表现的某种心理现象或行为可以找到病理解剖或病理生理变化的依据,则认为此人有精神疾病。其心理表现则被视为疾病的症状,这一标准为临床医师们广泛采用,他们认为变态心理病人的脑部应有病理过程存在。有些目前未能发现明显病理改变的变态心理,可能将来会发现更精细的分子水平上的变化,这种病理变化的存在才是心理正常与异常划分的可靠根据。医学标准使变态心理纳入了医学范畴,对变态心理学研究作出了重大贡献。这种标准比较客观,十分重视物理、化学检查和心理生理测定,许多医学的概念现在仍为变态心理学所采用。但是,医学标准也并不完全令人满意。虽然像麻痹性痴呆、癫痫性精神障碍和药物中毒性心理障碍使用医学标准非常有效,但对于像神经症和人格障碍则无能为力。心理变态的原因通常不是单一的,它是多种原因共同作用的结果。除了生物学的原因,还有心理和社会文化的原因。因此,划分心理正常与异常还需要其他的标准。

5. 中医学标准

中医对变态心理的诊断判定主要是通过"四诊心法"来完成的。清代吴谦等人在《医宗金鉴·四诊心法要诀》中明确提出望、闻、问、切四种基本诊断方法,后人高鼓峰的《四明心法》、朱丹溪的《丹溪心法》等都以"心法"来概括许多疾病的诊断方法。

三、变态心理的病因

(一)生物学因素

1. 遗传因素

近几十年来,分子生物学、分子遗传学和细胞遗传学的研究的重大进展表明,揭示遗传影响的物质基础、阐明遗传的具体机制已经有了可能。临床许多变态心理、异常行为及神经系统疾病都与染色体异常、基因异常、基因异位或畸变以及尚未清楚的遗传因素有关。在精神疾病中,精神分裂症、躁狂抑郁症和癫痫性精神病等所谓内源性精神病,遗传因素在其发病过程中就有着十分重要的作用。有人对精神病人的家属进行调查研究,发现其亲属中血缘关系从远到近,患病率具有从少到多的趋势。

2. 神经类型

临床上很多患者虽然没有明显的遗传缺陷或脑器质病变,但是在各种精神刺激(如应激事件的刺激)、内心的矛盾冲突、适应不良性行为等因素的诱发下,更易产生变态心理,具有易感人群素质。这种易感性及其敏感度的差异,是个体的躯体和大脑本身所潜在的缺陷性结构或功能方面的不同素质特征造成的。

3. 躯体疾病

躯体疾病包括脑器质性病变、感染性疾病和非感染性疾病。

(二) 心理因素

1. 个性特点

在个性心理发生发展过程中,不良的教养方式、环境干扰、负性刺激和挫折等,都有可能使人的个性心理的发生和发展受到阻挠或扭曲。由于个性心理的不完善和被扭曲,进而引起生理心理功能的紊乱,促使感知觉发生扭曲、思维发生混乱,形成心理障碍的人格基础。许多临床资料表明,极端内向、敏感、孤僻、多疑、偏执、自我中心、追求完美、心胸狭窄、嫉妒等与异常心理的形成、预后和防治有明显的关系。

2. 认知方式

不良认知是指歪曲的、不合理的、消极的信念或思想,它们往往会导致情绪障碍和非适应行为。例如,绝对化、非黑即白、糟糕至极等不合理认知常常导致过度焦虑、情绪低落、易激惹等情绪障碍和各种行为问题;而表演型人格者易患癔症,疑病型人格者易患疑病症;A型行为方式者易患冠心病、高血压;C型行为方式者易罹患肿瘤、糖尿病等。

3. 应对水平

生活在社会中的每一个人,恰当评估所面临的事件的性质和自己的应对能力,并能合理选择应对方式,适当运用心理防御机制等措施,是维护心理健康、防止心理障碍和适应环境的重要手段。当今社会处于一个充满变数的时代,社会环境变化快,竞争日益激烈,一个人的社会适应能力差,应对能力和解决问题的能力低,更易罹患变态心理。

(三) 社会学因素

1. 生活事件

任何一种生活事件对人都是一种社会心理刺激,是一种应激或心理压力。例如,精神分析心理学认为,幼年遭遇创伤性事件,成年后易罹患心理疾病。但生活事件是否致病又与生活事件的性质、强度、持续时间,人们对它的认识和态度,以及引起情感体验的强度,当时的生理、心理功能状态,有无社会支持系统的帮助等有关。这些决定了生活事件能否成为变态心理产生的因素。

2. 社会文化

社会文化包括智能文化、规范文化和思想文化三类。此三类文化从不同角度影响和支配着人们的精神生活、行为方式、生活方式和个人的心理健康。此外,不同人群的社会地位、性别、年龄、职业、城乡、文化程度等的差别也影响着人们的心理健康和行为。社会文化模式强调社会文化环境因素在导致变态心理中的作用。该模式认为,一个人的变态心理的发生不完全是由于内部心理过程的偏差所致,而可能与其所处的病态的社会文化环境有关。一个人的社会角色冲突,行为偏离社会常模,人格发展受到损害,就会发生心理异常。社会生活中的重大变化,如制度改革、都市化、激烈的竞争机制、贫富两极分化等种种社会问题都会增加变态心理发生的可能性。

3. 不良生活方式

随着社会的飞速发展,人们的生活方式在发生着重大变化。如独生子女的单元居室,儿童以看电视、玩电脑游戏为主要娱乐方式,给儿童感觉综合不良症状的产生创造了条件。其他如酗酒、吸毒、赌博、性淫乱等成为当今不良生活方式病。

(四) 神经生化因素

1. 中枢神经传递

近期研究发现,变态心理与体内乙酰胆碱、去甲肾上腺素、多巴胺、儿茶酚胺、5-羟色胺、谷氨酸和 γ-氨基丁酸的含量及代谢异常有一定关系。

2. 神经内分泌

变态心理可能与一些神经内分泌功能异常有关,如下丘脑—垂体—肾上腺轴(HPA)、下丘脑—垂体—甲状腺轴(HPT)、下丘脑—垂体—性腺轴(HPG)。

四、中医对变态心理产生原因的认识

(一) 七情致病

情志是生命活动的主要标志。中医认为,情志活动由脏腑精气应答外在环境因素的作用而产生,脏腑精气是情志活动产生的内在生理学基础。由于人体是以五脏为中心的有机整体,故情志活动与五脏精气的关系最为密切。《素问·阴阳应象大论》说:"人有五脏化五气,以生喜怒忧(悲)思恐(惊)。"五脏藏精,精化为气,气的运动应答外界环境而产生情志活动,因而五脏精气可产生相应的情志活动。《素问·阴阳应象大论》说:"肝在志为怒,心在志为喜,脾在志为思,肺在志为忧,肾在志为恐。"五脏精气的盛衰及其藏泄运动的协调、气血运行的通畅,在情志变化中发挥着基础性作用。若五脏精气阴阳出现虚实变化及功能紊乱,气血运行失调,则可出现情志的异常变化。如《灵枢·本神》说:"肝气虚则恐,实则怒;心气虚则悲,实则笑不休。"《素问·调经论》说:"血有余则怒,不足则恐。"

七情,是指喜、怒、忧、思、悲、恐、惊七种正常的情志活动,七情与脏腑的功能活动有着密切的关系,七情分属五脏,以喜、怒、思、悲、恐为代表,称为"五志"。七情是人体的生理和心理活动对外界环境刺激的不同反应,属人人皆有的情绪体验,一般情况下不会导致或诱发疾病。只有强烈持久的情志刺激,超越了人体的生理和心理适应能力,损伤机体脏腑精气,导致功能失调,或人体正气虚弱,脏腑精气虚衰,对情志刺激的适应调节能力低下,才会导致疾病发生,称为"七情内伤"。情志因素不仅可以直接导致多种疾病的发生,而且对所有疾病的转归起着重要作用。

作为人之常性,健康者皆有情绪反应,它是心理健康的标志之一,并非都有病理意义,而且有些情绪反应还可促进健康。如《医醇滕义·劳伤》说:"夫喜怒忧思悲恐惊,人人共有之境。若当喜则喜,当怒则怒,当忧则忧,是即喜怒哀乐发而中节也。此天下之至和,尚何伤之有?"张景岳也认为:"随怒随消者未必致病。"

若情绪反应强度太过,或持续时间太久,则为异、为病。如沈金鳌说"怒本情之正,惟发不中节,则肝胆之气横逆",发而为病。王冰在注释《素问·阴阳应象大论》时说:"恐而不已,则内感于肾,故伤也。"《灵枢·本神》亦说:"脾,愁忧而不解则伤意,意伤则恍乱,四肢不举,毛悴色夭死于春。……肾,盛怒而不止则伤志,志伤则喜忘其前言,腰脊不可以俛仰屈伸,毛悴色夭死于季夏。恐惧而不解则伤精,精伤则骨酸痿厥,精时自下。"《古书医言》亦强调:"忧悲焦心,积乃成疾。"上述的"不已"、"不解"、"积"均说明持续时间久而致病。

另外,暴发或过激的情绪反应也可以致病。如《素问·阴阳应象大论》曰:"暴怒伤阴,暴喜伤阳。"《灵枢·口问》也说:"夫百病之始生也,皆生于风雨寒暑,……大惊卒恐。则血气分离,阴阳破败,经络厥绝,脉道不通,阴阳相逆,卫气稽留,经脉虚空,血气不次,乃失其常。"说明无论何种情绪,暴发或过激均可致病。

《素问·举痛论》曾说:"百病生于气也,怒则气上,喜则气缓,悲则气消,恐则气下……惊则气乱……思则气结。"还认为"怒伤肝、喜伤心、思伤脾、忧伤肺、恐伤肾"等。都说明了七情的过度偏激对人体的气血、脏腑均有一定的损害。不良的情绪不仅仅存在于人们的日常生活中,而且还可能转移到梦境中。如《灵枢·淫邪发梦》曰:"肝气盛,则梦怒;肺气盛,则梦恐惧、哭泣、飞扬;心气盛,则梦善笑、恐畏;脾气盛,则梦歌乐、身体重不举;肾气盛,则梦腰脊两解不属。"

情绪异常既可作为诱因,干扰正常生理功能而促进某些疾病的发生、发展,如《素问·疏五过论》中的"失精"、"伤精气"、"脱营"等;亦可以由于过激的情绪直接引起病理生理骤变而引起疾病,如中风、呕血、薄厥等;还可以作为重要影响因素,影响疾病的转归和康复进程。如绮石在《理虚元鉴》针对虚痨一证说:"凡患此症者,如心性开爽,善自调养,又当境遇顺适,则为可治;若心性系滞,或善怒多郁,处逆境而冤抑难堪,处顺境而酒色眷恋,又不恪信医药,死何疑焉?"著名医家唐容川也曾说:"吾临血证多矣,每有十剂之功,败于一怒。病家自误,医士徒劳,堪发一叹!"由此可见,中医学强调情绪可以影响疾病的发生、发展、转归和治疗愈合的全过程。

近年来,许多学者从现代医学有关理论角度,结合中医固有的传统认识,对中医七情和七情致病的概念以及七情学说的理论内涵与特色进行了剖析与探讨,系统地整理、探讨了《黄帝内经》七情内伤病因理论。认为《黄帝内经》明确提出了七情病因的归类,以及七情活动以五脏为内应、精气血津液为物质、经络为通路的生理基础;指出七情太过、不及和正气亏虚是其致病的条件。有学者结合现代心理学的认识,认为情志是一种内心体验,是在外界刺激因素作用下,五脏精气发生变动而产生的具有某种倾向性的态度表现,是通过心神的感应在多种因素影响下产生的。心神的反应能力对情志的产生具有重要甚至是决定性的作用。影响情志的因素有自然因素、个体生理特点、社会因素等。情志病因的实质是,某种情志扰乱了脏腑气机从而产生疾病,而非情志表现本身。

有学者对七情疾病构成率的研究表明:通过对古代具有权威性的几本医著近万例病案的初步计量研究,结果表明:① 古代七情疾病发生率为 7.9%;② 七情病因的各自发生率依次为怒、思、忧、悲、恐、惊、喜,其中怒最多,占 50.3%;③ 女性的七情病成倍地多于男性,在古代男女就诊率为 1:3。

(二) 社会文化因素

《素问·气交变大论》对医者提出"上知天文,下知地理,中知人事"的要求。不同的社会历史文化背景,不同的社会地位、信仰、职业、年龄、贫富等差别影响着人的心理健康和行为。《素问·移精变气论》说:"当今之世不然,忧患缘其内,苦形伤其外,又失四时之从……所以小病必甚,大病必死,故祝由不能已也。"王冰曾说:"神屈故也。贵之尊荣,贱之屈辱,心怀眷慕,志结忧惶,故虽不中邪,而病从内生,血脉虚减,故曰脱营。"俞震也说:"怔忡本非重病,而居官者多患之,因劳心太过,或兼惊忧所致。"都说明社会文化因素可致变态心理。

(三) 不良行为

1. 饮食失节

中医认为,过饥过饱与人的异常心理也有一定关系。如《素问·调经论》"胃不和则卧不安"及《灵枢·淫邪发梦》"甚饱则梦予"等。大量的临床实践也表明,多梦失眠、梦魇、蚧齿等都与饮食不节有关。《诸病源候论》曰:"食过饱,则脾不能磨消,令人气急烦闷,睡卧不安。"

2. 起居失常

"人与天地相参也,与日月相应也"是中医学的基本认识。因此,《素问·阴阳应象大论》说"起居有常,不妄作劳……度百岁乃去";反之,"起居无节,故半百而衰也"。《古今医案按·不寐》说:"辗转床褥,必求其寐,愈不肯寐,更生烦恼,去寐益远。"

3. 劳神太过

《医家四要·病机约论》指出:"曲运神机则劳心,尽心谋虑则劳肝,意外过思则劳脾。"叶天士又云:"操持思虑,心营受病。"

五、变态心理的诊断标准与分类

准确的诊断是临床工作的基础。因此,有必要研究变态心理的发生发展规律,制定科学的诊断标准和分类原则。

　　不同学科有不尽相同的分类方法。变态心理学根据心理过程与人格特征异常,分为心理过程障碍和人格障碍。临床医学分为神经症、心身疾病、人格障碍、精神病。医学心理学分为:① 严重变态心理,包括精神分裂症、躁狂抑郁性精神病、偏执性精神病、反应性精神病、病态人格和性偏好障碍;② 轻度变态心理,主要指神经症;③ 心身障碍,包括躯体疾病伴发的精神障碍和各种心身疾病;④ 大脑疾患和躯体缺陷时的变态心理,包括中毒性精神病、感染性精神病、脑器质性精神病,以及聋、哑、盲、跛等躯体缺陷时的心理异常;⑤ 特殊条件下的心理异常,包括某些药物、致幻剂引起的心理异常,特殊环境(如航天、航海、潜水、高山等)下引起的心理异常,催眠状态或某些特殊意识状态下的心理异常。

　　现行的国际精神疾病诊断标准包括美国《精神疾病统计与诊断手册》(DSM-V)和世界卫生组织《国际疾病与相关健康问题统计分类》(ICD-10)。为了与国际接轨,同时兼顾我国国情,1996 年 9 月,中华精神科学会设立了由 41 家精神卫生机构组成的CCMD-3 工作组,对 24 种精神障碍的分类与诊断标准完成了前瞻性随访测试,于 2001年正式颁布《中国精神疾病分类与诊断标准(第 3 版)》(CCMD-3)。包括:① 脑器质性精神障碍;② 精神活性物质或非成瘾物质所致精神障碍;③ 精神分裂症和其他精神病性障碍;④ 心境障碍;⑤ 癔症、应激相关障碍和神经症;⑥ 心理因素相关生理障碍;⑦ 人格障碍、习惯与冲动控制障碍、性偏好障碍心理;⑧ 精神发育迟滞与童年和少年期心理发育障碍;⑨ 童年和少年期的多动障碍、品行障碍、情绪障碍;⑩ 其他精神障碍和心理卫生情况。本教材以 CCMD-3 为主,进行简要介绍。

　　值得注意的是,现行诊断标准与分类中不再使用精神病(psychosis)一词,只保留精神病性(psychotic),用于描述幻觉、妄想、显著的兴奋和活动过多,并非由于抑郁和焦虑引起的严重而持久的社会性退缩、显著的精神运动性迟滞、紧张症性行为。同时,把抑郁性神经症和癔症从神经症中剔除,新加"躯体形式障碍"(somatoform disorder),并将疑病症视为其中一种亚型。

　　对于分类与诊断较为复杂的人格障碍,ICD、DSM、CCMD 较一致的有偏执型、分裂样型、反社会型、冲动型、表演型、强迫型等六种,说明不同文化背景下上述六类人格障碍表现形式有一定的稳定性和特异性。此外,CCMD-3 摒弃或未单独明确列出抑郁型、被动攻击型、依赖型、焦虑型、边缘型、回避型、自恋型等概念含糊、不易掌握的类型。

第二节　变态心理的症状学

　　症状学研究症状的识别、发生机制、表现及作用。疾病的症状很多,同一疾病有不同的症状,不同疾病又可以有某些相同症状。在诊断疾病时需要综合分析临床资料。根据共同症状或综合征进行分类诊断,有利于对症治疗。一些精神障碍病因未明,目前缺乏有效的生物学诊断指标,通过掌握患者病史及交谈、观察等精神检查方法,发现患者的症状,并进行综合分析、判断,有助于得出临床诊断。

一、概述

通过人的动作、表情、语言等外显行为可以观察到异常的精神活动。这些言谈举止被称为精神症状。研究精神症状及其产生机制的学科称为精神障碍的症状学,又称为精神病理学。

一般从以下几方面判断精神活动是否异常:通过交谈观察,发现当事人目前占优势的心理活动、精神状态是否与多数人有明显差别,对其进行诊断。结合当事人个人情况、相关社会心理因素、症状的动态变化来诊断。注意结合当事人心理背景与当时处境具体分析。对于是否存在精神症状作出判断后,要观察症状出现的频率、持续时间、程度。

精神症状有以下共同特点:症状的出现不受患者意识控制;症状一旦出现,难以通过转移使其消失;症状内容与客观环境不符;患者工作学习、人际关系等社会功能受损。

分析精神症状时要注意以下几方面:收集症状,确认存在哪些症状;了解症状的起病形式、病程、特点;分析症状间的关系,区分原发症状和继发症状;对症状进行鉴别诊断与排除诊断;对症状的可能诱因及影响因素进行探讨。要注意,影响精神症状表现的因素与患者人格特点、个人史、生活方式等个人因素有关,也与患者生活经历、社会地位、文化背景等环境因素有关。

异常的精神活动是一个很复杂的过程,在检查、分析症状时要综合考虑上述因素。

二、常见精神症状

（一）感知觉障碍
1. 感觉障碍

（1）感觉过敏:指由于病理性或功能性感觉阈限降低而对外界低强度刺激的过强反应。多见于神经症、更年期综合征。

（2）感觉减退:指由于病理性或功能性感觉阈限增高而对外界刺激感受迟钝。多见于抑郁状态、木僵状态、意识障碍。

（3）内感性不适:指身体内部性质不明确、部位不具体的不舒适感,或难以忍受的异常感觉。多见于神经症、精神分裂症、抑郁状态。

2. 知觉障碍

（1）错觉:指对客观事物歪曲的知觉。病理性错觉常在意识障碍时出现,常激起惊恐、焦虑等情绪反应,甚至导致伤人等冲动行为。多见于意识障碍者、癔症患者。

（2）幻觉:指没有现实刺激作用于感觉器官时出现的虚幻的知觉体验。包括:

① 根据涉及的感觉器官归类:幻听、幻视、幻嗅、幻味、幻触、内脏幻觉。

② 根据幻觉体验来源归类:真性幻觉和假性幻觉。

③ 根据幻觉产生的条件归类:功能性幻觉、思维鸣响、心因性幻觉。

3. 感知综合障碍

(1) 视物变形:视物时,感觉物体变形,或变大变小,或扭曲,或凸现。包括视物显大症、视物显小症。

(2) 体形感知障碍:对自己的体形认识发生障碍,感到自己头、四肢发生变化,如头膨大,手特别长等。多见于癫痫、精神分裂症。

(3) 时间感知障碍:时间体验发生变化,时间停滞不前,或时间飞逝。多见于精神分裂症。

(4) 非真实感:患者觉得周围事物像布景,人物像油画中的肖像,无生机。多见于精神分裂症、脑器质性精神障碍。

(二) 思维障碍

1. 思维形式障碍

思维形式障碍包括思维奔逸、思维迟缓、思维贫乏、思维散漫、破裂性思维、思维中断、思维插入、思维云集、病理性赘述、病理性象征思维、语词新作、逻辑倒错性思维。

2. 思维内容障碍

妄想是一种歪曲的坚定不移而无法被说服的信念。

(1) 按妄想的主要内容归类:分为被害妄想、关系妄想、物理影响妄想、夸大妄想、罪恶妄想、疑病妄想、钟情妄想、嫉妒妄想、内心被揭露感等。

(2) 按妄想的起源与其他心理活动的关系归类:分为原发性妄想、继发性妄想。

(3) 按妄想的结构归类:分为系统性妄想、非系统性妄想。

3. 超价观念

超价观念指在意识中占主导地位的错误观念,其发生一般有事实基础,内容比较符合客观实际,但观念片面和偏激,带有强烈的感情色彩,患者坚持观念不能自拔,明显影响患者的行为。多见于人格障碍和心因性精神障碍。

(三) 注意障碍

注意障碍包括注意增强、注意涣散、注意减退、注意转移、注意狭窄。

(四) 记忆障碍

记忆障碍常见的有记忆增强、记忆减退、遗忘、错构、虚构。

(五) 智能障碍

智能障碍分为精神发育迟滞和痴呆。

1. 精神发育迟滞

精神发育迟滞指先天或围产期或生长发育成熟前,大脑发育由于遗传、感染、中毒、头部外伤或缺氧等各种致病因素的影响,使大脑发育不良或受阻,智能发育停留在一定的阶段,智能明显低于正常同龄人。

2．痴呆

痴呆包括全面性痴呆、部分性痴呆、假性痴呆。假性痴呆包括抑郁性假性痴呆、心因性假性痴呆（也称刚塞综合征）、童样痴呆。

（六）定向力障碍

定向力指人对时间和地点、人物及自身状态的认识能力。前者称为对环境的定向力，后者称为自我定向力。对环境或自身状况的认识能力丧失或认识错误称为定向力障碍，是意识障碍的一个重要标志。多见于症状性精神病及脑器质性精神病伴有意识障碍时。

定向力障碍包括时间定向障碍、地点定向障碍、人物定向障碍、双重定向障碍。

（七）情感障碍

情感障碍表现为情感性质的改变、情感波动性的改变、情感协调性的改变三种。

（1）情感性质的改变，包括情感高涨、情感低落、焦虑、恐惧。

（2）情感波动性的改变，包括情感不稳、情感淡漠、易激惹。

（3）情感协调性的改变，包括情感倒错、情感幼稚。

（八）意志行为障碍

意志行为障碍包括意志增强、意志缺乏、意志减退、精神运动性兴奋、精神运动性抑制。其中精神运动性兴奋包括协调性和不协调两种。精神运动性抑制包括木僵、违拗、蜡样屈曲、缄默等。其他动作和行为异常包括刻板动作、模仿动作、作态。

（九）意识障碍

意识障碍包括嗜睡、意识浑浊、昏睡、昏迷、朦胧状态、谵妄状态、梦样状态。

（十）自知力障碍

自知力又称为领悟力、内省力，指对自己精神疾病的认识和判断能力。神经症患者认识到自己的不适，主动叙述病情，要求治疗，说明其自知力完整。精神病患者否认自己有疾病，甚至拒绝治疗，存在自知力完全丧失或无自知力。

自知力是判断患者是否有精神疾病、精神疾病严重程度和治疗效果的重要指标之一。

第三节　精神分裂症和其他精神病性障碍

一、精神分裂症

1911年，瑞士精神病学家布鲁勒（E. Bleuler）首先提出了精神分裂症（schizophrenia）的概念，认为精神分裂症是一种常见的、病因尚未完全阐明的，一般无意识和智能障碍而表现特殊思维、知觉、情感与行为等多方面障碍，以及精神活动与环境不协调的精神疾病。多起病于青壮年，自然病程迁延，呈反复加重或恶化，但部分病人经治疗可保持痊愈或基本痊愈状态。

发达国家时点患病率(现患率)约为 0.8% 左右。1995 年,马文(K. Marvin)的研究表明,终身患病率不超过 0.6%。我国 1993 年调查分别为 0.531% 和 0.655%,有逐年增多的趋势。35 岁以上患病率存在明显的性别差异,男:女为 1:1.60;且家庭经济收入越低,患病率越高。

(一) 病因及发病机理

1. 遗传因素

家系调查显示,患者近亲属患病率高于一般人群数倍,与患者血缘关系越近,患病率越高。虽然分子遗传学试图定位控制精神分裂症的易感基因,但结果存在诸多矛盾,因此目前认为,该病可能是多基因遗传,由若干基因的叠加作用所致。

2. 神经生化因素

神经生物学、生理学、精神药理学及脑成像技术的应用提示:① 病人存在多种神经递质功能异常,中枢神经系统多巴胺水平增高、功能亢进;5-羟色胺水平异常;谷氨酸水平低下,功能不足。② 病人大脑颞叶、额叶及边缘系统存在脑组织萎缩、脑室扩大和沟回增宽。③ 母孕期病毒感染、围产期并发症、幼年严重创伤性应激和躯体疾病引起神经系统发育缺陷,与本病相关。

3. 心理与社会因素

不良生活事件、病前性格可能成为本病的诱发因素。

精神分裂症的病因及发病机理尚未完全阐明,上述单一因素均与疾病无明确的因果关系。因此,普遍认为本病是多因素共同作用的结果。

(二) 诊断标准

1. 症状标准

至少有下列 2 项,并非继发于意识障碍、智能障碍、情感高涨或低落,单纯型分裂症另规定:① 反复出现的言语性幻听;② 明显的思维松弛、思维破裂、言语不连贯、思维贫乏或思维内容贫乏;③ 思想被插入、被撤走、被播散,思维中断或强制性思维;④ 被动、被控制或被洞悉体验;⑤ 原发性妄想(包括妄想知觉、妄想心境)或其他荒谬的妄想;⑥ 思维逻辑倒错、病理性象征性思维或语词新作;⑦ 情感倒错或明显的情感淡漠;⑧ 紧张综合征、怪异行为或愚蠢行为;⑨ 明显的意志减退或缺乏。

2. 严重标准

自知力障碍,并有社会功能严重受损或无法进行有效交谈。

3. 病程标准

① 符合症状标准和严重标准至少已持续 1 个月,单纯型另有规定;② 若同时符合分裂症和情感性精神障碍的症状标准,当情感症状减轻到不能满足情感性精神障碍症状标准时,分裂症状需继续满足分裂症的症状标准至少 2 周以上,方可诊断为分裂症。

4. 排除标准

排除器质性精神障碍,以及精神活性物质和非成瘾物质所致精神障碍。尚未缓解的分裂症病人,若又罹患本项中前述两类疾病,应并列诊断。

（三）主要临床类型与表现

1. 偏执型

诊断标准为:符合分裂症诊断标准,以妄想为主,常伴有幻觉,以听幻觉较多见。

2. 青春型

诊断标准为:符合分裂症诊断标准,常在青年期起病,以思维、情感、行为障碍或紊乱为主。例如明显的思维松弛、思维破裂、情感倒错、行为怪异。

3. 紧张型

诊断标准为:符合分裂症诊断标准,以紧张综合征为主,其中以紧张性木僵较常见。

4. 单纯型

诊断标准为:① 以思维贫乏、情感淡漠或意志减退等阴性症状为主,从无明显的阳性症状;② 社会功能严重受损,趋向精神衰退;③ 起病隐袭,缓慢发展,病程至少 2 年,常在青少年期起病。

5. 未定型

本型又名混合型或未分型。诊断标准为:① 符合分裂症诊断标准,有明显阳性症状;② 不符合上述亚型的诊断标准,或为偏执型、青春型或紧张型的混合形式。

6. 其他型或待分类的分裂症

如儿童或晚发性精神分裂症、精神分裂症后抑郁,或残留型、慢性衰退型等。

（四）治疗

早期发现,足量、足疗程抗精神病药物,如一线药物(利培酮、奥氮平、喹硫平等)、二线药物(氯丙嗪、氟哌啶醇、奋乃静等)及长效药物(氟哌啶醇癸酸酯、利培酮、帕利哌酮等)治疗。缓解期可配合系统心理治疗与家庭教育,但不可替代药物治疗。

【病例摘录】

某男,25 岁,未婚,公司职员。因 3 年来自言自语、孤僻多疑、行为异常、无法与人相处病休后就诊。3 年来无明显诱因,感觉心烦意乱、头痛,认为总有人在说其坏话,每天只要一走进办公室,同事们就马上不说话了,肯定他们刚才在议论自己。回到家,耳朵里还能听到他们的议论,说其花心、缺德、破坏别人夫妻关系等等;常伏地倾听"地球隆隆的响声",说"了不得了,天下大乱了";在听电视新闻的同时听到另一个声音,骂其不争气、死有余辜。这些声音经常出现,无法自控,认为受到了别人电磁波的控制而失去了自由,甚至窗外有人咳嗽也认为是冲着他的,坚信受到了邻居和公交车上人的跟踪和迫害,从而恐惧不安,看到警察就四处躲避,认为是来逮捕自己的。家人、同事说服无效。患者从小受到父母的严厉管教,性格内向、敏感多疑、刻板,但身体健康,学习、生活均顺利。病前生活自理,母子交流正常;病后判若两人,情感淡漠,常自言自语,行为被动、懒散,不叠被,不洗脸,穿衣、吃饭等日常生活要人料理。经医学检查未发现器质性病变,诊断为"偏执型精神分裂症"。

二、其他精神病性障碍

(一)偏执性精神障碍

偏执性精神障碍(paranoid mental disorders)是病因未明的一组以系统妄想为主要症状的精神障碍,若有幻觉,则历时短暂且不突出;在妄想症状未发作的情况下,无明显的其他心理异常。这是与偏执型精神分裂症最主要的区别。常于30岁以后起病,女性未婚者多见。

1. 病因及发病机理

确切病因尚未阐明,目前认为可能与下列因素有关:

(1)个性因素:本病在强而不可遏止型神经类型中多见。因神经系统抑制过程不足而兴奋过程占优势,表现出主观、固执、敏感多疑、自我中心等特点,若在此基础上遭遇应激刺激或内在冲突,在大脑皮层形成病理性兴奋灶,导致患者对自身精神状态缺乏批判,曲解客观事实,长期耿耿于怀,逐步形成偏执观念。这种观念与环境不断冲突、循环强化,构成妄想。

(2)遗传:有学者提出本病有遗传倾向,但尚待证实。

(3)文化背景:近年有报道,某些文化中发病率相对较高,因偏执人格是其亚文化的构成部分。

2. 诊断标准

(1)症状标准:以系统妄想为主要症状,内容较固定,并有一定的现实性,不经了解,难辨真伪。主要表现为被害、嫉妒、夸大、疑病或钟情等内容。

(2)严重标准:社会功能严重受损和自知力障碍。

(3)病程标准:符合症状标准和严重标准至少已持续3个月。

(4)排除标准:排除器质性精神障碍、精神活性物质和非成瘾物质所致精神障碍、精神分裂症和情感性精神障碍。

3. 治疗

患者往往拒绝治疗,且目前尚无针对本病的药物,仅在出现兴奋、激动、持续性焦虑与抑郁,或妄想发作,出现影响社会治安的行为时,为缓解症状可短期选用低剂量抗精神病、抗焦虑、抗抑郁药物。

【病例摘录】

某女,内科医生,44岁,离婚,因疑人迫害3年半就诊。4年前因医患纠纷受到医院领导责备,并要求其写检查,甚感苦恼,深夜不眠。联想到自己曾因为"奖金分配"问题与科室主任发生过争吵,认为一定是领导合伙背后故意整人,于是不断上访。经核实并无故意整人的情况,但病人坚信不疑。一次,科室主任要求大家不能拿患者"红包",病人怀疑领导要求自己反省是组织上让其检讨"拿了患者的红包"，深感冤枉，多次投诉，要求还其清白。组织上反复调查后予以澄清，但病人坚信领导故意敷衍，期间尚能坚持工作。但其后情况越来越糟，在小区门口，保安迎面走来未打招呼，便认为对她有意见、看不起她，与保安反复冲突、争吵。开会时，对面的领导和同事低声耳语，便认为是在散播她的问题，让很多人都知道了。有人在本子上记录电话号码，即认为是领导派来监视、陷害她的。后因为在工作中多次出错而被调到后勤工作，更坚信是领导在报复，多次在医院内张贴海报，反复上访。经组织调查并没有人迫害，但教育、安抚无效。经医学检查无器质性病变，诊断为"偏执性精神障碍"。

（二）急性短暂性精神病

急性短暂性精神病（acute transient psychotic disorders）指一组起病急骤、以精神病性症状为主的短暂精神障碍，多数病人能缓解或基本缓解。病前存在明显的综合性应激因素（如精神刺激、过度疲劳、环境拥挤、慢性缺氧、食物饮水缺乏等），或在旅途中急骤起病。目前认为，本病病因与病前个性有关。本病包括分裂样精神病、旅途性精神病、妄想阵发（急性妄想发作）、其他或待分类的急性短暂性精神病。诊断标准为：

1. 症状标准

具有精神病性症状，至少需符合下列1项：① 片断妄想，或多种妄想；② 片断幻觉，或多种幻觉；③ 言语紊乱；④ 行为紊乱或紧张症。

2. 严重标准

日常生活、社会功能严重受损，或给别人造成危险、不良后果。

3. 病程标准

符合症状标准和严重标准至少已数小时到1个月，或另有规定。

4. 排除标准

排除器质性精神障碍、精神活性物质和非成瘾物质所致精神障碍、分裂症或情感性精神障碍。

【病例摘录】

某女，34岁，于1个月前因家务纠纷遭姑嫂责打后，急起精神失常。表现为发呆、自语"我是好人，你们冤枉我"。食眠减退，不做家务，生活不能自理。暴躁易怒，毫无原因地毁物伤人，家人难于接近。走在街上认为邻居看不起她，说她坏话。常常坐在家中却听到窗外有人议论其道德败坏、是卖国贼，家人多次开窗让其观察并没有人在议论，但病人坚信不疑。常担心有人在饭中下毒，近1周病情加重，边哭边唱，说她冤情比海深，说主席是其哥哥且被其姑嫂下毒害死，一定要申冤报仇。就诊时，经医学检查无器质性病变，诊断为"急性短暂性精神病"。

本类疾病还包括感应性精神病、分裂情感性精神病、其他或待分类的精神病性障碍。在本教材中不予赘述。

第四节　心 境 障 碍

心境障碍（mood disorder）旧称情感障碍,是以心境和情感改变为主要特征的一组变态心理。其情绪低落或高涨十分强烈、持久,一般在 6 个月以上,超过了个体对生活事件应激反应的一般程度。主要包括:躁狂发作、抑郁发作、双相障碍、持续性心境障碍。本病患病率因诊断标准、调查方式不同而存在明显的地区差异。1993 年,我国时点患病率 0.052%,终生患病率 0.083%,并有逐年增多的趋势。随着诊断标准的更新及社会发展,目前我国抑郁性障碍患病率不低于 1%,西方在 2%～25%之间。另一个较少受诊断标准影响的指标是自杀率,1982 年的调查反映,我国年平均自杀率为 0.85/万,5 年累计 4.2/万;1993 年两组数据分别增至 2.22/万和 11.1/万。心境障碍的主要发病年龄为 21～50 岁,女性多于男性,农村高于城市。

一、病因及发病机理

1. 神经生化因素

研究表明,在中枢 5-羟色胺功能低下的基础上,去甲肾上腺素功能低下可表现出抑郁、亢进导致躁狂;多巴胺功能低下与抑郁症发病密切相关;中枢兴奋性神经递质谷氨酸与抑制性递质 γ-氨基丁酸相互制约,心境障碍常表现二者代谢与功能紊乱。近来的研究进一步提示,第二信使系统功能障碍,如抑郁症患者环磷酸腺苷水平低下。

下丘脑是神经内分泌功能的调节中枢。本病与下丘脑—垂体—肾上腺轴、下丘脑—垂体—甲状腺轴功能紊乱有关。近年来,对下丘脑—垂体—性腺轴、生长激素、受体功能、免疫系统与本病的关联性研究方面也取得了重要突破。

2. 遗传因素

家系调查发现,心境障碍发病者亲属患本病的概率为一般人群的 10～30 倍。血缘关系越近,患病概率越高,其中尤以双相障碍最明显。

3. 心理社会因素

心理社会因素在本病发生、发展中的重要作用日益受到重视。生活事件及各种心理应激是本病的高危因素。经典精神分析认为,抑郁症是对亲密者攻击的替代,是人格结构的冲突和未曾摆脱的被压抑的童年体验。客体关系取向的精神分析认为,抑郁症与早年重要客体丧失密切相关。行为主义的学习理论应用"获得性无助"模型解释抑郁症的发病机理。而认知心理学认为,导致抑郁症的原因是过分消极的错误观念。

4. 心境障碍的中医学病机

抑郁症与中医学"郁证"、"忧证"、"癫痫"等有相似之处。

早在宋代,中医就将"郁证"进行了分类,一是因病致郁,二是因郁致病。如顾锡曾在《银海指南·郁证》中总结说:"五气之郁,因病而郁者也;情志之郁,因郁而病者也。"

历代医家对郁证的论述较多,如《丹溪心法·六郁》说:"气血冲和,万病不生。一有怫郁,诸病生焉。故人身诸病,多生于郁。"《杂病源流犀烛·诸郁源流》说:"诸郁脏气病也,其原本由思虑过深,更兼脏气弱,故六郁之病生焉。"《景岳全书·郁证》又说:"凡五气之郁则诸病皆有,此因病而郁也。至若情志之郁,则总由乎心,此因郁而病也。"因此,《素问·六元正纪大论》说:"木郁达之,火郁发之,土郁夺之,金郁泄之,水郁折之。"《临证指南医案·郁》又说:"郁证全在病者能移情易性。"以上论述都强调了心理治疗的重要性。

二、躁狂发作

躁狂发作(manic episode)以心境高涨为主,主要表现为情绪高涨、思维奔逸、精神运动性兴奋、与其处境不相称的心境障碍。某些病例仅以易激惹为主。严重者可继发幻觉、妄想等精神病性症状。

(一)躁狂单次发作的诊断标准

1. 症状标准

以情绪高涨或易激惹为主,并至少有下列 3 项(若仅为易激惹,至少需下列 4 项):① 注意力不集中或随境转移;② 语量增多;③ 思维奔逸(语速增快、言语迫促等)、联想加快或意念飘忽的体验;④ 自我评价过高或夸大;⑤ 精力充沛、不感疲乏、活动增多、难以安静或不断改变计划和行动;⑥ 鲁莽行为(如毫无理由的挥霍、不负责任或行为不计后果等);⑦ 睡眠需要减少;⑧ 性欲亢进。

2. 严重标准

严重损害社会功能,或给别人造成危险或不良后果。轻性躁狂症可致社会功能轻度受损。

3. 病程标准

① 符合症状标准和严重标准至少已持续 1 周。② 可存在某些分裂性症状,但不符合分裂症的诊断标准;若同时符合分裂症的症状标准,在分裂症状缓解后,满足躁狂发作标准至少 1 周。

4. 排除标准

排除器质性精神障碍,以及精神活性物质和非成瘾物质所致躁狂。

(二)躁狂发作的形式

除符合躁狂发作标准外,轻性躁狂症社会功能损害程度较轻;无精神病性症状躁狂症无幻觉、妄想或紧张综合征等精神病性症状;有精神病性症状躁狂症兼有幻觉、妄想或紧张综合征等精神病性症状;复发性躁狂症目前发作符合上述某一型躁狂标准,并在间隔至少 2 个月前有过 1 次发作符合上述某一型躁狂标准,且从未有过抑郁障碍。

(三)治疗

西医以碳酸锂为首选药物;电抽搐治疗有一定效果。中医药可根据患者辨证采用豁痰开窍、清心安神、益气健脾等相应治法。目前认为,躁狂发作期不适用心理治疗。

【病例摘录】

某男,37岁,因间歇性反复发作,兴奋话多、夸大,伴行为动作增多、易激惹,而入院。病人性格外向、喜交往,于发病前无明显诱因急起精神失常,表现为兴奋话多,无故指责他人,到社区无理取闹,称自己要当官发财、能当国家主席,要社区领导拨款给他,否则就罢免对方官职。同时,无控制地购买烟酒,随意发给陌生人。活动增多,整日忙碌,夜间少眠,偷窃女性衣服胡乱穿在身上。当时生活尚能自理,住院诊断为"躁狂症",住院期间与其他病人一见如故、言语亲热、自吹自擂、滔滔不绝,易激惹,稍不如意就骂人、伤人,治疗好转后出院。后再发,先后7次入院,每次发作症状基本相同,未发作时一切正常。患病前后一直未出现心境低落、迟滞少动、悲观厌世等症状。最后一次入院前加重,表现为生活难于自理,四处流浪、乞食到外地,兴奋话多,爱管闲事,但有始无终;有时站在路上指手画脚、吹口哨,指挥交通,导致交通秩序混乱;在收容所内无理取闹、打人、伤人。入院时意识清楚,读报纸标题"昆明市禁止米线涨价"时,手舞足蹈地说"米,白白的大米,一根根的线,放长线,钓大鱼,一条大鱼、一滴水,我像青松一样万古长青、永垂不朽!",并鼓动病友"我们都是革命的一根针,前进吧! 伟大的中国人民,冲锋吧! 永远前进!"。经医学检查无器质性病变,诊断为"复发性躁狂症"。

三、抑郁发作

抑郁发作(depressive episode)是一类以情绪低落、思维缓慢、语言动作减少和迟缓为主要特征的心境障碍。可从闷闷不乐到悲痛欲绝,甚至发生木僵,严重者伴幻觉、妄想等精神病性症状,但这些精神病性症状继发于情绪低落而非主要临床相;某些病例还可伴有或曾出现明显的焦虑与运动性激越,但达不到躁狂发作的诊断标准,如果考察病史曾出现过躁狂发作,则诊断双相障碍。因此,下列标准包括首次发作抑郁症和复发性抑郁症,但不包括发生于双相情感障碍中的抑郁状态。

(一) 诊断标准

1. 症状标准

以心境低落为主,并至少有下列4项:① 兴趣丧失、无愉快感;② 精力减退或疲乏感;③ 精神运动性迟滞或激越;④ 自我评价过低、自责或有内疚感;⑤ 联想困难或自觉思考能力下降;⑥ 反复出现想死的念头或有自杀、自伤行为;⑦ 睡眠障碍,如失眠、早醒或睡眠过多;⑧ 食欲降低或体重明显减轻;⑨ 性欲减退。

2. 严重标准

社会功能受损,给本人造成痛苦或不良后果。

3. 病程标准

① 符合症状标准和严重标准至少已持续2周。② 可存在某些分裂性症状,但不符合分裂症的诊断;若同时符合分裂症的症状标准,在分裂症状缓解后,满足抑郁发作标

准至少2周。

4．排除标准

排除器质性精神障碍,以及精神活性物质和非成瘾物质所致抑郁。在病人既往生活中,不存在足以符合躁狂症的标准。本抑郁发作标准仅适用于单次发作的诊断。

（二）治疗

西医可选用阿米替林、丙咪嗪等抗抑郁药物。对于缓解期病例,可配合采用短程个别心理治疗,如认知疗法,以改变患者的观念,提高应付技巧;家庭治疗可解决亲密关系中的矛盾冲突。近来研究表明,长程心理治疗并不合适,除非伴有人格障碍。

中医一般采用移精变气法、言语开导法、情志相胜法、顺志从欲法、针灸推拿法、气功疗法、传统体育运动(太极拳)等。中药可辨证选用越鞠丸、四逆散、逍遥散、天王补心丹、酸枣仁汤、甘麦大枣汤、桂附地黄丸等。

【病例摘录】

某男,47岁,因反复出现忧愁、少语、少动症状1个月,总病期3年余入院。患者自幼胆小怕事,谨小慎微,性格孤僻。3年前,在单位例行会议上听闻领导强调职工不能利用职务之便收受群众的礼物,当晚即难于入睡,1周后开始长吁短叹、少言寡语,食欲减退、懒动。说自己有罪,拿了公家的东西,不该吃饭,没本事还背后害人,贪污公款,乱搞两性关系,语速缓慢、简短、低沉,对任何事情均无兴趣,性欲缺失,早醒,情绪低落且于早晨加重。妻子劝其就医,病人拒绝。后强行拖拽其就诊,又对医生历数自己的罪行,说应该被判刑、被枪毙,死有余辜,且面带愁容和惊惧之色。经治疗1个半月后症状消失出院,与病前无异。后再发,两次入院。发作症状类似,并逐渐加重,体重明显减轻,反应迟钝,极度疲劳,拒不进食,多卧床,坚信有一个不相识的人要害他,口称有罪,要自杀,要写检讨,见人就下跪。手拿钢笔上蹿下跳,说自己与邻居姑娘、嫂嫂、婶婶乱搞男女关系,要求医生处死自己。发病期间无易激惹、兴奋动作增多等症状。经医学检查无器质性病变,诊断为"抑郁发作"。

四、双相障碍

双相障碍(bipolar disorder)是指发病以来,既有躁狂发作、又有抑郁发作的一种心境障碍。躁狂发作需持续1周以上,抑郁发作需持续2周以上,躁狂和抑郁交替循环发作,也可二者混合出现。一般呈发作性病程,每次发作后进入精神状态正常的间歇缓解期,大多数病人有反复发作倾向,部分可有残留症状。

五、持续性心境障碍

持续性心境障碍(persistent mood disorder)是一组持续性并常有起伏,但每次发作极少严重到足以描述为轻躁狂或轻度抑郁发作的心境障碍。其中,恶劣心境自杀危险与重度抑郁发作相当,类似于传统分类法中的抑郁性神经症。而其他待分类的持续性心境障碍,本教材不赘述。

（一）诊断标准

1. 症状标准

（1）环形心境障碍:反复出现心境高涨或低落,但不符合躁狂或抑郁发作症状标准。

（2）恶劣心境:持续存在心境低落,但不符合任何一型抑郁的症状标准,同时无躁狂症状。

2. 严重标准

（1）环形心境障碍:社会功能受损较轻。

（2）恶劣心境:社会功能受损较轻,自知力完整或较完整。

3. 病程标准

环形心境障碍和恶劣心境均需符合症状标准和严重标准至少已2年,但这两年中,可有数月心境正常的间歇期。

4. 排除标准

（1）环形心境障碍:① 心境变化并非躯体病或精神活性物质的直接后果,也非分裂症及其他精神病性障碍的附加症状;② 排除躁狂或抑郁发作,一旦符合相应标准,即诊断为其他类型情感障碍。

（2）恶劣心境:① 心境变化并非躯体病(如甲状腺功能亢进症)或精神活性物质导致的直接后果,也非分裂症及其他精神病性障碍的附加症状;② 排除各型抑郁(包括慢性抑郁或环形情感障碍),一旦符合相应的其他类型情感障碍标准,则应作出相应的其他类型诊断;③ 排除抑郁性人格障碍。

（二）治疗

三环类、四环类以及氟西汀、帕罗西汀等抗抑郁药可显著改善症状。心理治疗作为辅助疗法,可首选认知行为疗法。

【病例摘录】

某女,28岁,因心情郁闷5年就诊。父亲曾患轻度抑郁发作。病人从记事起就感觉父母不喜欢自己,常责骂其没出息,认为是因为皮肤黝黑,很自卑。发誓要出人头地,心情压抑、内向,但学习刻苦。后因考硕士研究生时压力增大且两次受挫,引起悲观失望、长吁短叹,认为前途暗淡,食欲减退,难于入睡、早醒,白天头昏、头痛,注意力不集中,很疲惫。于是更加自卑,觉得什么都不如别人,没有男孩子会喜欢自己,现在、未来都是一无所有,十分痛苦。对学习、社会交往缺乏兴趣,常觉人生如梦,不如一死了之,几次登上高楼试图轻生,但又不甘心就这样放弃。生活有些懒散,但能料理,坚持工作但效率降低,想换个工作又顾虑重重。十分担心长此以往会患"精神病",于是主动求医。经医学检查未发现器质性病变,诊断为"恶劣心境"。

第五节　神　经　症

一、神经症概述

神经症(neuroses),曾被称为神经官能症,是一组主要表现为焦虑、情绪低落、恐惧、强迫、疑病症状或神经衰弱症状的精神障碍。病程多迁延。

(一)神经症的共同特征

(1)诱因多为心理社会(环境)因素。

(2)患者常具有一定的人格缺陷或障碍。有研究表明,40%～70%的患者合并人格障碍。

(3)症状以没有器质性病变为基础。

(4)妨碍正常心理与社会功能。

(5)能意识到心理冲突,自知力充分。心理冲突常变形,针对日常生活中无关紧要的小事情,在普通人看来无法被理解,且感到不能控制自认为应该控制的心理活动。

(6)自觉精神痛苦。无自述痛苦不能诊断神经症。其中最常见的是焦虑情绪。

(7)防御行为。神经症患者往往有种种特殊的行为模式且无法自控,以逃避现实困难,对抗内心痛苦。如果不允许患者做出这种行为,患者会变得极度焦虑不安;如不能以轻松的方式完成这种行为,也会陷入自己制造的恶性循环和重重矛盾之中。

(8)躯体不适感。几乎所有的患者或多或少都会有躯体不适感,但这些不适感与医学检查不符,即并没有确实的病理学基础,但患者却自述"浑身是病",并为之紧张、痛苦,企求别人的同情和关心。

(9)人际关系冲突。由于神经症患者的躯体、情绪痛苦和不良行为反应,使他们高度自我为中心,过度地要求别人,沉浸在自己的苦恼中,不能体谅、关心、理解他人。一方面,他们经常引发人际关系冲突,不能与人和睦相处;另一方面,由于亲朋过多的同情关照,神经症患者可以逃避责任和放任自己,以带来继发性受益,从而使其症状更难以改变。

(二)神经症的病因与发病机理

神经症的直接致病因素目前尚不明确。目前认为,其病因是以心理社会因素为主,兼有生化、遗传因素,是多因素共同作用的结果。

1. 心理社会因素

(1)外在因素:患者常经历较多的负性生活事件,构成应激刺激。程度并不十分强烈,但往往多种刺激反复发生且历时较长,与应激相关障碍明显有别。

(2)内在因素:个性特征是神经症的易患基础。巴甫洛夫(Pavlov)曾认为,弱型或强而不均衡型是神经症患者的主要人格类型。艾森克(Eysenck)也指出,古板、严肃、焦虑、敏感等性格的人易患神经症。例如,刻板、力求完美与自卑并存的人格特征与强迫症的发生密切相关。而不同心理学派基于神经症病因、发病机理及表现的阐释,形成了对人格形成与结构的不同观点,在其他章节中已有论述。

2. 生物学因素

(1)遗传因素:焦虑症、强迫症单卵双生的同病率明显高于双卵双生,且疑病症存在家族聚集性,其一级亲属的同病率高于其他亲属,并远高于普通人群。

(2)生化因素:已证实,焦虑症、恐惧症和强迫症与去甲肾上腺素、5-羟色胺系统功能障碍有关。例如,焦虑症交感神经功能普遍亢进;尿中儿茶酚胺排量增加,对正常人注射去甲肾上腺素后出现焦虑症的所有躯体症状;用交感神经 β-受体阻断剂普萘洛尔可显著抗焦虑。

(三)神经症的诊断标准

1. 症状标准

至少有下列 1 项:① 恐惧;② 强迫症;③ 惊恐发作;④ 焦虑;⑤ 躯体形式症状;⑥ 躯体化症状;⑦ 疑病症状;⑧ 神经衰弱症状。

2. 严重标准

社会功能受损或无法摆脱的精神痛苦,促使其主动求医。

3. 病程标准

符合症状标准至少已 3 个月,其中,惊恐障碍至少 6 个月。

4. 排除标准

排除器质性精神障碍、精神活性物质与非成瘾物质所致精神障碍、各种精神病性障碍,如精神分裂症、偏执性精神障碍及心境障碍等。

二、常见的神经症及中医对常见神经症的认识

(一)恐惧症及中医对恐惧症的认识

恐惧症(phobic neurosis)是一种以过分和不合理地惧怕外界客体或处境为主要症状的神经症。病人明知此时并无危险,没有害怕的必要,但这种认识仍不能防止恐惧发作。恐惧发作时常常伴随显著的焦虑和自主神经症状。这种恐惧情绪属于客体焦虑,是这种客体出现可能性所引起的过分担心。因有明确的外在客体与处境,导致病人极力回避,回避后恐惧症状即缓解。若所害怕的客体或处境为非外界性的,则不能诊断为恐惧症,例如对疾病或畸形的恐惧属于疑病症。恐惧症患者常伴有抑郁情绪,但却是继发性的,在临床症状中不占主导地位。

1. 分类和临床表现

(1)物体恐惧症:又称单纯恐惧症。常见的有① 动物恐怖:恐惧小动物,害怕猫、狗、老鼠、鸟、鸡、小昆虫等;② 尖锋恐怖:恐惧尖锐物体,如刀、剪子等;③ 见血恐怖:恐惧血液,害怕见血;④ 不洁恐怖:恐惧一切不清洁物品;⑤ 不祥恐怖:对棺材、坟墓等不

祥物的恐怖;⑥ 声音恐怖:恐怖风声、树叶声等。

(2) 场所恐惧症:常见的有① 广场恐怖:对公共场所产生恐惧,不敢到这些地方去,担心昏倒或失去控制又无法迅速离开,或出现濒死感;② 恐高症:害怕高出平地的楼层等;③ 幽闭恐怖:恐惧一个人独处;④ 黑暗恐怖:恐怖无灯夜晚。

(3) 社交恐惧症:常见的有① 赤面恐怖:担心自己在众人面前脸红而惊恐;② 视线恐怖:怕他人注视自己或自己注视异性。

2. 诊断标准

(1) 符合神经症诊断标准。

(2) 以恐惧为主,需符合以下4项:① 对某些客体或处境有强烈的恐惧,恐惧的程度与实际危险不相称;② 发作时有焦虑和自主神经症状;③ 有反复或持续的回避行为;④ 知道恐惧过分、不合理或不必要,但无法控制。

(3) 对恐惧情景和事物的回避必须是或曾经是突出症状。

(4) 排除焦虑症、分裂症、疑病症。

3. 治疗

行为疗法较为有效,如系统脱敏疗法、暴露疗法等。抗焦虑药有良好的抗恐惧作用,其中,以氯硝西泮、阿普唑仑效果较好。

4. 中医对恐惧症的认识及治疗

中医对恐怖性神经症的认识:本病与中医学中的"恐证"有相似之处。中医认为,恐归肾属水。陈无择说:"恐伤肾,其气怯。"其主要病机为"恐则气下","血气内却,令人善恐"(《素问·四时刺逆从论》),治宜升其气,强其志,壮其内,益其精。

中医心理治疗可选用情志相胜法或行为疗法。如《儒门事亲》曾记载有张子和治疗卫德新之妻的恐惧症:"旅中宿于楼上,夜值盗窃人烧舍,惊堕床下。自后,每闻有响则惊倒不知人。家人辈蹑足而行,莫敢冒触有声,用药治之,岁余不痊,症属恐怖。张氏诊之,命二侍女执其两手,按高椅之上,当病妇面置一小茶几。张曰:'娘子当视此。'一木猛击之,其妇大惊。张曰:'我以木击几,何以恐惧?'伺少定,再击之,惊恐缓之。又斯许连击三五次。又以杖击门。又遣人击妇背后之窗。患者徐徐惊定而笑曰:'是何治法?'张曰:'《内经》云:惊者平之。平者,常也。平常见之必无惊。'是夜,子和又使人击门窗,自夕达曙。此后,虽闻雷声亦不恐惧也。"

中药可辨证选用朱砂安神丸、温胆汤等。其他如气功疗法、针灸疗法等也有较好疗效。

【病例摘录】

某女,19岁,大学二年级学生,因害怕上课,无法正常学习近1年就诊。患者因家境贫寒常感自卑,易紧张,少与人交往。虽然不适应大学生活,但很喜欢上外国文学这门课,更喜欢上课的年轻男老师。有一次上课正在幻想要是有这么一位男朋友该多么幸福,却突遇该老师提问,万分紧张,憋得满脸通红,双手颤抖,大脑一片空白,结结巴巴答不上来。老师没有批评,但患者还是觉察到老师有些埋怨。从此,一上该门课就忐忑不安、心慌、紧张、出汗,不敢抬头,总是在想千万别让我回答问题,根本听不进讲课的内容。之后,害怕上所有课,偶尔强迫去一次,便浑身冒汗、双手颤抖、呼吸困难,怕被老师提问,完全听不进所讲内容,最后只能待在宿舍里。患者为此非常痛苦,知道老师和别人其实不可怕,是自己心理上出了问题,但就是改变不了自己的害怕心理。因担心再这样下去会患精神病,迫切求治。经医学检查未发现器质性病变,诊断为"社交恐惧症"。

(二) 焦虑症及中医对焦虑症的认识

焦虑症(anxiety)是以焦虑为主要临床相的神经症。包括两种主要临床形式:惊恐(panic)障碍和广泛性(generalized)焦虑。有时可伴有疑病观念,但非主导症状。国内未见患病率的较大样本报道。

1. 焦虑的表现及分类

(1) 广泛性焦虑:文献中常称之为漂浮焦虑(free-floating anxiety)或无名焦虑。表现为没有确定客观对象和具体而固定观念内容的提心吊胆,其痛苦情绪与处境不相称。意味着导致焦虑情绪的危险或威胁尚未发生,或者用合理的标准衡量,诱发焦虑的事件与焦虑的严重程度不相称。同时伴有坐立不安、来回走动等精神运动性不安,以及心慌胸闷、呼吸困难、口干、恶心呕吐、尿频尿急、睡眠障碍等植物性神经功能紊乱。

(2) 惊恐发作:是惊恐障碍发作的主要表现,包括突然感到胸闷心悸、喉部梗塞、呼吸"困难"、出汗颤抖、头晕口干、四肢发肿,处于一种无明显原因的极度恐怖状态中,有"大祸临头"或濒死感。持续时间大约为数分钟至数十分钟,常可自行缓解。

2. 惊恐障碍的诊断标准

(1) 症状标准:① 符合神经症的诊断标准;② 惊恐发作需符合以下 4 项:第一,发作无明显诱因,无相关的特定情境,发作不可预测;第二,在发作间歇期,除害怕再发作外,无明显症状;第三,发作时表现强烈的恐惧、焦虑及明显的自主神经症状,并常有人格解体、现实解体、濒死恐惧或失控感等痛苦体验;第四,发作突然开始,迅速达到高峰,发作时意识清晰,事后能回忆。

(2) 严重标准:病人因难以忍受又无法解脱,而感到痛苦。

(3) 病程标准:在 1 个月内至少有 3 次惊恐发作,或在首次发作后继发害怕再发作的焦虑持续 1 个月。

(4) 排除标准:① 排除其他精神障碍,如恐惧症、抑郁症,或躯体形式障碍等继发的惊恐发作;② 排除躯体疾病如癫痫、心脏病发作、嗜铬细胞瘤、甲亢或自发性低血糖等继发的惊恐发作。

3. 广泛性焦虑的诊断标准

(1) 症状标准:① 符合神经症的诊断标准;② 以持续的原发性焦虑症状为主,并符合下列 2 项:第一,经常或持续的、无明确对象和固定内容的恐惧或提心吊胆;第二,伴自主神经症状或运动性不安。

（2）严重标准：社会功能受损，病人因难以忍受又无法解脱，而感到痛苦。

（3）病程标准：符合症状标准至少已6个月。

（4）排除标准：① 排除甲状腺功能亢进、高血压、冠心病等躯体疾病的继发性焦虑；② 排除兴奋药物过量、催眠镇静药物或抗焦虑药的戒断反应，以及强迫症、恐惧症、疑病症、神经衰弱、躁狂症、抑郁症或精神分裂症等伴发的焦虑。

4. 治疗

根据不同的理论取向，采用相应的治疗方法，或采用折中心理治疗。传统健身气功有一定疗效。药物可选用苯二氮䓬类和丁螺环酮以及三环类抗抑郁剂、β-受体阻滞剂等。

5. 中医对焦虑症的认识及治疗

中医虽未曾专用"焦虑"一词来描述本类变态心理，但却在"心悸"、"怔忡"、"不寐"、"急躁"、"惊悸"、"惊症"等众多症状或病症中涉及。此外，与中医的"七情"中的"惊"也有一定相似之处。《临证指南医案·惊》说："惊则伤胆……大凡可畏之事，猝然而至谓之惊。"其主要病机是："惊则心无所依，神无所归，虑无所定，故气乱也。"（《素问·举痛论》）宜采用"惊者平之"，既取使其习见习闻、惊渐平的心理治疗之法，又需配合方药镇惊、平惊治之。

《名医类案》曾记载："丹溪治一人，形质俱实，因大恐患，心不自安，如人将捕之，夜卧亦不安，耳后常见火光炎上，食虽进而不知味，口干而不欲饮。以人参、白术、归身为君，陈皮为佐，少加盐炒黄柏、元参，煎服半月而安。"此病属较典型的焦虑症。

中药方剂可辨证酌情选用朱砂安神丸、天王补心丹、甘麦大枣汤、六味地黄丸、温胆汤等。其他如气功疗法、移精变气法、针灸推拿疗法等也有较好疗效。

【病例摘录】

某女，37岁，已婚，因多年不孕，四处求医。9个月前行诊断性刮宫术，术中无明显不适，但术后阴道少量流血。虽经治疗1周后出血停止，无器质性改变，但病人恐慌、紧张情绪未缓解，常感心慌气促，进而担心罹患不治之症，更怕因不能生育而被丈夫抛弃，其夫百般劝慰无效。并开始出现失眠、烦躁、坐立不安，工作效率降低，又担心会被单位辞退而茶饭不思，甚至走在路上也担心会有飞来横祸，听见别人议论癌症就惊惧不安，担心患上宫颈癌，所以导致不孕。就诊3个月前症状加重，坐卧不宁、呼吸急促、胸闷、心悸、出汗增多、手脚麻木。自觉快要发疯了，虽明知自己的担心有些过分，但无法自控。经检查无器质性病变，诊断为"广泛性焦虑症"。

某女，33岁，性格较内向，做事认真细致。1年前在商场购物，天气炎热、人多拥挤，遂觉呼吸困难、胸闷、心慌，有种快要死的感觉，因此非常紧张、害怕，手脚发麻，浑身颤抖。经急诊科检查，未发现器质性病变。1个月后参加同学聚会又发生类似症状，仍未发现器质性疾病。此后症状经常发生，多时每周2～3次，少时每月4～5次，时间持续数十分钟，时间、地点、场合均无规律可循，也无明显发作征兆。发作时客观环境并无相应可怕的事物和情境,头脑清楚,可自行缓解,事后能回忆;不发作时生活、工作均正常。患者十分害怕再次莫名发作而导致死亡,曾多次到医院就诊,服用安定类药物无效。本次就诊时,患者回忆8岁时曾经被自行车撞过,当时非常害怕,以后就把这件事忘了。25岁时,其母亲突发心脏病去世,倍感痛苦的同时一直担心自己也会患同样的疾病。经医学检查无器质性病变,诊断为"惊恐障碍"。

(三) 强迫症及中医对强迫症的认识

强迫症(obsession)是以反复出现强迫观念和强迫动作为基本特征的一类神经症。病人能体验到源于自我的冲突及其所导致的焦虑感,为缓解焦虑,强迫自己产生某种自认没有必要、违反意愿的观念与行为,之后虽能意识到症状的异常性并极力抵抗,却无法摆脱。常为这种来源于有意识自我强迫和反强迫的并存式冲突,而倍感痛苦。病程迁延者可发展为仪式动作而使社会功能严重受损。国外报道一般人口中的患病率为0.05%~1%;国内流行病学调查的患病率为0.03%,多起病于青少年期或成年早期,性别分布上无显著性差别,但脑力劳动者所占比例较大。

1. 临床表现

(1) 强迫观念:表现为反复而持久地思考某些并无实际意义的问题,如持久的观念、思想、印象、冲动念头等。患者对这些内心体验无法控制,力图摆脱,但却为摆脱不了而万分紧张苦恼、心烦意乱、焦虑不安及出现躯体症状。包括:

① 强迫怀疑:较常见。患者对自己的行为动作、生活细节是否正确和正常产生顽固的、不必要的怀疑。如出门后怀疑门窗是否关好,刚发出的两封信是否装错了信封,医生是否为自己配错了药等等。

② 强迫回忆:对说过的话、做过的事、写过的信、经历过的某些情景反复地、无目的、不必要地回忆,自己因无法克制而痛苦异常。

③ 强迫性穷思竭虑:对自然现象或日常生活事件发生的原因进行无效的反复思考。如"为何一年有12个月","为何人只有两只眼"等等。

④ 强迫性对立思维:即不自觉地出现与自己所见所闻相反的思维。如听到"和平"、"美好",病人的脑子里立即出现"战争"、"敌对"等相反的概念。

⑤ 强迫联想:患者看到或听到某一事物或某一词时,就会不自主地联想与此有关的不详或可怕的事物。如看到"钞票",就立即想到病菌—肝炎—死亡等。

(2) 强迫动作:在强迫观念的基础上反复做出无意义的动作,做后暂时可缓解紧张,但一会儿又焦虑不安,非做下一次不可。包括:

① 强迫检查:对自己做过的事,总是怀疑有错,以致反复检查、核对。如多次反复检查门锁是否锁好等,即使影响上班也在所不惜。

② 强迫洗涤:常见的有强迫洗手、洗衣等。

③ 强迫计数:患者不可克制地计数某些无意义的东西,如楼梯、电杆等。

④ 强迫性仪式动作:患者常重复一套刻板动作。如出门一定要先跨左足,向前两

步再后退一步,一旦做错,必须重来一次等。

2．诊断标准

（1）症状标准:① 符合神经症的诊断标准,并以强迫症状为主,至少有下列 1 项:第一,以强迫思想为主,包括强迫观念、回忆或表象,强迫性对立观念,穷思竭虑,害怕丧失自控能力等;第二,以强迫行为(动作)为主,包括反复洗涤、核对、检查或询问等;第三,上述的混合形式;② 病人称强迫症状起源于自己内心,不是被别人或外界影响强加的;③ 强迫症状反复出现,病人认为没有意义,并感到不快,甚至痛苦,因此试图抵抗,但不能奏效。

（2）严重标准:社会功能受损。

（3）病程标准:符合症状标准至少已 3 个月。

（4）排除标准:① 排除其他精神障碍的继发性强迫症状,如精神分裂症、抑郁症或恐惧症等;② 排除脑器质性疾病,特别是基底节病变的继发性强迫症状。

3．治疗

森田疗法、认知行为疗法有较好效果,但也可根据实际情况采用其他取向的治疗方法。氯丙咪嗪是治疗强迫症的标准药物,此外,盐酸氟西汀也有一定效果。

4．中医对强迫症的认识及治疗

中医尚无相应病证与本病对应,历代文献亦无详细论述。《素问·灵兰秘典论》中云"肝者,将军之官,谋虑出焉";"胆者,中正之官,决断出焉",即道出此病的病变所在,并有效地指导着临床治疗。中药辨证选用温胆汤、龙胆泻肝汤、柴胡疏肝散、逍遥散、归脾丸等。其他,如言语开导法、情志相胜法、顺志从欲法、气功疗法等也有一定疗效。

【病例摘录】

某男,20 岁,自幼家庭贫困,常感自卑,但因极为严厉的家庭教育而懂事较早,自我要求较高,凡事力求完美,学习刻苦,成绩优异,一直担任学生干部。15 岁起时有手淫,常为无法克制而自责不已,认为是缺乏毅力的表现。进入高中后,担心任班委耽误时间,颇为顾虑,老师提出考试可加分,病人为此十分矛盾,反复思考,辗转不眠,总是每晚下定决心作出选择,次日却又动摇,无休无止,导致头昏、头痛、困倦乏力,上课注意力不集中而学习成绩下降。自感问题严重,于是强迫自己熬夜至凌晨 2 点,但效率极低。4 个月前出现凡事更加小心谨慎,吐痰时瞻前顾后,以防溅脏他人。某日去银行取钱,取出 5 张十元的钱款,随手装入衣袋,但转念一想此举过于疏忽,是否原来衣袋中就有一张十元的钞票,于是反复掏钱数达十余次。后出现反复呈二三十次地检查门窗、向人反复致谢等行为。病人自知没有必要,也没有任何人要求其这么想或做,于是每次都后悔不已,努力克制,但总是无法克服,循环往复,十分痛苦。担心被别人知道,会更加看不起自己,因此,迫切要求治疗。经医学检查无器质性病变,诊断为"强迫症"。

（四）躯体形式障碍及中医对躯体形式障碍亚型疑病症的认识

躯体形式障碍（somatoform disorders）是以各种躯体症状为主要临床表现，但不能证实有器质性损害或明确的病理生理机制存在，而有证据表明是与心理因素或内心冲突密切相关的一类变态心理。女性多见，起病多在 30 岁之前。由于各国诊断标准的差异，目前缺乏可供对比的流行病学资料。

包括：① 躯体化障碍，以多种多样、经常变化的躯体症状为主，可涉及身体的任何系统或器官，但以胃肠道不适、异常的皮肤感觉、皮肤斑点最常见；② 躯体形式自主神经紊乱，是一种主要受自主神经支配的器官系统（如心血管、胃肠道、呼吸系统）发生紊乱的神经症；③ 持续性躯体形式疼痛障碍，是一种不能用生理过程或躯体疾病予以合理解释的持续、严重的疼痛，常在心理应激或内心冲突时发生；④ 疑病症，下面予以重点介绍。

疑病症（hypochondria）是对自身健康过分关注，深信自己患了一种或多种躯体疾病，但与实际不符，并处于持续地对该病异常恐惧且可伴有焦虑、抑郁、强迫症状的躯体化形式障碍。

1．临床表现

患者常到处求医，迫切要求治疗，暗示性强，虽然多种检查结果与患者的申述不符，但医生的解释和保证往往不能消除患者的疑病观念，常对医生的只言片语和检查结果进行仔细"分析研究"，四处询问，不断查阅各种医学书籍，对号入座；他们对身体的任何细微变化特别"关注"，如心跳、呼吸、大小便、脸色、睡眠、饮食、头发、指甲等等。患者的言语完全集中在自己的"症状"上，犹如惊弓之鸟，惶惶不可终日。

2．诊断标准

（1）症状标准：① 符合神经症的诊断标准；② 以疑病症状为主，至少有下列 1 项：第一，对躯体疾病过分担心，其严重程度与实际情况明显不相称；第二，对健康状况，如通常出现的生理现象和异常感觉作出疑病性解释，但不是妄想；第三，牢固的疑病观念，缺乏根据，但不是妄想；第四，反复就医或要求医学检查，但检查结果阴性和医生的合理解释，均不能打消其疑虑。

（2）严重标准：社会功能受损。

（3）病程标准：符合症状标准至少已 3 个月。

（4）排除标准：排除躯体化障碍、其他神经症性障碍（如焦虑、惊恐障碍或强迫症）、抑郁症、精神分裂症、偏执性精神障碍。

3．治疗

抗抑郁或抗精神病药物治疗，但疗效有限，可制订个体化的心理治疗方案，采用认知疗法、生物反馈、森田疗法等进行系统治疗。

4．中医对疑病症的认识及治疗

中医对疑病性神经症的认识：在中医医案中记载有许多行之有效的治疗方法。成语中的"杯弓蛇影"就是疑病性神经症的典型例子。《名医类案》记载:"一人在姻家过饮,酒醉甚,送宿花轩。夜半酒渴,欲水不得,遂口吸石槽中水碗许。天明视之,槽中俱是小红虫,心陡然而惊,郁郁不散,心中如有蛆物,胃脘便觉闭塞,日想月疑,渐成痿膈,遍医不愈。吴球往视之,知其病生于疑也。用结线红色者,分开剪断如蛆状,用巴豆两粒同饭捣烂,入红线丸十数丸,令病人暗室内服之,置宿盆内放水。须臾欲泻,令病人坐盆,泻出前物,荡漾如蛆,然后开窗令亲视之,其病从此解。"

中医治疗疑病症:多采用暗示解惑、移精变气、气功导引、针灸推拿等方法治疗,有较好疗效。中药可辨证选用逍遥散、柴胡疏肝散、四逆散、温胆汤、甘麦大枣汤等对症治疗。

【病例摘录】

某男,32 岁,海外学习归国后,因担心罹患艾滋病,伴心慌、失眠、烦躁 7 个月就诊。患者因其海外同学被诊断为艾滋病后,联想到自己在海外也曾有过不洁性行为,故非常担心自己也感染了艾滋病病毒。为此,出现食欲减退、失眠、乏力、困倦,偷偷到疾控中心检查,结果阴性。心情暂时放松几天后,听闻在"窗口期"化验结果也可能为阴性,于是再次紧张起来,多次反复去不同的医院化验检查达 50 多次。虽然结果均为阴性,医生也保证其并未感染,但患者仍不放心,认为自己肯定已患上了艾滋病,只是目前的仪器不够灵敏,或者医生工作马虎而没有检查出来。于是,惶惶不可终日,紧张、恐惧、失眠多梦、心慌盗汗,感觉工作、生活没有了意义。患者性格较内向、敏感、多疑、好幻想。经检查无器质性病变,诊断为"疑病症"。

(五)神经衰弱及中医对神经衰弱的认识

神经衰弱(neurasthenia)是一种以脑和躯体功能衰弱为主的神经症,以精神易兴奋却又易疲劳为特征,表现为紧张、烦恼、易激惹等情感症状,以及肌肉紧张性疼痛和睡眠障碍等生理功能紊乱症状。这些症状不是继发于躯体或脑的疾病,也不是其他任何精神障碍的一部分。多缓慢起病,就诊时往往已有数月的病程,并可追溯导致长期精神紧张、疲劳的应激因素。偶有突然失眠或头痛起病,却无明显原因者。病程持续或时轻时重,病情波动常与心理社会因素有关。与慢性疲劳综合征的含义近似。其发病率高于焦虑症。

1. 临床表现

(1)兴奋症状:用脑即引起兴奋,回忆联想增多,对外界刺激(声、光、气味)敏感。

(2)抑制症状:精神易疲劳、脑力下降、记忆力差、注意力不集中、工作学习不能持久、效率降低等。

(3)情绪症状:情绪不稳定、多愁善感、喜怒无常、易激动、易烦躁、好争吵、易苦闷等。

(4)紧张性疼痛:主要为头痛。其他如肩背痛、全身肌肉酸痛等。

(5)睡眠障碍:入睡困难、浅睡多梦、梦境清晰、内容系统、睡眠后仍有疲乏感等。

（6）自主神经功能紊乱：心悸、胸闷、多汗、手抖、呼吸不畅、消化不良、腹胀、腹泻、便秘、尿频尿急等。

2. 诊断标准

（1）症状标准：① 符合神经症的诊断标准；② 以脑和躯体功能衰弱症状为主，特征是持续和令人苦恼的脑力易疲劳（如感到没有精神，自感脑子迟钝，注意力不集中或不持久，记忆差，思考效率下降）和体力易疲劳，经过休息或娱乐不能恢复，并至少有下列2项：第一，情感症状，如烦恼、心情紧张、易激惹等，常与现实生活中的各种矛盾有关，感到困难重重，难以应付。可有焦虑或抑郁，但不占主导地位。第二，兴奋症状，如感到精神易兴奋（如回忆和联想增多，主要是对指向性思维感到费力，而非指向性思维却很活跃，因难以控制而感到痛苦和不快），但无言语运动增多。有时对声光很敏感。第三，肌肉紧张性疼痛（如紧张性头痛、肢体肌肉酸痛）或头晕。第四，睡眠障碍，如入睡困难、多梦、醒后感到不解乏，睡眠感丧失，睡眠觉醒节律紊乱。第五，其他心理生理障碍，如头晕眼花、耳鸣、心慌、胸闷、腹胀、消化不良、尿频、多汗、阳痿、早泄或月经紊乱等。

（2）严重标准：病人因明显感到脑和躯体功能衰弱，影响其社会功能，为此感到痛苦或主动求治。

（3）病程标准：符合症状标准至少已3个月。

（4）排除标准：① 排除以上任何一种神经症亚型；② 排除分裂症、抑郁症。

说明：① 神经衰弱症状若见于神经症的其他亚型，只诊断其他相应类型的神经症；② 神经衰弱症状常见于各种脑器质性疾病和其他躯体疾病，此时应诊断为这些疾病的神经衰弱综合征。

3. 治疗

心理治疗首选支持性心理治疗和认知行为疗法。并可针对焦虑、抑郁采用相应的药物治疗，同时辅助谷维素等。

4. 中医对神经衰弱的认识及治疗

中医对神经衰弱的认识：由于该病涉及的症状繁多，历代医家多依据主症而分别归属于"神劳"、"不寐"、"耳鸣"、"眩晕""健忘"、"心悸"、"腹泻"、"便秘"、"虚劳"等病症。

《内经》云："怵惕思虑则伤神。"张景岳在《景岳全书》中对其发病作了较为详细的描述："无邪而不寐者，必营气不足也。营主血，血虚则无以养心，心虚则神不守舍。故或为惊惕，或为恐畏，或若有所系恋，或无因而偏多妄思，以致终夜不寐及忽寐忽醒，而为神魂不安。"

中医对神经衰弱的治疗有较好疗效，可采用移精变气法、言语开导法、情志相胜法、顺志从欲法、针灸推拿法、气功疗法、传统体育运动（太极拳）、书画音乐疗法等。中药可辨证选用归脾丸、参苓白术散、柏子养心丸、酸枣仁汤、天王补心丹、甘麦大枣汤、温胆汤、六味地黄丸、左归丸、右归丸等。

【病例摘录】

某男,46 岁,1 年前勉强调动工作,担任会计。从第 3 个月开始,因机构改革、工作任务增多、压力增大,同时又与领导意见不合,感到不如在原单位那么心情舒畅,与上下级搞不好关系,觉得别人对自己总是很疏远。于是心情郁闷、经常失眠,老担心工作上的事情,勉强入睡也多梦早醒,易发脾气,常因小事与人发生矛盾。白天工作时坐不住,烦躁、走神,缺乏耐心,注意力不集中,只要用脑便感觉疲倦而打瞌睡。时间一长,头昏、头痛,食欲不振,生活懒散,不愿与人交流。一方面害怕上班,想辞职;另一方面又担心年龄偏大,找不到更好的工作。犹豫不决,十分苦恼,遂主动求医。经检查未发现器质性疾病,诊断为"神经衰弱"。

第六节 癔症、应激相关障碍

一、病因与发病机理

1. 重大应激性事件

重大负性生活事件、自然灾害或慢性严重应激超过个体可以应付的限度是本类疾病发生的重要原因。同时,不良个性和有效应对方式的缺乏成为易患因素。例如,癔症患者的人格主要表现为感情用事,情感丰富;自我为中心,易受暗示;好幻想,善模仿;意志薄弱,乐于哗众取宠等,并多见于文化科学知识欠缺的女性。性格懦弱、依赖、缺乏独立性者易患适应障碍。

2. 社会因素

风俗习惯、宗教信仰、文化素养、生活方式等对本类疾病的发生和发作形式有一定影响。

二、癔症

癔症(hysteria)旧称歇斯底里,是指一种有癔症性人格基础和起病常受心理社会因素影响的精神障碍。主要表现为解离症状(部分或完全丧失对自我的身份识别和对过去的记忆,CCMD-3 称为癔症性精神症状)和转换症状(在遭遇无法解决的问题和冲突时产生不快心情,并转化成躯体症状的方式出现,CCMD-3 称为癔症性躯体症状)。这些症状没有可证实的器质性病变基础,并与病人的现实处境不相称。本症除癔症性精神病或癔症性意识障碍有自知力障碍外,自知力基本完整,病程多反复迁延。常见于青春期和更年期,女性较多。

(一)分类及临床表现

1. 癔症性精神障碍(解离型障碍)

患者受刺激后,情感爆发,尽情发泄,大哭大闹,捶胸顿足,甚至以头撞墙、打滚等;

意识障碍,意识蒙胧或昏睡,意识范围狭窄,只集中在与发病有关的不愉快情绪体验,如癔症性遗忘、癔症性神游、癔症性假性痴呆、多重人格等。

2. 癔症性躯体障碍(转换障碍)

患者将精神刺激造成的心理痛苦转换成躯体症状表现出来。它可以是感觉障碍,如失聪、失明、感觉缺失、感觉过敏、感觉异常等;也可以是运动障碍,如抽搐发作、瘫痪、失音等。

(二)诊断标准

1. 症状标准

(1)有心理社会因素作为诱因,并至少有下列 1 项综合征:① 癔症性遗忘;② 癔症性漫游;③ 癔症性多重人格;④ 癔症性精神病;⑤ 癔症性运动和感觉障碍;⑥ 其他癔症形式。

(2)没有可解释上述症状的躯体疾病。

2. 严重标准

社会功能受损。

3. 病程标准

起病与应激事件之间有明确联系,病程多反复迁延。

4. 排除标准

排除器质性精神障碍(如癫痫所致精神障碍)、诈病。

说明:① 癫痫可并有癔症表现,此时应并列诊断;② 癔症性症状可见于分裂症和情感性精神障碍,假如有分裂症状或情感症状存在,应分别作出后两者的相应诊断。

(三)鉴别诊断

与低血糖、中暑昏厥、低血钙抽搐、肝昏迷、脑外伤、诈病及某些精神疾病相鉴别。

(四)治疗

氯丙嗪、奋乃静及抗焦虑药有良好效果,同时,首选暗示疗法、催眠疗法、支持性心理治疗。中医"移精变气"法也有一定疗效。

(五)中医对癔症的认识及治疗

中医对癔症的认识:中医根据癔症的主证而将其分别归属于"脏躁"、"梅核气"、"百合病"、"失音"、"暴聋"、"奔豚气"、"气厥"、"郁厥"等。如《金匮要略》说"妇人咽中如有炙脔,半夏厚朴汤主之";又有"妇人脏躁,喜悲伤欲哭,象如神灵所作,数欠伸,甘麦大枣汤主之"。《医宗金鉴》云:"咽中如有炙脔,谓咽中有痰涎,如同炙肉,咯之不出,咽之不下者,即今之梅核气病也。"

在治疗方面,《医部全录·医术名流列传》曾记载:"李明甫,东阳人,善医,尤精针法。义乌令病心痛垂死,明甫视之曰:'有虫在肺下,药所不及,惟砭乃可,然非易也。'谬谓于背上点穴,密取水以巽之,令方惊而针已入。曰:'虫已死矣。'既而腹大痛,下黑水数升,虫亦去,遂愈。"

针灸辅以暗示疗法常可获良效。有时,中药方剂也能产生良好的暗示效果。中药辨证选用逍遥散、黄连温胆汤、半夏厚朴汤、龙胆泻肝汤、镇肝熄风汤、甘麦大枣汤、通窍活血汤等。

【病例摘录】

某女,30岁,未婚,初中文化,家境不宽裕,父亲早逝,自小性格暴躁、易怒、情绪波动大,动辄乱摔东西,哭闹不休,旁人越劝说越激烈;好幻想,善模仿各种电影角色。8个月前在寺庙抽到下签,解签者说只有"与人为善"才能化解灾祸。1周后,因生活琐事与姐姐发生剧烈争吵,被斥责没有良心,未尽到照顾家人的责任,老天爷会用"变哑"来惩罚,患者当时被气得昏厥过去,亲友急忙将其送往医院,途中患者自行苏醒。之后,患者情绪烦躁、易怒,与家人剧烈争吵、打斗2个小时后,喉咙发干、疼痛,突然说不出话来,口吐白沫,无法进食,后卧床不起。家人以为在打斗中伤到了患者,导致变哑和瘫痪,于是悉心照顾3日,未见好转,遂推送病人至医院检查。未发现任何器质性病变,诊断为"癔症"。

三、应激相关障碍

(一) 创伤后应激障碍

创伤后应激障碍(post traumatic stress disorder, PTSD)是个体对异常强烈的威胁、灾难性刺激作出延迟性或持久反应的变态心理。

1. 诊断标准

(1) 症状标准:

第一,遭遇对任何人而言都是异乎寻常的创伤性事件或处境,如地震、亲人突然亡故、罹患绝症、战争、长期家庭暴力等。

第二,持久重复体验创伤(闪回),并至少具备下列1项:① 不能控制地回忆创伤性经历;② 反复出现有创伤性内容的噩梦;③ 反复的错觉、幻觉;④ 反复触景生情而倍感精神痛苦,如听到其他人发生意外、目睹遗物、旧地重游等即感痛苦异常,并伴明显躯体反应。

第三,持久的警觉性增高,并至少具备下列1项:① 入睡困难或变浅;② 易激惹;③ 注意力不集中;④ 过度担惊害怕。

第四,回避与创伤相似的刺激或情境,并至少具有下列2项:① 极力不联想有关创伤经历的人和事;② 避免涉及能引起痛苦回忆的活动或地点;③ 回避人际交往,与亲人疏远;④ 兴趣爱好减少,但对与创伤经历无关的某些活动仍有兴趣;⑤ 选择性遗忘;⑥ 对未来失望、信心丧失。

(2) 严重标准:社会功能受损。

(3) 病程标准:遭遇创伤后数月,少数可6个月以上才出现变态心理,符合症状标准至少已3个月。

（4）排除标准：排除情感性精神障碍、其他应激障碍、神经症、躯体形式障碍等。

2. 治疗

抗焦虑、抑郁药，抗惊厥药与甲状腺素有效。但同时必须配合危机干预疏泄情绪，再综合应用认知疗法、冥想、来访者中心疗法、生物反馈、放松疗法与支持疗法，以巩固疗效。

【病例摘录】

某男，作为志愿者参加了某次地震后的救援工作。原本认为心理承受能力很强，但救援现场的惨烈与灾区人民的悲惨遭遇完全超出了其想象，回到原居住地之后反复想到生命的脆弱，感觉人生如梦，一切都是虚妄而毫无意义，工作积极性下降，对外界事物的兴趣降低，原来不抽烟的他开始大量吸烟。就诊前 4 个月，开始控制不住地回忆起搜索幸存者和参与抬尸体的场景，十分恐惧，失眠多梦，梦的内容多为堆积如山的死尸和倒塌、破碎的楼房，惊醒后常常一身冷汗。有时在夜间听到窗外婴儿啼哭、有人抽泣，强迫自己开窗检查，却发现什么人也没有。看电视或听别人谈及与死亡有关的内容，就痛苦不已、惊惧不安。家人询问原因，不愿作答而唉声叹气，回避与人交往，经常请假在家。经检查无器质性病变，诊断为"创伤后应激障碍"。

（二）急性应激障碍

急性应激障碍（acute stress disorder，ASD）旧称急性应激反应，是由突发性的、异乎寻常的强烈应激性生活事件所引发的一过性偏好障碍心理。本病可发生于任何年龄，综合各种报道，男女患病率接近。

1. 临床表现

起病急骤，遭受超强应激性刺激后 1 小时内出现症状。因个体差异，临床表现并不一致，开始常表现"麻木"状态，伴不同程度的意识障碍，以意识范围缩窄、定向力低下、对外界刺激反应力缺失、接触困难为主要特点，偶有自言自语、词句凌乱不连贯、难理解等特点；继续发展，最常出现自发活动减少、退缩、呆坐、卧床、心因性遗忘（不能回忆应激性事件），甚至木僵。其次，可表现交感神经系统亢进的应激状态，如兴奋、失眠、心动过速、震颤、出汗、逃跑、无目的四处漫游，伴恐惧、焦虑等情绪症状。如果临床表现与个人素质无关，以妄想、幻觉为主，且内容与应激源密切相关而较易被人理解，则考虑诊断为急性短暂性精神障碍。急性应激障碍病程短暂，不超过 1 个月。多数患者消除应激源后症状缓解，预后良好。持续时间超过 1 个月，应考虑诊断创伤后应激障碍。

2. 诊断标准

（1）症状标准：以异乎寻常的严重精神刺激为直接原因，并至少具有下列 1 项：① 有强烈恐惧体验的精神运动性兴奋，行为有一定盲目性；② 有情感迟钝的精神运动性抑制（如反应性木僵），可有轻度意识模糊。

（2）严重标准：社会功能严重受损。

（3）病程标准：在受刺激后数分钟至数小时急性起病，病程短暂，一般持续数小时至 1 周,不超过 1 个月缓解。

(4) 排除标准:排除癔症、精神分裂症及其他精神病性障碍、器质性精神障碍、非成瘾物质所致精神障碍、抑郁发作及其他应激性障碍。

3. 治疗

消除应激环境并以危机干预为主进行心理治疗。抗焦虑、抑郁药物不作首选,如有必要缓解症状,可短期、低剂量使用。

【病例摘录】

某女,17 岁,5 岁时丧父,虽有外地亲戚,但往来较少,与母亲相依为命。性格孤僻,为人老实、胆小懦弱,对母亲较为依赖,初中毕业后在餐馆打工为生。入院前 4 天,惊闻母亲突发车祸而亡,顿时浑身颤抖、嚎啕大哭。数小时后,不认识赶来的亲戚,大声喊叫"你不能死……,我这是在什么地方……"等,给予镇静剂入睡,第二日缓解,但表情茫然、呆坐、不进食,对医生的问题不予理会,生活无法自理。经检查未发现器质性病变和精神病性症状,支持性心理治疗 2 周后痊愈。诊断为"急性应激障碍"。

(三) 适应障碍

适应障碍(adjustment disorder)是在个性易患基础上,面对一个或多个应激刺激、困难处境而引发烦恼、情绪失调、适应不良行为、躯体功能障碍,并使社会功能受损的一种短期心因性障碍。本病不出现精神病性症状,多见于成年人,性别差异不明显。

1. 诊断标准

(1) 症状标准:具有直接的生活事件作为应激源,尤其是生活环境变化导致文化冲突或社会地位改变(如离家求学、移民、出国、入伍、退休等),并有理由推断生活事件和人格基础对导致精神障碍均起到重要作用。存在见于情感性精神障碍(不包括妄想和幻觉)、神经症、其他应激相关障碍亚型、躯体形式障碍或品行障碍的各种症状,但不符合上述障碍的诊断标准。以抑郁、焦虑、害怕等情感症状为主,并至少有下列 1 项:① 适应不良的行为障碍,如退缩、不注意卫生、生活无规律等;② 生理功能障碍,如睡眠不好、食欲不振等。

(2) 严重标准:社会功能受损。

(3) 病程标准:变态心理开始于心理社会刺激(但不是灾难性的或异乎寻常的)发生后 1 个月内,符合症状标准至少已 1 个月。应激因素消除后,症状持续一般不超过 6 个月。

(4) 排除标准:排除情感性精神障碍、其他应激相关障碍、神经症、躯体形式障碍,以及品行障碍等。

2. 治疗

尽可能脱离引起心理创伤的环境,转移或消除应激源,通过疏泄、解释、支持、鼓励、指导等帮助病人摆脱痛苦,认识疾病面对现实,提高适应能力。抗焦虑、抑郁药物并非首选,如有必要缓解症状,可短期、低剂量使用。

【病例摘录】

某女,19 岁,因不适应大学生活、心情郁闷 1 月余就诊。为独生女,颇受家长宠爱,性格懦弱、依赖,在上大学前从未住校生活过。进入大学生活 2 天即感不适,生活难以自理,入睡困难,不愿与人交往,十分想家,几次要求父母陪读,但限于现实原因无法达成。就诊前 2 周不愿上课,不愿走出宿舍,成天待在蚊帐里,一个人唉声叹气、哭泣,从不主动与人交流,由同学帮忙打好饭后递进蚊帐。班主任、同学多方劝慰无效,但能简单作答,只说自己要回家,不想再读书了。经检查未发现器质性病变和精神病性症状,诊断为"适应障碍"。

第七节 人格障碍

个体之间存在人格差异,即在各种不同的环境中表现出各自不同的稳定而持久的行为模式。人格较为健全者能有效地应对各种程度的挫折;缺陷而脆弱的人面对压力,可能形成焦虑、抑郁等神经症;重大缺陷者即便没有受到明显刺激并处于意识清醒状态下,也表现出一贯以来明显偏离常模的异常行为,无法适应环境,社会功能严重受损,甚至危害社会,但无精神病性障碍的症状,即为人格障碍(personality disorder)。这种行为异常往往始于童年、青少年或成年早期,较为稳定,不易改变。部分人伴随年龄增长(主要在 45 岁以后)、经验积累,可自行缓解。但由于人格障碍者虽认知能力完整,但对病态行为缺乏自知力而很少主动求治。

一、人格障碍的病因

人格障碍的病因尚不明确。目前认为是生物、心理和社会文化多因素复合偶联作用的结果。

1. 生物因素

研究表明,47XYY 染色体畸变可以形成攻击型人格;伴人格障碍的杀人犯现 XYY 型远多于正常人群。但尚无直接的证据说明因果关系,有关研究正逐步深入。

2. 心理因素

7 岁以内的家庭环境是人格塑形的关键。流行病学调查显示,早期母爱被剥夺、家庭破裂,以及放纵溺爱、管教刻板严苛、虐待等教养失当,其患病率高于其他人群。其中尤以早期母爱被剥夺最为严重,且特指幼儿在 3 岁以内缺乏与母亲(或母亲的替代者)接触的机会,或在 3 岁内至少有 3 个月以上完全被隔离,或在幼儿期频繁地更换乳母。

3. 社会—文化因素

个体社会化过程中不可避免地受到文化的熏陶和环境有意识、无意识的影响。社会动荡不安、治安状况恶化、暴力犯罪猖獗、赌博之风盛行等恶劣社会环境与不良社会制度,以及宣扬凶杀、淫秽、暴力等影视、网络文化媒介,都是人格障碍形成的温床。

二、人格障碍的类型

人格结构十分复杂,导致对人格障碍的区分标准难于统一。主要的人格障碍类型及其特点见表 5-1。

表 5-1　主要人格障碍类型及其特点

主要类型	主要特点
偏执型	突出表现为猜疑、偏执。对自己能力估计过高,对挫折、失败常外归因,敏感、多疑,缺乏宽容,报复心强,常曲解别人的好意或无意的行为,形成敌意;自尊心、好胜心强,认知主观而片面,易生嫉妒
分裂型	突出表现为观念行为怪癖、人际关系明显缺陷、情感冷淡。愉快体验缺失,让人感觉无法亲近;往往无动于衷而过分冷漠,在人际关系中无法表达温暖、体贴、愤怒,充满不信任感而没有亲密的朋友;过分沉湎于幻想而异常孤僻
反社会型（悖德型）	突出表现为行为与整个社会规范相背离。极端自私与自我中心而显得冷酷无情;明显违反社会规范与法纪的行为,不诚实,不负责任;不能与他人维持长久关系,凡事责怪他人,常为自己粗暴的行为辩解;行为缺乏深思熟虑,做出不计后果的攻击、冲动和暴行而无内疚感,不能从经验中自我反省,不知悔改
冲动型（爆发型）	突出表现为对自己的行为缺乏意志控制力,常作出不可预测、不计后果、不可遏制的暴发性反应,冲动易怒,稍不如意就火冒三丈;人际关系不稳定,几乎没有朋友
癔症型（表演型）	突出表现为暗示性高、行为易受他人影响,情感用事而进行戏剧性的、过分夸张与炫耀的自我表演,以吸引关注。情感体验肤浅易变,易受伤害;追求刺激,沉溺幻想;自我中心,放纵而从不考虑他人;欺骗说谎而操纵他人为自己的需要服务
强迫型	突出表现为苛求自我完美但又缺乏自信。往往刻板固执,做事循规蹈矩、墨守成规;自我怀疑,缺乏安全感而优柔寡断;过分注意细节和无关紧要的小事情,而忽视全局或重大事情
焦虑型（回避型）	突出表现为自卑、懦弱胆怯、易受惊吓而对任何事情都惊恐不安。习惯于夸大潜在的危险,过分追求被认可但又十分敏感,缺乏建立关系的勇气,以致回避日常活动
依赖型	突出表现为缺乏独立性,而将责任推给他人以对付逆境。认为自己无能而常有无助感、被遗弃感;过分依附他人而过于顺从别人的意志;时刻需要并容忍他人安排自己的生活;无法独立处理分离焦虑而常有被毁灭和无助的体验

三、人格障碍的诊断

CCMD-3 认为,人格障碍必须符合以下几项标准:

1. 症状标准

个人的内心体验与行为特征(不限于精神障碍发作期)在整体上与其文化所期望和所接受的范围明显偏离,这种偏离是广泛、稳定和长期的,并至少具有下列 1 项: ① 认知(感知及解释人和事物,由此形成对自我及他人的态度和形象方式)的异常偏离;② 情感(范围、强度及适切的情感唤起和反应)的异常偏离;③ 控制冲动及对满足个人需要的异常偏离;④ 人际关系的异常偏离。

2. 严重标准

特殊行为模式的异常偏离,使病人或他人感到痛苦或社会适应不良。

3. 病程标准

至少已持续 2 年,且始于童年、青年期,大于 18 岁。

4. 排除标准

人格特征的偏离非躯体疾病或其他精神障碍的表现或后果。

四、人格障碍的防治

人格障碍的治疗虽以心理为主,强调系统、持续、耐心,防止依赖、纠缠,以及周围人的密切配合,但矫正极为困难,效果并不理想,正所谓"江山易改,禀性难移"。必要时使用低剂量药物,但只能缓解症状,无法改变人格结构。因此,早期预防的意义远大于治疗。

第八节　性偏好障碍

性偏好障碍(sexual deviation)是指寻求性欲满足的对象与性行为方式违反社会习俗而完全异于常人的一组心理障碍。如果行为不是为了达到性满足,就不能诊断为性偏好障碍,如通过施虐行为引起性兴奋并获得满足,才能考虑诊断施虐癖。而且,性偏好障碍行为继发于其他精神疾病(如精神分裂),应将其视为该精神疾病的症状。因此,本教材所述乃原发性性偏好障碍。

界定性偏好障碍可从三个方面进行:① 性行为不符合当时、当地社会文化认可的正常标准;② 性行为对他人可能造成伤害,如恋童癖、施虐癖等;③ 本人体验到痛苦,且这种痛苦源于内心可意识的冲突。

性偏好障碍既可能是人格障碍的表现,如冲动型人格障碍可能表现施虐癖;但也可能并不具备人格障碍的一般表现。很多患者除性偏好障碍行为外,其他社会行为与适应良好。

一、性偏好障碍的病因

关于性偏好障碍的病因目前仍以生物、心理社会、环境共同作用为主要假说。

1. 生物因素

临床观察发现,某一家族内连续数代出现性行为偏离,可能与家族中某种性情感显著改变而在记忆系统存储从而在代际间遗传有关,但尚未获得证实。

性偏好障碍的发生也可能与动物本能、返祖现象或遗传、退化、神经生理、生化因素有关。

2．心理因素

心理动力学是研究性偏好障碍成因最早的理论取向之一。认为成年期的变态性行为是儿童早期所固着的性创伤的无意识复现。导致复现的诱因是现实挫折无力应对，导致了性驱力退行。其次，如行为主义范式所言，性偏好障碍主要是受后天环境刺激和不良教育因素影响、学习获得的不良行为。

3．环境因素

胎儿对母亲性行为的体验形成"记忆痕迹"，以及出生后的家庭环境影响，如父母的性别角色、性行为、教育中的超我内化等。同时，幼儿园、学校及社会文化环境忽视早期性与性别教育，都可能对性偏好障碍的形成产生重大影响。

二、常见的性偏好障碍

随着社会文化的多元化与人性包容度的扩展，以同性为性爱指向的同性恋（homosexuality）在国内外已不再建议视其为性偏好障碍，特别是对于内心协调的同性恋行为者，更是如此。只是针对内心冲突的求诊者进行相应的心理治疗。

1．恋童癖

恋童癖（pedophilia）是以儿童为性活动对象，通过抚摸、露阴及强奸儿童等方式获得性满足。恋童癖者多胆小孤僻，意志薄弱，多见于男性。

2．恋物癖

恋物癖（fetishism）是反复通过接触（抚弄、嗅、咬等）异性物品的方式引起性兴奋、达到性满足的变态心理，包括异性内裤、胸罩、丝袜、头发等。恋物癖者大多数缺乏或自认为缺乏正常的性交能力，从而对异性和性交异常恐惧。几乎全部发生于男性。

3．异装癖

异装癖（transvestism）是指通过穿戴异性服饰而得到性满足，多见于男性。为突出个性、吸引关注而着异性服装并非异装癖，因这种行为并非为了满足性欲。

4．露阴癖

露阴癖（exhibitionism）是以在异性面前显露自己的生殖器，通过异性的惊叫、逃跑或厌恶反应获得性满足的变态心理，可伴有手淫，多见于男性。患者常潜藏于昏暗的街道角落、僻静之处，然后猝不及防地加以显露，通常无进一步的性侵犯行为。说明这种变态行为与异常自卑的心理密切相关，但自己难于控制而屡教不改。弗洛伊德曾敏锐地洞察出患者通过露阴"证明自己足够男人"的潜意识心理。

5．窥淫癖

窥淫癖（voyeurism）是以偷看异性裸露的身体或偷看他人的性活动达到性满足的变态心理，多见于男性。窥淫癖者比较胆小，性生活能力不足或自认能力低下，除偏爱有关性的影视镜头或裸体女性形象外，常常不择手段去偷看女性洗澡、排便，或偷看她们的性活动，一般不出现进一步的性侵害。

6. 色情狂

色情狂（erotomania）是以病态的性幻想满足其性欲，多数是女性。性幻想对象较为泛化而不确定，常编造性爱情节且细节逼真、夸大。典型者发展缓慢，持续不断。往往通过投射、下意识让他人认同而产生性兴奋与幻想。

7. 施虐癖和受虐癖

施虐癖（sadism）是通过在异性身上造成痛楚或屈辱以获得性满足的变态心理。施虐程度可以从轻微的疼痛至严重的伤害。具体方式有鞭打、捆绑、脚踢、手拧、针刺、刀割等，有时伴有性暴力犯罪。因文化和个体性唤起方式存在差异，因此，需从他人的反应和文化冲突的角度对程度进行鉴别。

受虐癖（masochism）的表现正好相反，是以乐意接受异性施加的痛楚或屈辱而获得性满足的变态心理。其受虐的程度从轻度的凌辱到严重的鞭打。有时施虐癖和受虐癖联系在一起，他们经常交替地充当这两种截然相反的角色。心理动力学认为，性受虐癖是转向自身的性施虐癖，性施虐癖也就是转向他人的性受虐癖。

8. 易性癖

易性癖（transsexualism）是一种性别认同障碍，强烈地认同自己是异性，以致企图求助医疗手段，帮助其改变性别。男性要求切除阴茎，做人工阴道；女性要求切除乳房，做人工阴茎；或者采用性激素以改变自己的性特征。尽管其坚持认为自己解剖上的性别是错误的，希望改变性别，但并不认同同性恋。

三、性偏好障碍的防治

1. 性偏好障碍的预防

临床实践证实，性偏好障碍的治疗困难、效果有限，因此，早期预防重于治疗。

（1）重在儿童早期家庭关系、环境的调整。出生至1.5岁给予充分的母爱；平衡父母关系；提高家庭成员的文化素养并起到积极乐观的示范作用；矫正父母不合理的性别期望、性别评价。

（2）优生优育，杜绝近亲结婚，遏制性偏好障碍的遗传倾向。

（3）加强父母的心理卫生宣传、教育和引导，具备科学的育儿观念。顺利渡过人格成长各个阶段的危机，对口欲、肛欲等早期固着采用恰当的方式予以回应，温和、坚定，杜绝暴力，特别是性暴力的发生；强调早期性别教育，从小就让孩子接受合理的双性别影响，顺利渡过必要的俄狄浦斯期；对青春期同一性问题所伴随的性心理予以情感上的理解、态度上的尊重，然后对其行为进行引导、教育。

2. 性偏好障碍的治疗

本病治疗十分困难，是否治愈主要取决于患者的改变意愿及自我控制能力。因为其性偏好障碍行为既是潜意识固着的反应模式，也受不良环境的反复刺激而强化。主要的治疗措施包括以下几个方面：

（1）对有侵犯、伤人倾向者：加强意识压力，必要时进行法律干预。

（2）精神分析治疗：促使其潜意识固化的变态反应模式上升为意识，领悟并予以修正。

（3）行为治疗：有报道采用厌恶疗法可改变患者的变态行为，但需要患者知情同意，并通过相关伦理委员会的审定。

其他诸如心理疏导、认知疗法、生物反馈等，可酌情根据个体情况选用。

第九节　与心理社会因素有关的生理障碍及中医的相关认识

这是与心理社会因素有关，主要表现生理功能障碍，但无明显精神与行为障碍症状的一组心理疾病。

一、进食障碍

（一）神经性厌食症

神经性厌食症（anorexia nervosa）是指担心发胖而故意节食，以致体重显著下降，常有营养不良、代谢和内分泌紊乱，绝大多数为青少年女性（13~20 岁）。常呈慢性迁延、周期性缓解复发病程。本病的发生与生物、社会、心理复合因素有关。个性追求完美、严苛自律者高发。

1. 诊断标准

（1）明显的体重减轻，比正常平均体重减轻 15％ 或以上；若以 Quetelet 体重指数计算，为 17.5 或更低［Quetelet 体重指数 = 体重（kg）/身高^2（m^2）］，或在青春期前不能达到所期望的躯体增长标准，并有发育延迟或停止。

（2）自己故意造成体重减轻，至少有下列 1 项：① 回避"导致发胖的食物"；② 自我诱发呕吐；③ 自我引发排便；④ 过度运动；⑤ 服用厌食剂或利尿剂等。

（3）常可有病理性怕胖：指一种持续存在的异乎寻常地害怕发胖的超价观念，并且病人给自己制订一个过低的体重界限，这个界值远远低于其病前医生认为是适度的或健康的体重。

（4）常可有下丘脑—垂体—性腺轴的广泛内分泌紊乱。女性表现为闭经（停经至少已 3 个连续月经周期，但妇女如用激素替代治疗，可出现持续阴道出血，最常见的是用避孕药）；男性表现为性兴趣丧失或性功能低下。可有生长激素升高，皮质醇浓度上升，外周甲状腺素代谢异常，以及胰岛素分泌异常。

（5）症状至少已 3 个月。

（6）可有间歇发作的暴饮暴食（此时只诊断为神经性厌食）。

（7）排除躯体疾病所致的体重减轻（如脑瘤、肠道疾病，例如 Crohn 病或吸收不良综合征等）。

2．治疗

此症治疗一般包括纠正营养不良、心理行为指导、药物治疗等。中医学将本病分为肝郁脾虚型、脾虚夹湿型、中焦虚寒型、湿滞脾胃型，临床常辨证选用逍遥散、参苓白术散、补中益气汤、归脾汤、理中丸、平胃散等方剂治疗，疗效确切。

（二）神经性贪食症

神经性贪食症（bulimia nervosa）是指反复出现不可抗拒的摄食欲望和行为，每次可快速进食大量食物，每餐吃到腹部胀痛或恶心为止，为防止体重增加和担心肥胖，常又反复采取诱吐和服用导泻药。本病多发于青少年女性。病因未明，可能与严重的情感创伤和内心冲突、家庭关系不和等心理社会文化因素有关。低自尊、行为控制力低、高神经质水平、抑郁、焦虑、冲动、强迫、对亲密关系的恐惧、无能感、歪曲身体表象、追求苗条的动机等等人格因素与发病关系密切。此外，遗传、生化代谢紊乱等也有一定的影响。有研究认为，应激经历越多的女性，暴食的危险性越大。

1．诊断标准

（1）存在一种持续的难以控制的进食和渴求食物的优势观念，并且病人屈从于短时间内摄入大量食物的贪食发作。

（2）至少用下列一种方法抵消食物的发胖作用：① 自我诱发呕吐；② 滥用泻药；③ 间歇禁食；④ 使用厌食剂、甲状腺素类制剂或利尿剂。如果是糖尿病人，可能会放弃胰岛素治疗。

（3）常有病理性怕胖。

（4）常有神经性厌食既往史，二者间隔数月至数年不等。

（5）发作性暴食至少每周 2 次，持续 3 个月。

（6）排除神经系统器质性病变所致的暴食，及癫痫、精神分裂症等精神障碍继发的暴食。

说明：有时本病可继发于抑郁症，导致诊断困难或在必要时需并列诊断。

2．治疗

此症治疗一般包括纠正机体酸碱平衡紊乱、心理行为指导、药物治疗等。

中医学认为，本病的主要病机为肝郁化火、脾胃实火，常辨证选用龙胆泻肝汤、清胃散、玉女煎、泻黄散、凉膈散、防风通圣散等方剂治疗。西药可首选三环类抗抑郁剂、小量氟哌醇等。心理治疗可选用支持性心理疗法、认知行为疗法和行为疗法等。

（三）神经性呕吐

神经性呕吐（psychogenic vomiting）又称心因性呕吐，以反复发作的呕吐为特征，是一组自发或故意诱发反复呕吐的心理障碍。发作性呕吐并不影响下次进食的食欲，但常与紧张、焦虑、情绪低落、内心冲突有关，无器质性病变，可有害怕发胖和减轻体重的想法，但由于总的进食量不减少，所以体重无明显减轻。部分病人具有癔症性人格。

1. 诊断标准

① 自发的或故意诱发的反复发生于进食后的呕吐,呕吐物为刚吃进的食物;② 体重减轻不显著(体重保持在正常平均体重值的 80% 以上);③ 可有害怕发胖或减轻体重的想法;④ 这种呕吐几乎每天发生,并至少已持续 1 个月;⑤ 排除躯体疾病导致的呕吐,以及癔症或神经症等。

2. 治疗

主要采用心理治疗,可采用生物反馈、松弛训练、暗示疗法等。

二、非器质性睡眠障碍

(一) 失眠症

失眠症(insomnia)是指持续相当长时间对睡眠质和量不满意的状况。对失眠的忧虑和恐惧心理可形成恶性循环,从而使症状持续存在和进行性加重。中医学对睡眠障碍的论述较多。主要以昼夜体内阴阳之气的消长制约来解释睡寐和醒寤的生理基础,并认为睡眠障碍有两大类表现:一为不寐,即失眠症;二为多寐,即嗜睡症。《古今医案按·不寐》言:"辗转床褥,必求其寐,愈不肯寐,更生烦恼,去寐益远。"中医学《金匮要略》有"虚劳虚烦不得眠"的论述;《素问·逆调论》也曾言"胃不和则寐不安";《景岳全书·不寐》进一步对不寐的成因作了精辟的分析:"不寐证虽病有不一,然唯知邪正二字则尽之矣。盖寐本乎阴,神其主也,神安则寐,神不安则不寐。其所以不安者,一由邪气之扰,一由营气之不足耳。有邪者多实证,无邪者皆虚证";"劳倦太过,必致血液耗亡……所以不眠"。

1. 临床表现

临床表现以入睡困难、睡眠不深、易惊多梦、早醒、醒后不易入睡为主。可伴有各种情绪、情感障碍的症状。

2. 诊断

(1) 症状标准:① 几乎以失眠为唯一的症状,包括难以入睡、睡眠不深、多梦、早醒或醒后不易再睡、醒后不适感、疲乏或白天困倦等;② 具有失眠和极度关注失眠结果的优势观念。

(2) 严重标准:对睡眠数量、质量的不满引起明显的苦恼或社会功能受损。

(3) 病程标准:至少每周发生 3 次,并至少已 1 个月。

(4) 排除标准:排除躯体疾病或精神障碍症状导致的继发性失眠。

说明:如果失眠是某种躯体疾病或精神障碍(如神经衰弱、抑郁症)症状的一个组成部分,不另诊断为失眠症。

3. 治疗

此症治疗以心理治疗为主,必要时短期辅助使用小剂量安定类药物。如可采用支持性心理疗法、各种放松疗法、生物反馈疗法、传统体育疗法及睡眠卫生教育等。历代中医名家和现代临床实践均证实,中医学对失眠治疗效果优异。如:实证常用疏肝泄热的龙胆泻肝汤、化痰和胃的温胆汤及降火安神的朱砂安神丸等;虚证常用补养心脾的归脾汤、养肝安神的酸枣仁汤及养血滋阴的天王补心汤等。此外,针灸、推拿、气功疗法等也有良效。

(二)嗜睡症

嗜睡症(hypersomnia)是指患者白天睡眠过多或睡眠发作,醒来时过渡到完全觉醒状态的时间延长,影响工作、学习、生活及社会功能的心理障碍。中医学《灵枢·寒热病》说:"阳气盛则瞋目,阴气盛则瞑目。"这说明多寐的病理主要是由于阴盛阳衰所致。后世医家对多寐一证的论述也较多,如《脾胃论》认为"脾胃之虚怠惰嗜卧";《丹溪心法·中湿》指出"脾胃受湿,沉困无力,怠惰嗜卧"。

1. 诊断

(1)症状标准:① 白天睡眠过多或睡眠发作;② 不存在睡眠时间不足;③ 不存在从唤醒到完全清醒的时间延长或睡眠中呼吸暂停;④ 无发作性睡病的附加症状(如猝倒症、睡眠瘫痪、入睡前幻觉、醒前幻觉等)。

(2)严重标准:病人为此明显感到痛苦或影响社会功能。

(3)病程标准:几乎每天发生,并至少已1个月。

(4)排除标准:不是由于睡眠不足、药物、酒精、躯体疾病所致,也不是某种精神障碍的症状组成部分。

2. 治疗

药物治疗除对症治疗外(如白天使用兴奋剂,合并使用三环类抑郁剂),心理治疗也非常重要。中医治疗多采用燥湿健脾的平胃散、益气健脾的六君子汤和温阳益气的附桂理中丸等。

(三)梦游症

梦游症(somnambulism)又称睡行症。多见于6~12岁的儿童,男性居多。成年人发作则为癔症的亚型之一。诊断标准为:

(1)症状标准:① 反复发作的睡眠中起床行走,发作时,睡行者表情茫然、目光呆滞,对别人的招呼或干涉行为相对缺乏反应,要使病人清醒相当困难;② 发作后自动回到床上继续睡觉或躺在地上继续睡觉;③ 尽管在发作后的苏醒初期,可有短暂意识和定向障碍,但几分钟后即可恢复常态,不论是即刻苏醒或次晨醒来,均完全遗忘。

(2)严重标准:不明显影响日常生活和社会功能。

(3)病程标准:反复发作的睡眠中起床行走数分钟至半小时。

(4)排除标准:① 排除器质性疾病(如痴呆、癫痫等)导致的继发性睡眠—觉醒节律障碍,但可与癫痫并存,应与癫痫性发作鉴别;② 排除癔症。

说明:睡行症可与夜惊并存,此时应并列诊断。

古代医书如《皇汉医学丛书》记录日人琴溪医案中:"某,来见先生,屏人窃言曰:

'小人有一女,平甫十六,即许嫁,然而有奇疾……盖每夜伺家人熟睡,窃起舞蹈,其舞清妙闲雅,宛然似才妓最秀者,至寅尾而罢,遂寝以为常。余间窥之,夜夜辄异,其曲曲从变,不可名状。明朝动止,食饮无以异常,亦不知其故,为告之则愕然而怪,竟不信也。……是以为依祝咒无不为也,然犹不效。……'先生应曰:'此证盖有之,即所谓狐惑病者。'行诊之果然,与甘草泻心汤,不数日,夜舞自止,遂嫁某氏,而有子。"

(四) 夜惊

夜惊又称睡惊症。常见于儿童,以男性为多见。多因白天劳累、紧张或身体不适所诱发。诊断标准为:① 反复发作的在一声惊恐性尖叫后从睡眠中醒来,不能与环境保持适当接触,并伴有强烈的焦虑、躯体运动,及自主神经功能亢进(如心动过速、呼吸急促及出汗等),约持续 1～10 分钟,通常发生在睡眠初 1/3 阶段;② 对别人试图干涉夜惊发作的活动相对缺乏反应,若干涉,几乎总是出现至少几分钟的定向障碍和持续动作;③ 事后遗忘,即使能回忆,也极有限;④ 排除器质性疾病(如痴呆、脑瘤、癫痫等)导致的继发性夜惊发作,也需排除热性惊厥。

(五) 梦魇

梦魇是为焦虑或恐惧所占据的生动的梦境体验,常发生在下半夜,突然惊醒,醒转后迅速恢复定向,对梦境中的恐怖内容能清晰回忆。诊断标准为:① 从夜间睡眠或午睡中惊醒,并能清晰和详细地回忆强烈恐惧的梦境,这些梦境通常危及生存、安全或自尊,一般发生于睡眠的后半夜;② 一旦从恐怖的梦境中惊醒,病人能迅速恢复定向和完全苏醒;③ 病人感到非常痛苦。

中医《类经·梦寐》中说:"周礼六梦:一曰正梦,谓无所感而自梦也;二曰噩梦,有所惊愕而梦也;三曰思梦,因于思忆而梦也;四曰寤梦,因觉时所为而梦也;五曰喜梦,因所喜好而梦也;六曰惧梦,因于恐畏而梦也。"沈金鳌在《幼科释谜》中曾描写:"小儿之病,最重惟惊。……慢惊之证,睡卧靡宁,乍发乍静,神思昏瞑。"本证的治疗分为虚实两大类,可参照失眠证的治疗。

另外,睡行症、夜惊、梦魇等的治疗,可在睡前服用安定等药物,尽量减少白天与睡前的精神应激因素,偶尔少数几次发作无须药物治疗。同时,古代医家十分注重睡眠姿势等对睡眠的影响。孙思邈在《千金要方》中对此曾作过专门研讨,他推荐可取的睡姿是"作狮子卧,右肋脚着地,坐也"。孙氏还主张"不欲露卧星月,不欲眠中用扇";"头边勿安火炉,日久引火气,头重目赤,睛及鼻干";睡前"不得夜食";"凡欲眠,勿歌咏";睡时"冬夜勿复其头,得长寿";"凡入卧,春夏向东,秋冬向西,头勿北卧,及墙北亦勿安床"。

三、非器质性性功能障碍

性生理功能和性心理反应功能障碍统称为性功能障碍。它有各种表现形式,如兴趣缺乏、快感缺乏、不能发生有效的性行为等。男性常见的性功能障碍有:阳痿、早泄、不射精症等;女性常见的性功能障碍有:阴道痉挛、性交疼痛、性高潮缺乏等。

诊断标准为:① 症状标准:成年人不能进行自己所希望的性活动;② 严重标准:对日常生活或社会功能有所影响;③ 病程标准:符合症状标准至少已 3 个月;④ 排除标准:不是由于器质性疾病、药物、酒精及衰老所致的性功能障碍,也不是其他精神障碍症状的一部分。

说明:可以同时存在一种以上的性功能障碍。

1. 性欲减退

性欲减退是指性欲明显下降,低于同龄人应有的水平。心理因素在其发生、发展过程中有时起着决定性的作用。性欲的个体差别很大,同一个人的性欲的高低也有周期性变化。性欲是性功能的第一个环节,可因年龄、个性、精神状态、身体健康情况、生活条件与环境、工作忙闲、夫妻感情、性生活的经历而不同。

中医将本病称为"阴冷"证。治疗多采用补肾温阳、益精填髓、疏肝解郁等方法,可辨证选用左归丸、右归丸、逍遥散等。

2. 阳痿

阳痿是指性交时阴茎不能保持足够的勃起程度以完成性交动作。这里主要讨论心因性阳痿。正常男子由于极度疲劳、饮酒过度,可以偶然出现勃起困难,不为病态。因阳痿而求医的病人中,绝大多数是心因性阳痿,不少患者的精神创伤可以追溯到童年阶段。有些患者阳痿的产生与妻子有比较明显的关系。不美满的婚姻、生活坎坷、工作紧张、经济窘迫、性交时外界的干扰造成分心、各种恐惧心理、胆怯焦虑、怀疑自己的男性力量、对圆满完成性交过程缺乏自信等都可导致心因性阳痿。

治疗心因性阳痿主要采用心理治疗和行为治疗。心理治疗可改变认知,增强自信,消除焦虑;行为治疗则常采用性感集中训练和系统脱敏疗法。行为治疗能否成功,妻子的参与配合是关键。

中医将本病称为"阴痿",可选用肾气丸、右归丸、龟鹿二仙胶、男宝以及舒肝解郁等方剂治疗。

3. 早泄

早泄主要是指无法控制射精、射精过早,严重者在阴茎插入阴道前就射精,致使双方不能享受性快感。此种症状持续至少 3 个月。这里主要讨论心因性早泄。早泄常伴有配偶的性高潮障碍或性兴奋减少。早泄的病因通常与心情焦虑有关。如初次性交的匆忙,缺乏安全的环境,有快速手淫史且伴有内疚感,女方对男方快速射精的严重不满等。

中医历代医家多将阳痿、早泄归为一类病,每多涉及肝、肾、阳明三经。一般分为肝郁气滞、命门火衰、心脾受损、恐惧伤肾及湿热下注等证型,治疗可辨证选用逍遥散、柴胡疏肝散、五子衍宗丸、归脾丸、朱砂安神丸、大补元煎、知柏地黄丸等。

4. 性高潮缺失

性高潮缺失是指性高潮不出现或明显延迟,致使性交时缺乏性高潮的体验。女性较多见。绝大部分为心理因素引起,如性压抑、错误的性知识、缺乏性爱吸引力、缺乏性爱前戏等。心理治疗在于设法解除患者对性反应的抑制,必要时给予少量可的松、甲睾酮。中医治疗以疏肝解郁、温肾壮阳等法为主,可辨证选用逍遥散、右归丸等。

5. 阴道痉挛

阴道痉挛是指性交时阴道外 1/3 阴道周围肌肉不自主地、剧烈持续地收缩,使阴茎不能插入或插入困难,影响了正常的性生活。本病的发生大多与心理社会因素有关,如对妊娠分娩极度恐惧;对自身生殖器的误解;遭受过性创伤和性虐待、性知识缺乏造成的紧张等。

6. 性交疼痛

性交疼痛是指性交时产生疼痛而影响性交顺利进行。性交疼痛的心理因素有:① 性前戏不足,使阴道分泌物减少,湿润度不足;② 创伤性因素,曾因性交遭受过痛苦;③ 性唤起障碍,如夫妻感情较差,缺乏性吸引力等;④ 错误的性的概念,把性交观念与焦虑、恐惧、有罪的情绪挂钩。中医对性交疼痛的治疗主要有补肾益精法、补血养肝法、疏肝解郁法等,可辨证选用左归丸、四物汤、柴胡疏肝散等。

性功能障碍西药治疗应用范围有限,睾酮制剂对女性性欲减退有一定效果,对有正常激素分泌的男性效果不好;抗焦虑、抑郁药可用于治疗早泄;万艾可(viagra)用于治疗性唤起障碍有效。

中医学认为,性功能障碍多与心肝肾功能失调有关,因此,补肾、温阳、益阴、养血、疏肝、安神等为其治疗大法。治疗时可辨证选用左归丸、右归丸、六味地黄丸、肾气丸、四物汤、八珍汤、十全大补汤、逍遥散、柴胡疏肝散、龙胆泻肝汤、甘麦大枣汤、天王补心丹等方剂。

第十节　不良行为

一、高盐饮食行为

世界卫生组织(WHO)规定,凡成人每日摄入盐量多于 8 g 或老人摄入盐量多于 5 g,均称为高盐饮食行为。食入盐过量主要损伤心脑血管,易引发高血压、脑出血。盐对人体的危害如下:增多血容量,增加心脏负荷,促使血管痉挛;兴奋交感神经;增加血小板聚集性,从而促进动脉硬化和血凝性;增多体液,使舒血管物质如 PGE、血管舒缓素(kallikrein)、激肽系统三者合成减少;升高血压。加之盐本身可损伤血管内皮,可造成脑出血。

二、吸烟行为

烟的主要危害有以下方面:烟中煤焦油里有许多致癌物质,引起癌症发生;烟碱刺激胃腺、胰腺,引起胃液分泌和胰液分泌增多;一氧化碳(CO)还损伤血管内皮,引起心血管疾病;损伤胃肠黏膜,引起胃炎、胰腺炎;烟雾熏蒸呼吸道的慢性刺激,可引起气管炎—肺气肿—肺心病。

戒烟可采用认知行为疗法。认知是从正面和反面矫正原来对吸烟的不正确观点,转变为坚决戒烟、戒烟有益健康的观点。

三、酗酒行为

酒的危害表现在对健康、家庭和社会的影响等多方面。如过量饮酒,能降低性活动能力,损伤肝脏导致肝硬化,损伤脑功能,致畸,引发溃疡病、冠心病和各种癌症。酗酒持续时间较长,越易导致人格改变、酒精依赖性精神病。

急性酒精中毒时,往往出现谵妄状态、意识障碍、错觉、恐怖性幻觉、幻听,患者在幻觉支配下可出现冲动行为,伤人或自伤。驾驶员饮酒常会发生车祸。此外,酗酒还可造成家庭不和及家庭暴力等。

戒酒常使用厌恶疗法。即让患者服用戒酒药后,再饮酒即产生恶心、呕吐、难受反应,以后逐渐加深对酒的厌恶感而不敢再饮。戒酒时可产生戒断综合征,给予氯丙嗪、奋乃静、氯氮平类药可消除戒断综合征症状。

中医学中记载了许多心理或药物戒酒的方法,如中药葛根、方剂中的葛花解醒汤等等。

四、致胖行为

凡能导致肥胖的行为习惯上均称为致胖行为(obesity behavior)。其特征为胃口好、吃饭快、摄入脂量高和热量多、懒惰、贪睡、不爱运动等。临床诊断肥胖症的标准是体重超过标准体重的20%。肥胖对健康有较大危害,如肥胖者易患高血压、高血脂、糖尿病、脑动脉硬化、冠心病、胆囊炎、关节炎、肥胖性心肺综合征和癌症等。此外,肥胖还会加重麻醉、手术、分娩的危险性,缩短寿命,增加了死亡率。随着生活水平的不断提高,我国肥胖人群日益增多,发病年龄年轻化,肥胖严重威胁着人类健康。

减肥可选用以下方法:① 认知疗法:尽量使患者认识到肥胖的危害,学会释放负性情绪,遇到苦恼、烦闷或压力时,尽量用大脑来思考问题,而不是用"胃口";② 行为疗法:如持之以恒地慢速吃饭、少吃含脂量高的食物、饭量要减少、多运动、少激动、少加餐;③ 适当禁食:肥胖者只饮低热量饮料,或每天只给 1.7 kJ 热量的食品并配合各种维生素、微量元素和适量蛋白质;④ 药物疗法:可服用食欲抑制剂或苯丙胺、甲状腺素片、降糖灵等;⑤ 体育锻炼:每天进行 1~2 小时的体育锻炼;⑥ 病因疗法:找出引起肥胖症的原因,针对病因治疗;⑦ 中医疗法:中药、方剂、针灸、气功等传统中医疗法,对于减肥常能收到较好的疗效。

第十一节　中医对不良行为的认识和论述

一、饮食失节

饮食者,生民之天,活命之本。人赖饮食以从外界摄取营养,获得物质能量,从而补偿消耗,维持生命。故《灵枢·五味》曰:"谷不入半日则气衰,一日则气少矣。"然而,饮食者,又是"口腹之欲","凡饮食滋味以养于生;食之有妨,反能为害"(《金匮要略》)。从《内经》起,中医学便对不良摄食行为的致病作用有了充分认识。

(一)饥饱无度

1.过饥

摄入物绝对不足,维持生命所需的能量和物质匮乏,气血生化无源,久必虚羸。张景岳指出:"太饥则仓廪空虚,必伤胃气。"《明医指掌》亦曰:"年饥缺食,或多事饿久,致伤脾胃,元气弱。"

2.过饱

过饱,即摄入太多,超过机体所需。《素问·痹论》指出"饮食自倍,肠胃乃伤",强调了饱食的危害性。古代医家认识到"凡人饮多寡,脾胃所容,多有限量"(《不居集》),故"饱而强食,未有不伤生者"(《抱朴子内篇》)。所以,罗天益《卫生宝鉴》指出:"贪多务饱,饫塞难消,徒积暗伤,以召疾患。"《诸病源候论》分析曰:"食过饱,则脾不能磨消,令气急烦闷,睡卧不安。"此即《内经》"胃不和则卧不安"之理。

3.时饥时饱

过饥过饱皆能为病,而时饥时饱、朝饥暮饱为害尤甚。这大致分两类情况:一则因经济贫困等客观条件所限,经常挨饿,然一旦坐在餐桌旁,便纵腹,痛食方休。对此,李东垣分析指出:长期过饥,"胃气亏乏久矣,一旦饱食太过,感而伤人,而又调治失宜,其死亦不疑矣"(《内外伤辨惑论》)。二则是不少任性而不知谨养者,仅凭个人的喜恶决定饮食,合乎口味的便畅腹大吃一顿,稍不如意则滴粒不进。

(二)食物偏嗜

中医学认为:各种食物,包括调味品,皆有其性味或属性特点。摄入后常偏行于某脏某腑,有利或不利于某种生理需要,促进或抑制某种功能。故食谱应该广泛,性味则不单一,不偏食挑食,是古代医家和养生家的基本看法。

1.过食肥甘

《内经》有"膏粱之变,足生大丁(疗)"之说。朱丹溪在《格致余论》中曾分析曰:"味有出于天赋者,有成于人为者。天之所赋者,若谷菽菜果自然冲和之味,有食之补阴之功。……人之所为者,皆烹饪调和偏厚之味,有致疾伐命之毒。"如《内经》认为,"脾痹"等症多系"肥美之所发,此人必数食甘美而多肥",消渴亦由"饮啖肥腻,热积胸中"而成。例如,疗疮、肿疡、肠痈、胸痹及眩晕等症都常缘于过食肥甘的不良行为。

2. 偏好五味

中医学以酸、苦、甘、辛、咸五味来表示食物的特性,认为食物的性味不同,对机体,特别是五脏的作用就有差异。《素问·至真要大论》曰:"五味入胃,各归其所喜,酸先入肝,苦先入心,甘先入脾,辛先入肺,咸先入肾,久而增气,物化之常也。气增而久,夭之由也。"张景岳进一步解释曰:"五脏嗜欲不同,各有所喜,故五味之运,亦各有所先。既有所先,必有所后。"《素问·生气通天论》把五味太过与五脏之伤联系起来,认为:"是故味过于酸,肝气以津,脾气乃绝;味过于咸,大骨气劳,短肌,心气抑;味过于甘,心气喘满,色黑,肾气不衡;味过于苦,脾气不濡,胃气乃厚;味过于辛,筋脉沮弛,精神乃央。"

3. 寒热失宜

《内经》谓:"水谷之寒热,感则害人六腑。"所谓寒热,有两层含义:一是指食物属性的寒热阴阳偏颇;二是指饮食物入腹时生熟情况或冷烫温度。《寿世保元》曰:"所谓热物者,如膏粱、辛辣、厚味之物是也,谷肉多有之;寒物者,水果、瓜桃生冷之物是也,菜果多有之。"张景岳指出:"饮食致病,凡伤于热者,多为火热而停滞者少";"伤于寒者,多为停滞而全非火证"。故《灵枢·师传》告诫说:"食饮者,热无灼灼,寒无沧沧。寒温中适,故气将持,乃不致邪僻也。"

(三) 饮食不洁

饮食卫生是饮食文化的一个重要方面。它受制于社会生产力发展水平及相应的生活水准与卫生保健条件。上古时期,生产力低下,生存条件恶劣,饥不择食而遇毒致病的现象十分普遍。《淮南子·修务训》便说:"古者之民,茹毛饮血,采树木之实,食蠃蚘之肉,时多疾病毒伤之害。"《论语》曰:"鱼馁而肉败不食,色恶不食,臭恶不食。"《金匮要略》指出:"秽饭、馁肉、臭鱼,食之皆伤人。"《千金要方》也强调:"食生肉伤胃,一切肉唯须烂煮。"

二、起居失宜

1. 作息无常时

《内经》把"起居有常,不妄作劳"视作摄生者必须遵守的"道"的原则,也是它反复告诫"起居如惊,神气乃浮","起居无节,故半百而衰"等的依据所在。《管子·形势篇》中也明确地指出,"起居时"则"身利而寿命益","起居不时……则形累而寿命损"。

《千金要方》认为:"卧起有四时之早晚,兴居有至和之常制。"《素问·四气调神大论》主张春宜"夜卧早起,广步行于庭";夏宜"夜卧早起,无厌于日";秋宜"早卧早起,与鸡俱兴";冬宜"早卧晚起,必待日光"。

2. 睡眠障碍（详见前述）

3. 居处欠佳

起居,包括居住因素,人们简称之"住",也是生活方式中的一大内容。如《吕氏春秋》就有多篇论及这一问题。《吕氏春秋·开春》曰:"居处适,则九窍、百节、千脉皆通利矣。"《本生》曰:"室大则多阴,台高则多阳。多阴则蹙,多阳则痿,此阴阳不适之患也。是故先王不处大室,不为高台。"孙思邈在《千金要方》中也有丰富论述:"至于居处,不得绮靡华丽,令人贪婪无厌,乃患害之源。但令雅素净洁,无风雨暑湿为佳。"

此外,住房周围环境亦宜有所选择或适当改造。"凡遇山水坞中出泉者,不可久居,常食作瘿病。"(《千金要方》)

4. 穿着不慎

穿着是衣食住行等生活方式的首要环节。穿着合适与否,同样可影响身心健康,甚至引发疾病。《千金要方》指出:"春天不可薄衣,令人伤寒、霍乱、食不消、头痛。"《抱朴子》指出:"先寒而衣,先热而解;……冬不欲极温,夏不欲穷凉。"孙思邈也指出:"湿衣及汗衣皆不可久着,令人发疮及风瘙;大汗能易衣,佳;不易者,急洗之。不尔,令人小便不利。凡大汗勿偏脱衣,喜得偏风半身不遂……"

三、劳逸太过

《孔子家语》曰:"人有三死而非其命也,己自取也。"其中之一为"逸劳过度"。陈无择在论及病因时,也"饥饱劳逸"并提;刘河间在《伤寒直格》中列有致病八邪,曰"外有风寒暑湿,内有饥饱劳逸"。

1. 劳力太过

庄子曾云:"形劳而不休则弊,精用而不已则劳,劳则竭。"故张景岳叹曰:"奈人昧养形之道,不以情志伤其府舍之形,则以劳役伤其筋骨之形。内形伤则神气为之消靡,外形伤则肢体为之偏废,甚则肌肉尽削,其形可知。其形既败,其命可知。"故《内经》云"劳则气耗"。《素问·举痛论》进一步释曰:"劳则喘息汗出,外内皆越,故气耗矣。"《素问·调经论》指出:"有所劳倦,形气衰少,谷气不盛,上焦不行,下脘不通。"

2. 劳神太过

《医家四要·病机约论》指出:"曲运神机则劳心,尽心谋虑则劳肝,意外过思则劳脾……"明代龚廷贤曰:"凡应事太烦则伤神。"叶天士又云:"操持思虑,心营受病。"都是就脑力劳动太过而言的。

3. 久作而伤

中医学强调,持久地进行任何一项活动时,若不适当加以调摄、有所节制,均可致病。《灵枢·九针》和《素问·宣明五气》都认为:"久视伤血,久卧伤气,久坐伤肉,久立伤骨,久行伤筋。"这就是对持久地进行各种操作活动有可能致病的思想的高度概括。

4．安逸致病

世界上的事情是充满辩证法的。劳作太过或太久可以致病;反之,长期的安闲豫逸也属于不良摄身行为。《内经》主张的理想摄身行为是"形劳而不倦","心安而少欲"。陶弘景更精辟地指出:"劳苦胜于逸乐也。能从朝至暮,常有所为,使之不息乃快,但觉极当息,息复为之。"李梴在《医学入门》中一针见血地指出:"终日端坐不动,最关人之生死,人徒知久行久立伤人,而不知久卧久坐尤伤人也。"

四、不良性行为

性行为在中医学中称作"房事"、"男女交媾"或"阴阳合",并把性行为看作是人的一种本能活动,满足着某些生理的、心理的及社会的需要。《周易·系辞》有云:"男女媾精,万物化生。"朱丹溪也曰:"人之生,与天地参。坤道成女,乾道成男。配为夫妇,生育攸寄,血气方刚,惟其时矣。"古代医家认识到,性行为受到明显的压抑,有可能导致疾病;而性行为无节制、性行为不卫生则是常见的致病原因。

1．房事太过

房事太过,又称"房劳",即性行为过于频繁,无所节制,以致影响了健康而患病。《内经》把"入房"与"欲竭其精"、"耗散其真"联系起来,而肾中所藏之精乃"生之本也"。绮石指出:"色欲过度,一时夺精,渐至精竭。"但随着现代医学的发展,更多的学者并不将其视为病态。性功能障碍、房事不遂更为常见,对心理、家庭的负性影响更大。

2．房事不遂

房事不遂,即性行为遭到压抑而不能充分地发泄,或性行为不当或受到强暴等不能正常进行的性行为,使正常的性欲得不到满足。中医学中明确地提出这一概念,并贯穿于中医临床实践中。张景岳在《景岳全书》论及"虚损"时说道:"凡师尼室女,失偶之辈,虽非房室之劳,而私情系恋,思想无穷,或对面千里,所愿不得,则欲火摇心,真阴日削,遂致虚损不救。凡五劳之中,莫此为甚。"绮石在论述虚症六因时也指出:"远客有异乡之悲,闺妇有征人之怨。"《褚氏遗书》所强调的寡妇、僧尼必有异乎常人之治,更把房事不遂视作有可能影响个体体质特点,从而需在治疗学中加以重视的问题。

3．房事犯忌

房事犯忌,是指在性行为过程中或性行为前后不讲究卫生,以致犯忌伤身。古代医家对这方面的不良行为十分重视,从《内经》起便有着丰富论述。其中,主要涉及"醉以入房"、"汗后行房"、"乘劳入房"、"怒而行房"、"病中入房"、"房后当风"、"房后沐浴"等等。

《寿世保元》指出:"饱食过房,劳损血气;……大醉入房,气竭肝伤,男人则精液衰少,阳痿不举,女子则月事衰微,恶血淹留,生恶疮;忿怒中尽力行房事,精虚气竭,发为痈疽;恐惧中入房,阴阳偏虚,自汗盗汗,积而成劳;远行疲乏入房,为五劳;月事未绝而交接生驳;又冷气入内,身瘘面黄不产;金疮未瘥而交会,动于血气,故令金疮败坏;忍小便而入房者,得淋病,茎中作痛,面失血色,致转胞,脐下急痛,死;时疾未复犯房者,舌出数寸而死。"《素问·风论》曰:"入房汗出中风,则为内风。"《灵枢·百病始生》也曰:"醉以入房,汗出当风则伤脾;……若入房过度,汗出浴水则伤肾。"

【复习思考题】

1. 中医学对心理障碍的产生原因有何认识?
2. 简述精神分裂症的主要临床类型与表现。
3. 什么是心境障碍?中医学对心境障碍的发病机理有何认识?
4. 中医学对抑郁发作的治疗有何见解?
5. 中医学对恐惧症有何认识?中医学对恐惧症的治疗体现在哪些方面?
6. 中医学"七情"中的"惊"与焦虑症有何相似之处?
7. 试述强迫症的临床表现与治疗方法。
8. 试述创伤后应激障碍的诊断标准及治疗方法。
9. 影响进食障碍的社会心理因素有哪些?

第六章　临床心理评估

【学习目的与要求】

1. 掌握：临床心理评估的概念,心理测量的概念,标准化心理测验的基本条件,心理测验的实施程序。

2. 熟悉：临床心理评估者的条件,心理测验的实施程序,智商、比率智商、离差智商的概念。

3. 了解：韦氏智力量表,明尼苏达多项人格测验,艾森克人格问卷,卡特尔 16 种人格因素测验,90 项症状自评量表。

第一节　临床心理评估概述

一、临床心理评估的概念

由于心理的内在隐蔽性,他人的心理现象和心理活动我们是无法直接获知的,而需要通过一些诸如观察、访谈、测量等方法间接地获得关于对方的心理品质和行为水平等方面的信息。这种依据心理学的理论与方法对个体的心理和行为特点作出客观、全面、系统的鉴定的过程,被称为心理评估。临床心理评估是心理评估技术在临床医学中的运用,它是指根据心理学的理论,运用心理评估技术对患者的心理状况和行为表现进行评估的一系列手段和方法。通过心理评估,我们可以了解患者心理行为问题的种类及程度,以确定引起心理行为问题或障碍的因素的性质,从而制定相应的心理干预措施,为临床诊断提供依据。

在理解心理评估这一概念时,要注意将其与心理诊断区别开。心理诊断是指对有心理问题或心理障碍的人作出心理方面的判断和鉴别。心理评估的范围要比心理诊断的范围大得多。

二、临床心理评估的意义与作用

临床心理评估的用途广泛,其意义和作用可以概括为以下五个方面:第一,通过临床心理评估,可以收集患者的一些基础信息,这些基础信息能为医生后续工作的开展提供参考。第二,临床心理评估能辅助医生对病人的心理或生理情况作出诊断。有时,甚至能根据临床心理评估的结果就作出心理或医学的诊断。第三,临床心理评估是判断治疗效果的有利工具,它能客观、量化地说明医生针对患者实施的治疗是否有效。第四,临床心理评估是心理学和医学科学的一种研究方法,它能帮助心理学家、医生和研究者收集资料。第五,临床心理评估的作用不仅限于临床医学的领域,还能预测个体未来成就,能为人才选拔和安置提供依据,同时还是司法鉴定的方法之一。

三、临床心理评估的方法

临床心理评估的主要方法有观察法、会谈法和心理测验等,详见第一章第三节。

相较于其他的评估方法,心理测验的结果可以量化,可以进行不同个体之间的比较,较少受到主观因素的影响,评定结果更为客观。因此,心理测验是临床心理评估中最常用的方法,具有广泛的应用价值,将在本章第二节重点介绍其内容。

四、临床心理评估者的条件

为了使临床心理评估发挥最大的效用,并且避免评估过程中对患者的伤害,评估者的专业知识和技能、心理素质以及职业素质等方面都需要达到较高的标准。

1. 专业知识和技能

(1)作为一名合格的临床心理评估者,必须掌握进行心理评估所需要的专业知识。这些必备的知识除了普通的心理学知识外,如普通心理学、发展心理学、社会心理学等,还包括评估所涉及的领域的专业知识,比如人格心理学、能力心理学、变态心理学等内容。由于心理和生理相互影响、交互作用,临床上不乏生理的病痛引起心理疾病,或是心理障碍引发不良生理反应,因此,临床心理评估者还有必要对病理学及健康和疾病知识进行系统的学习。

(2)临床心理评估者还必须具有进行评估的专业技能和临床经验。若采用观察法进行评估,评估者要具备敏锐的观察能力,能捕捉被评者面部表情、言语表情、体态表情的变化;若采用会谈法进行评估,评估者要有良好的沟通能力和技巧,这里的沟通不仅包括言语方面的沟通,还包括非言语方面的沟通,比如身体姿态的展现、面部表情的呈现等;若使用心理测量法进行评估,评估者要熟悉测验的使用和操作程序,要掌握其评分方法和结果的解释等。

临床心理评估对评估者的要求很高,评估结果的准确与否在很大程度上依赖于评估者的专业知识和技能水平。

2. 心理素质

除了专业知识和技能外,从事心理评估的专业人员还需要具备良好的心理素质,包括健全的人格、良好的人际交往能力和技巧、有同情心和共情能力。同时,评估者还要有敏锐的观察能力和较高的智力水平。

3．职业素质

（1）评估者要严肃对待评估工作，要尊重被评者，热情、耐心、细致地对待被评者，要和被评者建立良好的合作关系，使得被评者能真实地表露自己的内心想法，以使评估的结果更加准确可靠。

（2）在评估工作中，评估者或多或少都会获得被评者的一些隐私信息。为了避免被评者因个人隐私泄露受到伤害，评估者必须对获得的被评者的私人信息严格保密，将被评者的评估资料和评估结果妥善保管。

（3）心理评估者要控制使用心理测验，对测题要保密，避免被评者提前知道测验题目，使得测验失效。另外，不可将心理测验交由不具备评估资格的人员使用，以免心理测验被滥用和误用。

第二节　心理测验概述

心理测验是临床心理评估最重要的方法，是专业评估人员必须掌握的知识和技能，也是临床工作者必须了解的评估方法。本节中，将对心理测量的基本概念、心理测验的分类以及心理测验的实施程序进行介绍。

一、心理测量的基本概念

（一）测量

1．测量的定义

测量在我们的生活中无处不见，它是依据一定的法则使用量尺对事物的属性进行定量描述的过程。称量货物的重量、测查视力等都属于测量。

2．测量的基本要素

任何测量都具备两个要素，即参照点和单位。

参照点是测量的起点，即测量前测量对象的固定原点。它有两种：一种是绝对参照点，即以绝对零点为起点。绝对零点的含义为"无"，当事物的某一属性的数值为零时，意味着它不具备这一属性。另一种是相对参照点，即以人为确定的零点为起点。使用相对参照点时，数值为零并不代表事物不具备这一属性。比如某人的考试成绩为零分，并不代表他一点儿也没掌握该门课程的知识。

单位是测量的另一基本要素，没有单位就无法进行测量。一个好的单位必须具备两个条件：一是有明确的意义，即对同一单位，不同的人的理解是相同的；二是要有相同的价值，也就是任意两个相邻单位点之间的差距总是相等的。

（二）心理测量

1．心理测量的定义

所谓心理测量，就是依据一定的心理学理论，使用一定的操作程序，给人的行为和心理属性确定出一个数量化的价值。

2. 心理测量的可能性

我们能对客观事物进行测量,那么人们复杂而抽象的心理属性可以进行测量吗?孟子很早就对这一问题作了回答和解释:"权,然后知轻重;度,然后知长短。物皆然,心为甚。"1918年桑代克提出"凡客观存在的事物都有数量"。1939年麦考尔也认为,"凡有数量的事物都可以测量"。也就是说,心理现象作为一种客观存在的事物,是可以测量的。

所有的事物都是质和量的统一,质的差异是分类的前提,量的差异是测量的前提。心理现象同样包含着质和量的差异,因此可以对其进行分类和测量。虽然心理现象是一种内在的、不可直接测量的事物,但是心理特质会表现在外部行为中。因此,我们可以通过观测个体的外部行为来间接地测量其心理特质,描述个体的心理属性。

(三) 心理测验

1. 心理测验的定义

不同学者对心理测验有不同的理解:有人认为,"心理测验是一个或一群标准的刺激,用以引起人们的行为,根据此行为以估计其智力、品格、兴趣、学业等";也有人认为,心理测验是对一个行为样组进行测量的系统程序。其中,被广泛认可的是美国心理学家阿娜斯塔西所下的定义:"心理测验实质上是对行为样本的客观的和标准化的测量。"

心理测验与心理测量常常被作为同义词使用,它们既有联系也有区别,是两个不同的概念。心理测验是帮助人们了解心理特性的工具,主要是作为名词使用。心理测量则是将心理测验作为工具,通过实施测验,获得受测者的反应和回答,据此分析受测者的心理特点的过程,主要是作为动词使用。心理测量的范围较心理测验更广一些。

2. 标准化心理测验的基本条件

一个标准化的心理测验应具备以下基本条件:

(1)行为样本:在进行心理测量时,并不是对个体所有的行为都进行量化考评,而是从人大量的行为中选取适量的、与想要测量的心理特质直接相关的一组行为进行测量。这种从整体中抽取出来作为测量对象的样品就叫作样本。可供实现行为抽样的所有行为的总体叫作行为域。从该行为域中被抽取出来、作为直接测量对象的行为样例就是行为样本。行为样本是否具有良好的代表性,很大程度上影响着心理测验的质量。

(2)标准化:为了保证测量的过程对所有受测者都是相同的,需要对测验的编制、实施、评分以及结果的解释进行标准化,也就是使上述过程在不同的个体间保持一致。这样才能使测验的结果可以在不同受测者间进行比较。

(3)信度和效度:信度和效度是评价一个测验是否科学的重要指标。所谓信度,是指一个测验的可靠程度,也就是同一受测者(或受测团体)多次施测同一测验,所得测验结果间的一致性程度。所谓效度,是指测验的有效性,即一个测验能在多大程度上测验出它所想测的心理特质。

（4）难度与区分度：难度是衡量一个测验题目难易程度的指标。区分度是指一个测验题目能把具备不同特质的受测者区分开来的程度。

（四）测量误差

1. 测量误差的含义

所谓测量误差，是指在测量过程中，一些与测量目的无关的因素影响了测量结果，使结果不准确，偏离了真实的数值，产生误差。任何测量都存在测量误差，心理测验由于采用的是间接测量手段，且测量理论尚在发展中，因此也存在着测量误差，而且其测量误差要比物理测量大。

2. 测量误差的分类

心理测量误差包括随机误差和系统误差两类。随机误差是由与测量目的无关的偶然因素引起的误差，它使测量结果与真实情况不一致，且结果的变化是随机的，无规律可循。系统误差是由与测量目的无关的、恒定而又无法消除的因素引起的误差，它稳定地存在于每次测量中，每次测量的结果会大致相同，但是这一数字与真实情况有所差异。

3. 测量误差的来源

测量工具、测量对象以及施测过程都可能使心理测量产生误差。

测量工具就是测量时所使用的心理测验，如果该测验信度、效度不佳，必然会使测量存在较大的误差。

测量对象也就是测验的受测者，如果受测者在答题时没有真实地作答，或是其水平得不到正常的发挥，也会使测量结果偏离真实情况，造成测量误差。此外，受测者的动机水平、焦虑、练习、疲劳等都会引起测量的误差。

在施测过程中，环境、指导语、计分、解释等方面也会造成测量误差。

二、心理测验的分类

心理测验可以按照不同的分类方法加以分类。

1. 按测量对象分类

根据测验所测量的心理特质的不同，可以将心理测验分为智力测验、能力倾向测验、成就测验和人格测验。智力测验测量的是个体的智力水平。能力倾向测验测量的是个体潜在的能力。成就测验测量的是个体在接受教育后所获得的学业成就。人格测验测量的是个体在气质、性格、态度、兴趣等方面的心理特征。

2. 按测量方式分类

根据测量方式的不同，心理测验可以分为个别测验和团体测验。个别测验是指一位评估者在同一时间内只测量一个受测者。团体测验是指一位评估者在同一时间内可以测量许多受测者。

3. 按测验材料分类

根据测验材料的不同,心理测验可以分为文字测验和非文字测验。文字测验又称纸笔测验,测验的题目以文字的形式呈现,受测者也使用文字进行回答。文字测验对受测者的语言能力和文化程度有一定的要求。有些测验的内容是通过图形、符号或实物等形式表现,受测者通过指认、操作等形式作出回答,这种测验形式被称为非文字测验,也称操作测验。非文字测验不受语言能力和文化程度的影响,适合儿童和文化程度较低的受测者使用,也适用于跨文化研究。

4. 按评价所参照的标准分类

根据评价测验结果时所依据的标准,可以将心理测验分为常模参照测验、标准参照测验和潜力参照测验。常模参照测验是指将受测者的水平与他所在的常模进行比较,从而评价他在团体中的相对位置。标准参照测验是指将受测者的水平与一个绝对标准进行比较,从而评价他有无达到该标准。潜力参照测验是指将受测者水平与其自身的潜力作比较,从而评价他是否充分发挥了自身潜力。

5. 按测验材料的明确性分类

根据测验题目意义的明确性程度,可以将心理测验分为客观测验和投射测验。客观测验呈现给受测者的题目是具有明确意义的材料,受测者从提供的备选项中选择最符合的答案,测验的评分也是客观明确的。投射测验呈现给受测者的刺激则是没有明确意义的,问题也是模糊的,对受测者的反应也没有明确规定,测验的评分没有标准化的答案,对测验的计分和结果的解释依赖于评估者的专业知识和经验。

三、心理测验的实施程序

(一)测验的选择

测验的选用是心理测验实施的第一步。目前,已编制出版的心理测验种类繁多,如何从中选择出适合病患使用的测验呢?首先,必须根据心理测量的目的来选择合适的测验。其次,所选择的测验必须符合心理测量学的要求,要选择经过了标准化、信度和效度较高的测验。再次,选择测验时要考虑受测者的特点,比如年龄、文化程度、成长环境等,根据受测者的特点选择具有和受测者匹配的常模团体的测验;另外,如果受测者文化程度较低,应尽可能地选择非文字测验。最后,评估者应该选用自己熟悉、擅长的心理测验。

(二)测验开始前的准备

评估者在测验开始前必须作好充足的准备,以保证测验过程不受干扰,顺利进行。一般来说,评估者需要做的准备工作包括以下几个方面:

1. 与受测者约定测验时间

在受测者提出要求或评估者认为有必要的情况下,可以进行心理测验。在测验前应当由评估者和受测者共同约定测验时间,同时确定好测验地点。如果有必要,还可告知受测者测验的内容范围和类型。

2．准备测验材料

评估者应当将测验过程中会用到的材料提前准备好,并进行检查,查看材料是否完整、测验试题印刷是否清晰、仪器能否正常使用等。检查完毕后,要将材料按要求的顺序进行摆放。

3．熟悉测验指导语和测验的具体程序

指导语会对受测者的答题反应造成影响,因此评估者在测验前要熟悉指导语,测验时要能清晰流畅地陈述指导语,同时要保证对每一个受测者所说的指导语是一致的。主评估者还应当对测验的具体实施程序做事先的熟悉和练习,确保测验实施时能严格按照测验指导手册的要求进行,保证测验实施过程的标准化。

（三）测验实施过程中的注意事项

心理测验的实施应严格按照测验指导手册上的步骤进行,同时应当注意以下几个方面:

1．指导语

心理测验的指导语包含对测验题目的说明和对测验回答方式的解释,会影响受测者的回答态度和反应方式。因此,每次测验中评估者陈述的指导语应是相同的,而且陈述的语速、语气应恰当,不应给受测者暗示。

2．协调关系

在心理测验实施中,评估者应当与受测者建立良好的合作关系,促使受测者按照测验要求,尽最大努力完成测验。

3．测验焦虑

测验过程中,受测者可能会产生焦虑的情绪,这种情绪会影响受测者的回答,因此评估者应当尽量缓解受测者的测验焦虑。和受测者建立良好的协调关系、告知受测者测验的目的和用途、使用恰当的言语和表情等都可以有效缓解受测者的测验焦虑。在测验过程中,主评估者一定不能恐吓受测者,不能催促受测者答题。

4．记录受测者的反应

在施测时,评估者要及时、清楚地记录受测者的反应。如果测验过程中出现了突发状况或者受测者有某些特殊行为和反应,也都要加以记录,以便为测验结果的解释提供参考。

（四）测验的计分

为了使测验的评分尽可能客观,评估者应当及时准确地记录受测者的反应,然后依据测验指导手册对受测者的回答进行评分,即可得到测验的原始分数。为了使原始分数有意义,需要对照常模或依据测验指导手册提供的计算公式进行分数的转换,转换后的分数称为导出分数。导出分数是对测验结果进行解释的依据。

（五）结果的解释

对测验分数的解释包含两方面的内容：如何看待测验分数的意义以及如何将测验分数的意义告知受测者。

1. 测验分数的解释

在分析测验分数的意义时，评估者应当根据以下原则进行解释：

（1）充分了解所用测验的性质与功能，根据测验的特点进行分析和解释。

（2）解释导致测验结果的原因时要慎重，避免极端片面。

（3）解释时要考虑测验常模的局限性，要参考测验的信度和效度资料。

（4）解释分数时要考虑其他有关资料，比如受测者答题时的反应、答题时间，受测者在交流时表现出的特点等。

（5）对测验分数应以"一段分数"来解释，不能以"特定的数值"来解释。

（6）不同测验的分数不能直接作比较。只有经过测验等值，不同测验分数之间才能比较。

2. 测验结果的报告

为了使受测者及其家人、老师等能更好地理解测验分数的意义，在告知他们测验结果时要注意：

（1）报告测验分数的同时，要告知此测验分数的意义。

（2）报告时要使用当事人所能理解的语言，避免使用专业术语。

（3）要使当事人知道受测者所做的测验的目的和功能。

（4）如果是常模参照测验，要告知当事人他是和什么样的团体进行比较；如果是标准参照测验，要告知当事人评价标准。

（5）要使当事人知道如何运用他的分数。

（6）要充分考虑测验结果可能对当事人造成的影响。特别是对低分者的解释应谨慎小心，尽可能避免测验结果对其造成不良影响。

（7）测验的结果要向无关的人员保密。

（8）对当事人提供适当的引导和咨询服务。

第三节　临床常用心理测验和评定量表

从1905年比内编制了世界上第一份智力量表以来，许多学者投入到了心理测验的编制工作中。据统计，现在已出版了5000多种心理测验，这些不同的测验被用来测量个体的不同心理特质，其中一些量表在使用过程中表现出了良好的信度和效度，在临床实践中得到了广泛应用。本节将会介绍这些临床常用的心理测验和评定量表。

一、智力测验

智力测验是用以衡量个体的智力水平的测验,它以智力相关理论为依据,按照心理测量学的编制要求经标准化过程编制而成。智力测验不仅能评估个体的智力发展水平,还可以在一定程度上反映患者的精神病理状况,因此在心理测验中应用最广,影响最大。

(一) 智商

智力测验的结果使用智力商数(intelligence quotient,IQ)来表示。随着对智力研究的深入以及智力测验的发展,智商的概念也在发展变化。比内最先提出了智龄的概念,随后产生了比率智商的概念。为了克服比率智商的缺点,最后又提出了离差智商的概念,并且被广泛应用于智力测验中。

1. 智龄

比内和西蒙编制了世界上第一份正式使用的儿童智力量表,并且在量表中首先使用了智龄来评价受测者智力水平的高低。智龄即智力年龄(mental age,MA),指每一个年龄(段)的儿童在智力量表中应该完成的难度最适宜的题目个数。测验的编制者根据测验题目的难易程度将其分组,每个题目代表相应的智龄,比如 2 个月或 6 个月等。儿童通过了相应的测验题目,则获得相对应的智龄。比如某儿童完成了 10 道智龄为 6 个月的题目,就认为他的智龄是 5 岁,即他的智力水平相当于 5 岁儿童的平均智力,然后将他获得的智龄与他的实际年龄(chronological age,CA)进行比较,就可以知道他的智力发展水平是超前还是落后。

2. 比率智商

比率智商即智力商数,是智力年龄与实际年龄的比率,计算方法为:

$$IQ = (MA/CA) \times 100$$

如果一个 4 岁的孩子,其智龄为 5 岁,则他的比率智商为 125。

随着年龄的增长,人的智力水平的发展速度会变得平缓,这时再采用比率智商来评价智力水平,就会出现比率智商随年龄的增长而下降的趋势,而这与人的智力水平发展的实际情况不符合。因此,比率智商不适合描述 15 岁或 16 岁以上的成年人的智力发展水平。

3. 离差智商

为了克服比率智商的缺点,开始使用离差智商来衡量智力的发展水平。离差智商是把测验分数按照正态分布曲线进行标准化,把原始分数转换为平均分为 100、标准差为 15 的标准分数,以此来评价个体的智力水平与其所处年龄组的平均成绩的偏离程度。其计算公式为:

$$IQ = 15(X - M)/S + 100$$

其中 X 为受测者在测验中的实得分数,M 为受测者所处年龄组的平均分数,S 为受测者所处年龄组的标准差。当受测者 IQ 为 100 时,则认为他的智力水平处于平均水平;IQ 小于 100 时,表示受测者的智力发展水平落后于平均水平;IQ 大于 100 时,表示受测者的智力发展水平比平均水平高。

(二)韦克斯勒智力测验

韦克斯勒智力测验简称韦氏测验,是目前世界上使用最广泛的智力评估测验。它包含三个量表:韦氏成人智力量表、韦氏儿童智力量表和韦氏幼儿智力量表。

1. 韦氏测验的分量表

(1)韦氏成人智力量表:由 6 个言语分量表(常识、背数、词汇、算术、理解、类同)和 5 个操作分量表(填图、图画排列、积木图案、拼图、数字符号)组成,共有 11 个分测验。每个分测验的测题由易到难排列,并且独立计分,最后既可获得分测验的得分,又可获得言语智商、操作智商和总智商,能评价智力多个方面的发展水平。

韦氏成人智力量表中国修订版由龚耀先于 1981 年主持修订而成,适用于 16 岁以上的个体。韦氏成人智力量表中国修订版建立了农村和城市两个常模,年龄范围为 16 ~ 65 岁,共有 8 个年龄组。

(2)韦氏儿童智力量表:由 5 个言语分量表(常识、词汇、算术、理解、类同)、5 个操作测验(填图、图画排列、积木图案、拼图、译码)和 2 个备用测验(背数和迷津)组成,共有 12 个分测验。

韦氏儿童智力量表中国修订版由林传鼎等修订完成,适用于 6 ~ 16 岁的儿童。常模所包含的年龄范围从 6 岁到 16 岁 11 个月,每 4 个月为一个年龄组。

(3)韦氏幼儿智力量表:共有 11 个分测验,其中有 8 个分测验(常识、词汇、算术、理解、类同、填图、积木图案、迷津)沿用了韦氏儿童智力量表中的分测验,同时,为了适应幼儿的特点重新编制了 3 个分测验(句子复述、动物房、几何图形)。

韦氏幼儿智力量表中国修订版由龚耀先等修订完成,分城市版和农村版,适用于 3 岁 10 个月 16 天至 6 岁 10 个月 15 天的幼儿。

2. 韦氏测验的施测与评定

韦氏测验属个别测验,不能团体施测。施测时要注意:每个分测验并不一定是从第一题开始回答,为避免施测时出错,评估者一定要在测验前熟悉测验的操作。每个分测验如连续答错若干题,则结束此分测验。施测时,操作分量表和言语分量表可交替进行。全部测验完成后,按照指导手册进行评分得到每个分测验的粗分,对照常模表可以将各个分测验原始分转换为平均数为 10、标准差为 3 的量表分。分别将言语分量表和操作分量表的得分相加,可得到言语量表分和操作量表分,二者相加可得全量表分。再分别对照常模表,将分数分别转换为离差智商,得到言语智商(VIQ)、操作智商(PIQ)和全量表智商(FIQ)。

3. 韦氏测验结果的解释

按照智商分数的高低,可将智力水平划分为若干等级,见表 6-1。韦氏测验的结果可作为临床诊断的依据,可根据智商得分判断患者智力缺陷的等级,见表6-2。

表 6-1　智力等级分布表

智力等级	IQ 范围	人群中的理论分布比率
极优秀	130 以上	2.2%
优秀	120~129	6.7%
高于平常	110~119	16.1%
中等	90~109	50%
低于平常	80~89	16.1%
临界	70~79	6.7%
智力缺陷	≤69	2.2%

表 6-2　智力缺陷的等级

智力缺陷等级	IQ 范围	占智力缺陷的百分比率
轻度	50~69	85%
中度	35~49	10%
重度	20~34	3%
极重度	<20	2%

韦氏测验操作程序较为复杂费时,但该测验分量表较多,既能反映受测者在智力的各个维度上的水平,又能单独评价言语智商、操作智商和全量表智商,能很好地反映受测者智力水平的全貌,而且信度、效度较高,被公认为是较好的智力量表。临床上可用于鉴别脑器质性损害和功能性障碍。

（三）瑞文推理测验

瑞文推理测验又称瑞文渐进图阵,是一种非文字的图形测验。它的题目有两种形式:一种是从一个完整的图形中挖掉一块（见图6-1）,另一种是一组图形矩阵中缺少一块（见图6-2）,要求受测者从备选答案中选出符合的答案。

瑞文推理测验分为三个水平:① 瑞文标准推理测验,适用于 5.5 岁以上智力发展正常的人,属于中等水平的瑞文测验;② 瑞文彩图推理测验,适用于幼儿和智力水平低下的人,是最低水平的瑞文测验;③ 瑞文高级推理测验,适用于智力水平高于平均的人,是最高水平的瑞文测验。

瑞文推理测验属于团体测验,可在短时间内收集较多信息。它既可团体施测,也可个别施测,使用方便、简单。结果以百分等级常模来解释,使人很容易理解。由于是非文字型的图形测验,瑞文推理测验适用的对象不受文化水平、语言能力和种族等条件的限制,适用范围广泛。

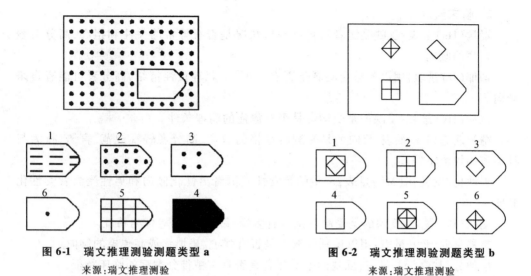

图 6-1　瑞文推理测验测题类型 a
来源:瑞文推理测验

图 6-2　瑞文推理测验测题类型 b
来源:瑞文推理测验

二、人格测验

人格测验测量的是个体相对稳定的心理特征和行为倾向,以了解其人格,并进一步预测其未来的行为倾向。人格测验的编制技术颇多,依据的人格理论也各不相同,是心理测验中数量较多的一类测验。大体上可将人格测验分为自陈量表和投射测验两类。明尼苏达多项人格测验、艾森克人格问卷和卡特尔 16 种人格因素测验等都属于自陈人格量表,属于投射测验的有罗夏墨迹测验和主题统觉测验等。

(一)明尼苏达多项人格测验

明尼苏达多项人格测验(MMPI)可用于帮助鉴别诊断精神障碍,适用于 16 岁以上、具有小学以上文化水平的个体。MMPI 有 566 道题目,其中有 16 道是重复的,用于检验受测者前后回答的一致性。前 399 个项目构成 10 个临床量表和 4 个效度量表,其余项目与一些研究量表有关,临床上常用前 399 道题目。

1. 效度量表

Q 为疑问量表,是受测者没有回答或对"是"和"否"进行反应的项目总数。若在前 399 道题中原始分超过 22 分,表示受测者在临床量表中的回答不可信。

L 是掩饰量表或称说谎量表,共有 15 道题,用以测试受测者是否追求过分完美的回答。L 量表原始分超过 10 分时,表示受测者的回答不真实。

F 是诈病量表,共有 64 道题,题目多是一些古怪荒唐的内容,得分高表示受测者没有认真答题或在伪装疾病。

K 是校正量表,共有 30 道题,用以判断受测者在回答时是否有防卫和隐瞒。此外,还可根据 K 量表的分数校正临床量表的得分。

2. 临床量表

疑病(Hs)量表:反映受测者对自己身体状况是否有异常的关注和担心,高分者表现出疑病的倾向。

抑郁(D)量表:用以测量受测者是否有忧郁、悲观等负性情绪,高分者可能有自杀倾向。

癔症(Hy)量表:反映的是受测者是否有癔症的病理条件。

精神病态(Pd)量表:反映的是受测者性格的偏离,高分者轻视规范,言语、行为与社会道德规范不符。

男性化/女性化(MF)量表:测量的是女性受测者男性化倾向和男性受测者女性化倾向。

偏执(Pa)量表:反映的是受测者是否有多疑、敏感、烦恼等性格特征。

精神衰弱(Pt)量表:用以识别受测者是否有强迫、恐惧症或高焦虑的倾向。

精神分裂症(Sc)量表:反映的是受测者是否具有精神分裂症的临床特征。

躁狂(Ma)量表:用以测量受测者是否有躁狂症的表现,如观念飘忽、情绪紊乱。

社会内向(Si)量表:考查的是受测者在人际交往活动中的表现。高分者内向,低分者外向。

MMPI是目前国际上应用最广泛的人格测验,它对鉴别诊断各类神经症、人格异常、偏执性精神障碍和精神分裂症等有一定的参考价值,成为临床心理诊断的辅助手段之一。

(二) 艾森克人格问卷

艾森克人格问卷(EPQ)有成人和儿童两种,分别适用于16岁以上的成人和7~15岁的儿童。中国修订版由龚耀先于1984年修订完成。

艾森克人格问卷的成人版和儿童版均为88个项目,有四个分量表,其中E、P、N三个量表分别测量人格的三个维度,L量表为效度量表,用以评价受测者回答的真实性。

E量表测量的是个体的外向—内向性。得分高者性格外向、好交际;得分低者性格内向、好安静。

N量表测查的是受测者的神经质(或情绪性)。得分高者容易焦虑、担忧,遇到刺激会有强烈的情绪反应并可能伴随不理智的行为;得分低者性格温和、稳重,遇到刺激时情绪反应轻微缓慢,而且很容易恢复平静。

P量表测量个体的精神质。得分高者性格较孤僻,不近人情,喜欢做奇特的事,不能很好地适应环境的变化;得分低者为人和善,能较好地适应环境。

L量表为效度量表,得分高提示受测者的回答并没有真实地反映他的态度和想法。

(三) 卡特尔16种人格因素测验

卡特尔16种人格因素测验(16PF)适用于具备初中以上文化程度的个体,中国修订版共有187个题目,测查了个体的16种根源特质(见表6-3)。

表6-3 16PF的16个因素及反映的特征

代　码	因　素	低分者特征	高分者特征
A	乐群	冷淡孤独	外向乐群
B	聪慧	学识浅薄	聪慧、富有才识
C	稳定	情绪激动、易烦恼	成熟稳定
E	恃强	谦逊顺从	好强固执
F	兴奋	严肃审慎	轻松兴奋
G	有恒	权宜敷衍	有恒负责
H	敢为	畏怯退缩	冒险敢为
I	敏感	理智现实	敏感、易感情用事
L	怀疑	随和易相处	怀疑、刚愎
M	幻想	合乎实际	富于幻想
N	世故	直率天真	精明世故
O	忧虑	安详沉着	抑郁忧虑
Q1	实验	保守传统	勇于尝试、激进
Q2	独立	随群、依赖	自立自强、当机立断
Q3	自律	矛盾、不顾大体	自律严谨
Q4	紧张	心平气和	紧张困扰

（四）罗夏墨迹测验

由于社会赞许效应和防卫倾向，一些受测者在回答自陈人格问卷时并没有根据自己的真实态度作答，而是根据社会规范作答，导致自陈人格问卷的信度和效度降低。为了弥补自陈人格问卷的缺陷，罗夏使用投射技术编制了第一份投射测验——罗夏墨迹测验。具体方法是向受测者呈现一些意义模糊的图形，让受测者对其自由地进行反应，受测者的一些心理特征、行为倾向和以往的经验会投射在他对刺激的反应中，评估者可以据此推测受测者的人格特征。

罗夏墨迹测验的测验材料是对称的墨迹图案，共有10张，其中5张是黑白的，3张是彩色的，另外2张是黑红色的。

由于测验材料没有明确的意义且具备掩蔽性，受测者不容易产生防卫倾向，避免了伪装和掩饰，使测验结果能真实地反映受测者的人格特点。由于没有标准化的评分和解释系统，罗夏墨迹测验对评估者的要求很高，只有专业知识扎实、临床经验丰富的评估者，才有资格使用罗夏墨迹测验对受测者进行人格评估。

三、症状评定量表

除了上述介绍的测验外，临床上还会经常使用到一些症状评定量表，用以评定个体的心身状态、情绪状态等。症状自评量表适合于对自身心理生理问题有一定认识、具备一定文化水平的个体,适用于鉴别神经症、适应障碍以及其他非精神病性的心理障碍。

1. 90 项症状自评量表

90 项症状自评量表(SCL-90)又称症状自评量表,共有 90 个项目,涵盖了广泛的精神病症状学的内容,包括感觉、思维、情感、饮食睡眠等。采用 5 级评分,共有 10 个因子,分别反映下述 10 个方面的心理、生理状况。

(1)躯体化:主要反映身体的不适感,包括心血管、胃肠道、呼吸和其他系统的不适,以及头痛、肌肉酸痛和焦虑的身体表征。

(2)强迫症状:反映受测者的强迫症状,主要是指明知没有必要,但又无法摆脱的、毫无意义的观念和行为,一些比较一般的感知障碍也在这一因子中反映。

(3)人际关系敏感:反映个体在人际交往活动中的自卑与不适应。

(4)抑郁:反映的是临床上的抑郁症状,如抑郁苦闷的情感和心境,缺乏动力。

(5)焦虑:反映的是临床上的焦虑症状,如烦躁、神经过敏、紧张。

(6)敌对:主要从思维、情感和行为三个方面反映受测者的敌对表现。

(7)恐怖:反映的是恐怖症状,恐惧的对象包括密闭空间、空旷场地、社会交往等。

(8)偏执:主要反映投射思维、猜疑、敌对、妄想、夸大等心理特点。

(9)精神病性:反映的是精神分裂样症状,包括幻想、被控制感、思维散播、思维插播等。

(10)其他:主要反映睡眠及饮食情况。

SCL-90 可以由患者自评,也可以由医生进行评定,它能较快地了解患者的心身症状和严重程度;可以重复测量,以观察患者病情的发展或评估疗效,是我国心理卫生调查、医院门诊常用的评估工具。

2. 抑郁自评量表

抑郁自评量表(SDS)适用于具有抑郁症状的成年人,用于发现抑郁症病人,评定抑郁症状的严重程度,评估治疗的效果。量表有 20 个项目,内容为抑郁状态的主观感受,采用 4 级评分。

抑郁自评量表计分分为正向计分和反向计分,将 20 个项目得分相加即得总粗分,再乘以 1.25 后取整数部分,即可得到标准分数。根据中国常模,标准分在 53 ~ 62 分为轻度抑郁,63 ~ 72 分为中度抑郁,超过 72 分为重度抑郁。

3. 焦虑自评量表

焦虑自评量表(SAS)的构造形式和评定方法与抑郁自评量表相似。它适用于具有焦虑症状的成年人,被用来评定焦虑症状的轻重程度及其在治疗中的变化。主要用于疗效评估,不能用于诊断。量表有 20 个项目,也是采用 4 级评分。

焦虑自评量表的计分同样包含正向计分和反向计分,评分时将各项得分相加得到量表总粗分,总粗分乘以 1.25 取整数得到标准分。根据中国常模,标准分在 50 ~ 59 分为轻度焦虑,60~69分为中度焦虑,超过69分为重度焦虑。

【复习思考题】

1. 比较心理评估、心理诊断、心理测量、心理测验这四个概念的异同。
2. 为什么心理测量法会成为临床心理评估的主要方法?
3. 心理测验实施的程序是什么?
4. 如何向受测者解释测验分数的结果?
5. 为什么许多人格自评量表都有效度量表?

第七章 心理治疗

【学习目的与要求】

1. 掌握:心理治疗的概念,经典精神分析、行为主义、认知主义和人本主义疗法的主要程序与方法。

2. 熟悉:心理治疗的原则、分类、适用范围和基本过程,松弛疗法、森田疗法的治疗原则及治疗程序,中医心理治疗的方法。

3. 了解:心理治疗与心理咨询的关系,心理治疗的发展简史,精神分析的人际关系及客体关系理论,暗示催眠疗法、团体心理治疗、婚姻家庭治疗、中医心理疗法与现代心理疗法的相关性研究进展。

第一节 心理治疗概述

心理治疗与传统生物医学治疗在医患关系、治疗原则和理论技术等方面存在明显区别,但其科学性、可行性和有效性已获得大量临床实践证实。

一、心理治疗的概念

1. 心理治疗的定义

心理治疗(psychotherapy)是指经过专业训练的治疗师运用心理学相关理论和技术,在职业性良好医患关系的基础上,对患者进行启发、引导,协助其积极面对现实,解决内心冲突和困扰,缓解不良情绪,消除异常心理行为,增强社会适应能力,完善人格,促进心理健康和个人成长的过程。其具体治疗方法以心理学理论为指导,并且经过大量临床实践的检验。目前主要的理论取向有精神动力学、行为、认知、人本主义和家庭治疗。

心理治疗的对象是具有心理障碍、行为问题的患者,治疗目的是协助其消除心理障碍,改变非适应性行为,促进人格的成熟,维持心理和行为的健康、和谐。作为医学与心理学的交叉学科,心理治疗具有严格的程序和步骤,施治者必须具备一定的医学、心理学知识和技能。一些非专业人员通过谈话或其他形式疏导他人的情绪、缓解压力,虽具有心理帮助的作用,但不具备职业化和专业性,因此不属于心理治疗。

2．心理治疗的适用范围

心理治疗的适用范围包括焦虑症、抑郁症、强迫症、恐怖症、癔症、疑病症等神经症,部分情感性精神障碍,恢复期精神分裂症,性行为障碍,人格障碍,过食与肥胖,烟瘾,酒瘾,以及促进个体发展的发展性问题等。

3．心理治疗与心理咨询的关系

心理治疗与心理咨询(counseling)关系密切,陈仲庚认为两者没有本质的区别,无论是关系性质、改变过程,还是指导理论都相似。但也有学者提出,两者虽无法完全区分,但的确存在一定的差异,例如,美国心理学会把心理治疗和心理咨询作为两个不同的分支。心理治疗主要针对心身疾病、心理障碍等,侧重矫治,过程更规范、系统,治疗师(therapist)与病人(patient)构成治疗关系的双方。心理咨询主要面对人际关系、适应和发展等问题,侧重教育、引导、支持,咨询关系的双方分别称为咨询师(counselor)和来访者(client)。

二、心理治疗的发展简史

心理治疗的历史久远,公元前 4 世纪,古希腊名医希波克拉底提出使用劝告、音乐、催眠等手段整体治病的理论,并应用心理暗示治疗了大量疾病。但进入中世纪的很长一段时间里,"驱魔降妖"的宗教阻碍了心理治疗的发展,此时的欧洲人通常认为精神疾病、心理障碍源于魔鬼附体,医生的职责就是将魔鬼赶出躯体。因此,对精神疾病患者进行精神和肉体的摧残。直到 1792 年,法国医生皮奈尔(Pinel)积极倡导使用更加人道的方法治疗精神病,促进了心理治疗的发展。20 世纪初,比尔斯(C. Beers)发起心理卫生运动,将患有精神疾病、心理障碍的患者转移到郊区进行治疗,远离城市压力。19 世纪末至 20 世纪初,西方流行麦斯麦(F. A. Mesmer)的催眠疗法。之后,奥地利精神病医生弗洛伊德(S. Freud)将心理治疗应用于医学领域,创立精神分析疗法,成为心理治疗发展史上的里程碑。20 世纪 50 年代,精神分析疗法仍在西方占有主导地位。50 年代末,建立在行为主义心理学理论基础上的行为疗法开始迅速发展。这些心理治疗理论与方法,目前已经成为心理治疗中的重要流派。

中国的心理治疗历史同样悠久,《黄帝内经》是中国最早的医学典籍之一,它从"天人合一,形神合一"的整体观出发,论述了形与神、身与心之间相互作用、相互影响的辩证规律。"悲哀愁忧则心动,心动则五脏六腑皆摇",即不同的情绪会影响身体的不同部位。情绪不稳定,则易罹患疾病。因此,提出"恬淡虚无,真气从之,精神内守"的中医心理六袄法,为中医心理疗法奠定了理论基础。在此基础上,中国传统心理治疗独创性地建立了"情志相胜"、"言语开导"、"气功"、"祝由暗示"等疗法,同时配合方剂、针灸等进行综合调治,为中国传统心理治疗作出了巨大贡献。

三、心理治疗的分类

根据不同的分类标准,心理治疗可被分为不同的类型。

(一)根据不同的理论学派进行分类

1. 精神动力学派的心理治疗

该疗法认为,各种精神障碍的症状来源于潜意识的心理冲突。患者自己难于对其进行意识理解,因此,通过与患者进行特殊的"谈话",帮助患者将外显症状和潜意识的心理冲突联系起来,获得意识层面的新领悟,建立健康的心理结构而治愈疾病。

2. 行为主义学派的心理治疗

该疗法认为,各种不良行为均来源于刺激强化或重复操作所形成的条件反射,是习得的行为模式。行为可以通过多种方式进行改变,如强化、训练、学习,不良行为就会消退。

3. 认知学派的心理治疗

该疗法认为,各种异常心理行为均来源于认知错误。通过重建合理的理性认知,就能避免不良情绪的困扰,治愈疾病。

4. 人本主义理论的心理治疗

该疗法认为,各种心理困惑均来源于自我积极奋发潜能的暂时受挫。通过无条件关注、尊重、共情和理解,使之重获信心,就能"实现自我"。

近年来,心理治疗的从业者越来越多地采用折中心理治疗(eclectic psychotherapy),即治疗者在进行治疗时不限定自己的学派,而将不同心理学派的疗法结合使用以治疗疾病的方法。

(二)根据心理治疗的形式分类

1. 个体心理治疗

个体心理治疗是指医生与患者单独接触,了解患者的心理问题、隐私,针对性地选择治疗方法,开展治疗。

2. 团体心理治疗

团体心理治疗是指将具有相同症状或同一心理障碍的患者组织在一起,探讨有关症状和障碍的知识,借助个体之间的相互作用、相互影响进行治疗的方法。首先选择适应症相同的患者,集合起来,成立学习小组,向患者系统讲授有关疾病的防治知识,每一讲后进行小组讨论和经验交流,同时可进行集体音乐治疗和生物反馈治疗等。团体治疗的优点在于省时省力,而且人数多,患者之间可相互交流、相互启发。但是,团体需要考虑患者的个体差异,如治疗动机、认知水平等,个别特殊问题和隐私不能在集体中暴露,所以,团体心理治疗需要医生判断并征询患者的同意,一些情况下团体心理治疗和个体心理治疗应该配合进行。

（三）根据患者的意识范围分类

1. 觉醒状态下的治疗

患者在觉醒状态下能意识到整个心理治疗的过程。例如,患者在清醒状态下向医生表述自己的症状,医生同患者一起讨论症状出现的原因,提出改善的症状方法,实施治疗。

2. 半觉醒状态下的治疗

患者在安静、温暖、舒适、光线柔和的封闭治疗室内,医生通过言语诱导、暗示等方法,鼓励患者集中注意力去回忆、述说和体验,以达到治疗疾病的目的。针对癔症患者采用的暗示疗法就是在半觉醒状态下的治疗。

3. 催眠治疗

患者意识在极度缩窄的状态下,进入催眠状态,但催眠状态并非睡眠状态。在此状态下,患者只保持与医生的接触,接受医生的暗示性语言指导以进行治疗。患者因意识缩窄更容易暴露被压抑在潜意识的心理冲突,当其内心冲突被唤起,治疗由此引发的心理障碍会更加有效。

四、心理治疗的基本过程

1. 第一阶段:辨识问题、初步诊断

尽可能收集患者的基本背景资料,建立良好医患关系,探索心身问题的原因,同时应测量、分析和记录患者的心理、生理状况,对需要改变的行为和情绪达成医患双方的共识。初步诊断可采用 CCMD-3 的相关标准进行。

2. 第二阶段:辨识问题的原因,确定治疗方案

确定心理行为问题发生的生物学、心理学、社会学原因,并分析其相互关联性,为选择恰当的治疗方案作准备。但有的学者认为,病因并不重要,重要的是改变当下的不良行为。辨识病因之后,便需要通过医患双方共同协商的方式确定治疗目标和治疗方案。治疗目标应当是具体、可行、可评定,符合双方需要的心理学目标。患者的预期可能与治疗目标不一致,医生应进行详细的解释,以达成共识。而治疗方案须围绕目标商讨达成具体方法、原理、步骤等。

3. 第三阶段:实施治疗阶段

以心理治疗理论为指导,采用具体的方法,实施治疗方案,并根据患者的反馈,定期总结,检查患者对治疗要求的执行情况,分析、评价治疗效果,确定是否达到了预期目标。最后与患者共同讨论,决定是否改变疗法、转诊、终止或继续治疗。

4. 第四阶段:结束和巩固疗效阶段

在治疗方案实施后,全面地共同回顾整个治疗过程,评估治疗目标是否达到。以患者自我评定为基础,开展医生、患者认可的他人评定,必要时进行相应的心理测验,进行前后对比。如果出现新的心理问题,医患双方商讨进一步的处理。如果患者已出现有效的改变,需要在此阶段学会一定的应对技巧,处理分离焦虑,并迁移性地在日后的生活中加以应用,不断实践。最后,医生渐渐退出治疗角色,只在定期随访中与患者进行沟通,以巩固疗效。

五、心理治疗的原则

1. 共同参与

心理治疗与其他治疗不同,只有医患双方共同参与,才能事半功倍。医生需与患者形成一种特别的人际关系,树立共同的愿望,彼此信任、密切合作,这是心理治疗取得效果的关键。共同参与还包括患者的家庭、社区等。

2. 最优化

在心理治疗的过程中,对治疗方案的选择和实施应该遵循以最小的代价获取最大效果的原则。既要考虑疗效,还要在可实现的条件下给患者带来最低的损伤、可接受的费用和最小的痛苦。

3. 知情同意

在心理治疗中,医生应让患者或者其代理人、监护人知晓诊断、治疗方案、预后、风险、费用等情况,使患者及其家庭经过考虑后自主作出选择。医生需在患者或其代理人、监护人表示同意治疗的意愿并得到承诺后,才确定和实施治疗方案。

由于心理治疗对象的特殊性,一些患者不具备完全的民事行为能力,因此在获取对治疗的知情同意时,需要按照法律规定进行,一般是患者本人、患者法定代理人、监护人以及患者家属。

4. 保密

心理治疗涉及患者隐私,为保证获得真实的症状资料,以使患者得到正确及时的治疗,同时也为维护心理治疗的规范和权威性,必须坚持保密的原则。医生、医院不能公开患者的个人信息、症状资料。这是从事心理治疗工作的一项基本要求,是心理医生的重要职业操守。即使在学术交流或教学工作中需要引用时,也应隐去患者的真实姓名和其他指向性的信息。保密例外的情况涉及违法犯罪、自伤、伤人、危害公共安全(如导致传染病传播、恐怖活动)的行为,但在接受相关部门调查时,应以暴露的必要性及最低限度为准则。

5. 中立

心理治疗的目的是促进患者的自立与自我完善,医生不能替患者作选择或决定,不能作出是与否的建议,须保持中立态度。在心理治疗过程中,患者会十分依赖医生,如果医生代替患者作决定,会影响治疗的效果,导致患者难以获得个人心智的成长。

第二节　精神动力学疗法

促进潜意识心理冲突意识化而获得领悟与情感的修通,是精神动力学疗法的精粹。

它开始于弗洛伊德所创立的经典精神分析疗法(psychoanalytic psychotherapy),并历经体系内部的分化、修正与发展,而成为当代心理治疗及咨询必不可少的重要流派。现今所用的大部分治疗技术都曾得益于精神分析。

一、经典精神分析疗法

精神分析治疗是医生利用自由联想、梦的解析和移情,帮助患者理解内心冲突进行宣泄并达到释放心理能量的目的。精神分析疗法耗时较长,每周会谈 5 次,可历经数年,因此也被称为谈话疗法。

(一)理论基础

弗洛伊德认为,心理治疗需要探究患者如何压抑内心冲突,恢复患者长期压抑的记忆并修复痛苦的情感,整个治疗过程需要在一个舒适、安静、光线柔和的房间中进行,患者坐在安乐椅或者长条沙发上,与医生进行谈话。很多时候患者是背对着医生,以防止患者的表达和联想受到影响;同时,也是为了防止医生的表情、姿势影响患者的表达。

(二)治疗方法

1. 自由联想

自由联想(free association)是精神动力学最富特色的治疗技术,是指患者让自己的想法、感受、情绪、愿望等毫无目的与方向地自然"流出",而不加任何的控制。患者只需要对自己的联想进行体验并想到什么就说什么。医生在不断鼓励患者进行回忆、联想、表达的同时,保持观察,并基于精神分析的理论对患者所报告的内容进行还原、去除伪装,在躯体与心理、现在与过去、当下与将来、意识与潜意识等方面进行广泛的联系,以分析其潜意识症结。弗洛伊德认为,任何自由联想的内容都不是临时起意而是事先存在于头脑中的。当一些甚至自认为荒谬、有悖常理、难为情或细琐的隐私被患者自由联想时,医生可以从中探寻到问题的根源。作为精神分析的基本技术,自由联想是通往潜意识领域的最佳途径而贯穿于整个治疗过程。

2. 阻抗分析

阻抗(resistance)是指患者在自由联想谈到某些问题时,所表现出的谈话突然停止、转换话题、回忆困难、情绪剧烈起伏甚至要求结束治疗等现象。患者出现阻抗意味着治疗已触及心理症结。阻抗分析就是指医生指导患者学会认识与克服阻抗现象的方法。分析阻抗时,无论患者怎样回避,医生必须要求其尽力去识别阻抗,面对出现的阻抗,并一起分析阻抗的根源。阻抗分析的难点是患者通常具备一系列的心理防御机制,以回避、压抑内心冲突所带来的痛苦。这导致医生在引导患者重新去面对、体验这些痛苦经验时,遇到困难。因此,医生进行阻抗分析时,需用鼓励、引导等方式,理性而认真负责地帮助患者战胜阻抗,患者从战胜阻抗的亲身体验中重新认识自己,直到患者能顺利而平静地自由联想,遇到逃避的冲突时不再焦虑、紧张为止。精神分析之所以耗时,就是患者需要克服阻抗。

　　分析阻抗最典型的工作之一是分析症状的"两级获益"。两级获益是指病人借助生病从两方面获得了好处,有意无意地"留在病中",以对抗改变的现象。一级获益又叫内部获益,即症状使潜意识欲望、无意识冲突在幻想、脱离现实的层面获得了满足;二级获益又称为外部获益,即病人借助生病,从家人、朋友和其他人那里获得支持、同情、安慰,进而缓解压力,但持续时间较长,由于逃避现实问题的处理,反而加重症状。

3. 释梦

　　释梦(dream analysis)是通过分析梦的隐义,使患者了解潜意识心理冲突的方法。如第三章第二节所述,释梦是了解潜意识的另一条重要途径。释梦时,医生指导患者采用联想的方法,对显梦的内容进行还原、去除伪装,整理出隐梦所代表的本能和欲望,以了解患者心理冲突的根源。弗洛伊德认为,主要需要识别梦的六种主要加工形式:① 凝缩,即把多种复杂的表象、情感加以简缩,以一个相对陌生的简体图景进行表达;② 象征,即用一种中性事物来象征替代一种所忌讳的事物;③ 变形,即在梦中将潜意识的欲望或意念用其他形式,甚至反向表现出来;④ 移置,即将针对某个对象的爱或恨等情感转移和投向另一个对象;⑤ 二次加工,即做梦者在梦醒过程中,往往会无意识地对梦进行加工、修改,使之有序或合乎逻辑,或者将梦中最有意义的部分置于次要或容易被忽略的地位;⑥ 投射,即在梦中将自己某些不能接受的愿意与欲望,投射于他人,而减轻对自我的谴责。

4. 移情分析

　　所谓移情(transference),是指在精神分析过程中,患者将自己与父母或者其他人物的情感联系,转移到医生身上。分析移情不仅是医生收集患者个人成长史的重要途径,而且通过这一过程,可以帮助患者理解潜意识与意识、过去与现在、现在与将来、躯体与心理之间的联系,从而领悟潜意识的症结。移情分为正移情和负移情。正移情(positive transference),即患者对医生的情感是爱、崇敬等积极情感。有助于建立良好的医患关系,患者容易接受医生的分析和建议,然而对医生的过度依赖和接受会妨碍患者自我成长。因此,当面临正移情的情况时,医生一方面要利用正移情所产生的良好关系,引导患者分析问题的原因,寻找解决问题的方法;另一方面医生须在此时保持中立态度,不介入患者的真实生活中,不和患者保持医患以外的任何联系,直到患者的症状消除,能自己解决问题时,采取委婉的方式解除治疗关系。负移情(negative transference)是患者对医生产生了敌意、嫉妒等进展情感。当出现负移情时,患者重新体验了创伤性情感,医生应予以重视,共同分析,让患者讲述痛苦经历,找到所转移的情感曾在何时、何地、何人、何物上体验过,分析原因,使患者合理发泄怨恨情绪,理解这些负性情绪与过去经历的关联,再和医生一同探讨这些经历。

5. 指导阐释

　　指导阐释(interpretation)是指在治疗过程中治疗者对反映心理症结的实质性问题,即患者的潜意识进行解释、引导的方法。指导阐释是逐步深入的。其原则是用通俗易懂的话告知患者其心理症结所在,帮助患者重新认识自己并进行自我分析。遵循该原则的难点在于学会自我分析,它需要患者做到情感上的吸收转变和医患工作的修通。所谓情感上的吸收转变,是指患者对医生的阐释不仅是理智上的认可与接受,而且是情感上的认同。所谓医患工作的修通,是指患者的心理症结不仅在治疗中消失,在现实生活中也要消除。

（三）适用范围

经典精神分析疗法主要适用于神经症,如强迫症、恐怖神经症、焦虑,以及某些露阴癖、窥视癖等性变态,儿童期及青少年期行为异常和其他非重型精神障碍。

二、精神分析疗法的发展

随着精神分析理论的发展,其治疗技术也有所变革。多采用医患面对面谈话的方式进行,并缩短了治疗周期,每周 1～2 次,持续 20～30 次,针对某个焦点问题进行治疗,又称为短程精神分析疗法。延续了释梦、指导阐释、联结、对峙等方法,其不同之处在于新精神分析更关注患者的现在、所处社会环境、人际关系、客体关系和自我。如沙利文认为,心理障碍并非仅来自于心理创伤和压抑的内心冲突,人际关系同样会影响个体发展,特别是儿童期的人际关系。患者感到与父母或者其他重要人物的关系具有不安全的特征,就会产生心理障碍。因此,沙利文在面对患者时,更多地侧重于发现患者童年时期的人际关系中存在的焦虑,并帮助其建构一个"好我"。因为新精神分析疗法的医生认为治疗本身就是一种人际交往,因此与经典精神分析疗法相比,他们会更仁爱地对待患者。

在具体治疗方法上,自由联想与指导联想结合。后者是指在患者进行联想的过程中,医生限定具有典型临床意义的主题让患者进行想象和思考,而非漫无边际。

在释梦方面,阿德勒认为,梦是自我欺骗和自我催眠,用梦激怒起自己的一种情绪,好让自己做某些不理智的事情。因此,现代临床心理治疗释梦多从情绪入手。荣格对梦的解释不同于弗洛伊德,主要区别在于对压抑的理解。他认为,梦只是一种用象征表达集体潜意识内容的心理表象,原型是文化、宗教、艺术中代代相传的象征意义,因此,不可能、也没有必要隐藏或压抑,因为其具有自然趋向表达的倾向。而客体关系则将梦视为内部客体关系的表达。

客体关系理论不仅重视对移情的分析,更扩展了对反移情的理解和应用。弗洛伊德视医生对患者的移情为反移情,认为有害治疗。但客体关系提出,医生对患者的情感转移主要源于患者在治疗情境中对医生进行了客体表象的投射,而医生无意识地进行了认同。分析医生的反移情体验,可以深入理解患者的内部客体关系和投射认同模式,并借助医患双方的讨论,促使患者领悟其人际关系困扰的深层次原因。

第三节　行　为　疗　法

行为疗法(behavior therapy)是继精神分析之后,应用较广泛的心理疗法。行为主义认为,异常行为和正常行为一样,都是通过学习而获得,其关注的是异常行为的改变,其治疗也是围绕异常行为进行。

行为疗法首先要进行行为分析,即对个体异常行为进行评估,探寻有关的强化因素,决定行为治疗目标的过程。行为分析是制定行为治疗步骤的基础和成功治疗的关键。通过患者表述、医生观察、测量,对异常行为定性和定量的评估以描述异常行为的特征;确定起主要作用的异常行为,明确需改变的异常行为;探究异常行为的习得过程,环境中存在的刺激条件、强化和减轻的条件,制定确实可行的治疗步骤。

经过行为分析后,需要改变的异常行为即靶行为已被确定,须用可观察、可测量的术语描述靶行为。例如,制定焦虑或恐惧程度的等级标准表。记录靶行为的基础值和观测指标,确定诱发条件和靶行为之间的量效关系。选择相应的行为疗法,如系统脱敏法、厌恶疗法、代币法、示范法等,实施治疗。

一、系统脱敏法

系统脱敏法(systematic desensitization)亦称缓慢暴露法,是行为疗法的一项基本技术,通常需要放松训练的配合。

(一) 理论基础

交互抑制理论认为,神经系统无法同时处于放松和兴奋状态。系统脱敏法即是在此基础上发展起来的,指导患者进行放松训练,再对恐惧或者焦虑进行视觉想象,患者一边放松一边想象,想象的焦虑和恐惧程度越来越高,直到患者在恐惧和焦虑情景中不再出现不安为止。

(二) 治疗程序与方法

1. 明确靶行为及其与环境、刺激条件的关系

一般采用行为日记(behavior log)或评定量表的方式记录。记录以下内容:何时出现症状及行为类型(A);诱因和可能的促发因素(B);会出现的后果及可能的强化因素(C)。

2. 建立焦虑等级表

把恐惧和焦虑反应归类整理,医患共同分析,对引发焦虑和恐惧的事物、情景进行等级评定,常用的有 5 分、8 分、10 分或 100 分制。

3. 指导患者熟练使用拮抗焦虑的放松技术

应选择安静、舒适、光线柔和的环境,让患者坐在舒适的座椅上,可播放音乐让其随着音乐起伏放松肌肉,要做到全身肌肉放松。在此过程中要求患者学会体验肌肉紧张与放松的感觉,并反复训练,使患者在日常生活中随意应用均放松自如。

4. 想象脱敏

指导患者在想象中将引发焦虑和恐惧的事物或情景从弱到强进行呈现,同时配合放松训练,想象焦虑或恐惧事物存在时的情境。放松状态下,个体可心率减慢,外周血流增加,呼吸平缓,神经肌肉放松。当某级恐惧感消失,则上升一级,直到消除分值最高一级的恐惧。放松训练可配合瑜伽、坐禅、冥想等深度肌肉放松技术,形成交互抑制情境。

5. 现实脱敏

在条件允许的情况下,须配合放松训练,进入真实的焦虑或恐惧情景。将那些等级不同的焦虑或恐怖反应由低到高、由弱到强逐级消除,即达到脱敏感状态。

脱敏疗法是应用广泛的行为治疗技术,在交互抑制理论出现之前,类似的方法出现在我国金元时期张子和所撰《儒门事亲》中"卫德新之妻惊厥案",该病案中,张子和引用《黄帝内经》"惊者平之,平者常也,平常见之,必无惊",对患者的惊恐症状进行治疗。卫德新的妻子在旅途中受到盗贼惊吓,从床上掉了下来,从此听到响声便会受惊昏倒,多年不愈。张子和诊断后,用木头击打发出声音,妇人大惊。张子和说:"我用木头敲打桌子,有何可惊的呢?"等妇人稍显镇定后,再次敲击桌子,妇人的受惊状况有所缓解。过一会儿,连续击打了几次,然后用木杖敲门,暗中让人敲打窗户,妇人的惊恐反应越来越弱。一两个月后,妇人听到雷声也不惊恐了。

(三)适用范围和注意事项

1. 适用范围

恐怖症、强迫症是系统脱敏法的首要适应症。实践证明,本疗法可操作性强,治疗效果确定,但对没有明显环境刺激因素的广泛性焦虑症疗效不肯定。

2. 注意事项

(1)实施前需向患者介绍系统脱敏疗法的有效性,帮助患者树立信心。

(2)制定有效的恐惧或焦虑等级表,每个情景焦虑等级应相同,如每级之间相差10分等。分值越高,代表焦虑或者恐惧水平越高。如果在想象脱敏第1个等级的焦虑、恐惧分数达到或超过中等水平,如以100分制为例,达到50分,说明焦虑等级表不合理,需要共同讨论予以重建。

(3)在实施脱敏训练时,严格按照等级进行:从弱到强,依次进行。当患者在某个等级上感到强烈焦虑、恐惧而不堪忍受,可退回到低一等级的训练中。当患者完成某一等级的训练后,医生应及时赞许和鼓励患者的进步。及时有效的鼓励和赞许对患者起着积极强化作用,帮助患者树立战胜更高等级恐惧和焦虑反应的信心。

(4)讨论总结,对失败之处应说明原因,鼓励患者坚定信心。患者自信心若能不断增强,则其合理行为就能不断被强化,恐惧反应就会不断减轻,以至消失。

二、厌恶疗法

厌恶疗法(aversion therapy)是指把不良行为与令人产生厌恶的刺激相联系,因厌恶而消除和纠正病态行为的方法。它以经典条件反射理论为基础,操作性条件反射为指导,抑制或消退不良情绪,消除不良行为。

(一)理论基础

系统脱敏法是对正常行为给予阳性强化,使之得以维护和巩固,从而抑制和消退不良行为的方法。而厌恶疗法则是采用令人生厌的刺激使病态行为因受到惩罚而得以抑制和消退的方法。

(二)治疗方法

1. 选择厌恶剂

电击、巨响、恶臭、烟熏或催吐药、苦涩剂等均可作为厌恶刺激,也可使用套在患者手腕上随时可自弹致痛的橡皮圈或者随身携带的袖珍电刺激盒。

2. 靶行为出现时,给予厌恶剂刺激

厌恶剂所造成的负性刺激使患者出现恐惧、痛苦的反应,数次之后,靶行为和厌恶刺激形成联结,患者就会因厌恶而逐步消除靶行为,建立新的条件反射,形成正常行为。

(三)适用范围和注意事项

1. 适用范围

厌恶疗法适用于强迫症、性心理障碍及酗酒、烟癖、拔毛癖、药物成瘾等不良行为。由于厌恶疗法的厌恶剂常具有副作用,因此本疗法存在争议:一是负性强化刺激存在一定的危险,二是用惩罚的方式治疗有违医学宗旨。因此,发展出内隐致敏法(convert sensitization),即当患者出现不良行为时想象被惩罚情景进行治疗的方法,但实践证明其疗效不稳定。

2. 注意事项

(1)选择适当的厌恶剂:厌恶剂的种类、刺激量、引发厌恶反应的程度等,都是需要考虑的内容,厌恶剂需使患者产生心理上的厌恶,而非生理上的痛苦。

(2)治疗前须征得患者及其家属同意:因为厌恶疗法是一种惩罚性治疗措施,涉及人道主义问题。

(3)要求患者能持之以恒:因为厌恶刺激物如橡皮圈、电刺激等,往往需要由患者自己操作使用,中途停止、半途而废将无益于治疗。

三、社会学习疗法

(一)理论基础

社会学习理论认为,人的行为可通过学习获得。个体的异常行为是学习获得,个体是通过观察他人行为的结果而习得该行为。因此,可以通过让患者观察榜样的良好

行为被奖励来矫正其不良行为,观察榜样获得奖励是一种替代强化。社会学习疗法也被称为榜样示范法。例如,有恐怖症症状的人可通过模仿榜样行为而消除恐惧反应。

(二)治疗方法

1.选择榜样,确定观察内容

榜样既可以是现有的人物或者某些实际行动,也可以是电影、录像等。

2.安排示范情景,实际参与

让患者观察预先安排好的示范内容,参与到实际情景中,通过模仿榜样行为,学习良好行为,用学到的良好行为替代异常行为。

(三)适用范围和注意事项

1.适用范围

本疗法广泛应用于恐惧症的治疗,特别是对具体事物的恐怖,如对蛇的恐怖等。

2.注意事项

(1)注意患者和榜样的相似性:社会心理学研究认为,人们更喜欢与自己相似的人。患者和榜样的相似性能增强学习效果,提高疗效。

(2)观察内容能引起患者兴趣:兴趣能激发患者的学习动机,引起注意,专注其中,避免外界干扰而提高观察学习的效率。

(3)观察模仿要综合应用多种感觉通道以提高学习效果:采用多种感觉通道更容易理解和接纳正常的示范行为,如听觉和视觉结合的录像材料。

(4)观察模仿要注意把握节奏,不能过急或拖沓:因为过急会使患者紧张、焦虑而疏离学习,但拖沓冗长又会使其产生厌烦情绪。

(5)观察模仿作为一种学习,需要反复进行:反复训练可以避免遗忘,预防复发。延长训练之间的间歇期可以让患者充分体会和实践,以巩固习得的行为。

四、社交技能训练

社交技能训练(social skills training)是指对患者进行社会适应能力方面的认知和行为重建训练,帮助患者恢复自信,更好地适应社会环境,缓解人际冲突的方法。它以社会学习理论为基础和指导。训练中可结合示范、脱敏、正性强化等方法进行治疗,但需注意保护患者的积极性,对患者的不良行为宜用委婉的方式去提醒;且要求患者每次治疗后应自行练习,写出心得体会,既巩固了新习得的行为,又有利于相互交流、相互鼓励,达到多人同治之目的。目前,社交技能训练已广泛应用在团体心理治疗中,特别对以教育为服务功能的治疗有显效。

五、其他行为疗法

（一）满灌疗法

满灌疗法（flooding）又称快速暴露法，是指患者直接进入能产生强烈焦虑和恐惧的真实或想象的环境中，患者需要在此环境中保持一段时间，不得逃避，直至情绪平缓、恐惧消失，以消除焦虑和预防条件性回避行为发生的方法。满灌疗法不同于系统脱敏法：系统脱敏法在实境训练前进行逐级想象脱敏，治疗时间不固定；而满灌疗法则不经过想象脱敏和逐级训练，治疗时间约 5 次，不超过 20 次。在满灌疗法中，患者经常性的紧张情绪是由于长期逃避焦虑环境所引发的习惯性反应，患者只要持久暴露在惊恐情景中，由于"惊者平之"，惊恐就会从高水平自行下降。由于满灌疗法不经过逐级脱敏，可能会引起患者强烈的心血管反应，年纪较大、焦虑感强烈、曾患心血管疾病者或心理承受能力差者慎用。

（二）正强化法和消退法

正强化法（positive reinforcement therapy）是指通过奖励正常行为，去抑制并逐渐代替不良行为的方法。消退法（extinction therapy）是指有意忽略或对不良行为不予强化，让患者自行趋于正常的方法。二者均以操作条件反射理论为基础和指导。

代币法（token economy）是正强化法的常用技术。所谓代币法，即经过一定程序的治疗，患者出现生活自理、心态平和、行为镇定等行为改变时，及时奖励其一定数量的代币筹码，使其能换取自己需要的物品或得到一些享受，以消除异常行为的方法。可换取的享受很多，例如打扑克、看电影、做游戏等。

（三）生物反馈训练

生物反馈训练（biofeedback training）是指利用生物反馈仪器，让患者认识到一般情况下难于观察到的自身皮肤电、血压、脑电波、心率等生理活动，然后通过语言、行为训练使患者学会调节这些生理功能，以促进情绪状态的改变来治疗心身疾病的方法。生物反馈训练以经典条件反射理论为基础，是一种有效地增强个体调节、适应能力的疗法。

（四）放松疗法

放松疗法（relaxation therapy）是指通过一定程序的训练使患者学会身心上，特别是骨骼肌放松，以缓解紧张、焦虑情绪的方法。它以暗示理论为基础，操作性条件反射原理为指导。患者掌握本技术后，可使得全身骨骼肌张力下降、呼吸和心率减慢、血压下降、四肢温暖、心情轻松愉快、全身舒适。

1. 渐进性放松

渐进性放松（progressive relaxation，PR）是指通过反复、交替的收缩与放松肌肉，进行感觉对照练习，使患者体会放松感的方法。

首先，让患者在安静的环境中舒适地坐在安乐椅上或放松地仰卧于床上，做 3 次左右深呼吸,放松全身。然后,再进行肌肉"收缩—放松"对照训练。按医生的指导语以及规定的程序进行训练,时间比例约为:肌肉收缩每次 5～10 秒钟,然后放松 30～40 秒钟。具体方式为:① 收缩某组肌群,慢慢地从一数到五,然后很快地放松,两次后即可感觉放松后的肌群温暖、发沉;② 沿"双手→双臂→头颈部→肩部→胸部→背部→腹部→大腿→小腿→脚部"的顺序进行不同肌群轮换训练;③ 经过反复训练,形成放松的条件反射,即每当患者脑海中回忆起放松感觉,就能全身自动松弛。每次训练后,患者应多练习,直到随时均可自我放松为止。本法大约每次训练 20～30 分钟即可。

2. 三线放松功

三线放松功是指让患者闭上双眼,循一定顺序,有意识地把注意力集中在身体的某部位,同时默念"松"字,以达到平静心情、调整身心作用的方法。它也是以自我暗示理论为基础,与中国气功、印度瑜伽、日本坐禅有相通之处。

三线放松功所要求的"循一定顺序"主要是指三条放松线路:第一条线(两侧),头部两侧→颈部两侧→肩部→上臂部→肘关节→前臂→腕关节→两手→十个手指,止息点为中指;第二条线(前面),面部→胸部→腹部→两大腿前侧→膝关节→两小腿前侧→脚背,止息点是足趾;第三条线(后面),后脑部→后颈部→背部→腰部→两大腿后侧→两膝窝→两小腿→两脚底,止息点是脚心前部。每放松完一条线路后,在止息点上轻轻意守(即把注意力集中在止息点上)1～2 分钟。每回反复放松约 2～3 次。

本疗法的适应症是:焦虑、紧张引起的头痛、心慌,以及高血压、支气管哮喘、失眠、性功能障碍等多种心身疾病。放松疗法既可在家中进行,也可在门诊或住院病房中进行;既可用于个别心理治疗,也可用于团体心理治疗。但 5 岁以下儿童、精神发育迟滞、精神分裂症的急性期、心肌梗塞、青光眼眼压控制不满意者,以及训练中出现明显不适者,均不适于做放松训练。

第四节　认 知 疗 法

认知疗法(cognitive therapy)被大量应用于临床实践,疗效得到肯定,特别是艾利斯理性情绪疗法、贝克认知转变疗法。认知疗法认为,患者的不合理信念和绝对化的认知是造成他们困扰的原因,因此,认知疗法的关键是帮助患者认识到非理性认知的存在,再改变患者的认知。

一、理性情绪疗法

(一) 理论基础

理性情绪疗法(rational therapy)由艾利斯(Albert Ellis)创立,认为非理性的信念会导致负性情绪反应,又称为 ABCDE 理论。详见第三章"医学心理学的相关理论流派"。

（二）治疗程序与方法

1. 解说、识别 ABC 阶段

通过会谈，找出患者情绪困扰和行为不适的具体表现 C，以及与这些反应有关的诱发性事件 A，并对两者之间的不合理信念 B 进行初步分析。

2. 领悟阶段

应用合理与不合理信念的区分标准，认识混合存在于合理信念中的不合理信念，达到三个层次的领悟：① 患者承认情绪、行为的失调基本上不是由先前事件引起，而是由自己加在这些事件上的非理性信念引起；② 患者认识到不管自己最初是怎样出现失调的，之所以现在仍然心烦意乱，是因为仍在向自己灌输与当初一样的非理性信念；③ 患者意识到必须立即行动起来，持之以恒地为自己负责，在认知与行为两个方面改变不合理信念。

3. 修通阶段

这是理性情绪疗法的核心与主要阶段，但与精神分析强调潜意识意识化的修通不同。它指的是通过辩论等方法促使患者放弃原有的不合理观念，代之以合理认知的过程。

（1）苏格拉底式辩论：这是理性情绪治疗最富特色的治疗技术，来源于古希腊哲学家苏格拉底的辩证法。医生以病人的不合理信念为基点进行推论，直至患者自己发现其与客观现实不符，甚至极端荒谬之处，从而自动放弃被曲解之认知经验的过程。基本程序遵循：按你所说→因此你信奉→因此你认为。

（2）质疑式：医生耐心、反复地用逻辑推理、实证比较、分析假设的方法与患者进行辩论，提出质疑，如"有哪些事情能证明结果会糟糕透了？"，"怎么能让人相信事件的结果一定是这样？"，"为什么你这样认为？"等等，直到患者认识到自己的非理性观念，并最终放弃非理性观念为止。

（3）角色变换：又称为角色颠倒辩论，患者和医生互换角色，进行辩论，通过医患之间的思维交锋，以改变患者不合理信念系统的方法。其原则是帮助患者以旁观者（医生）的立场，换一个角度客观地认清自己所持有的非理性观点。

（4）最坏假设：是指帮助患者去设想其认为一定会出现的情绪困扰或最坏的结果，认识到最坏假设下的实际影响，以使患者从"结果糟糕透了"、"后果不堪设想"等非理性的思维方式中走出，面对现实。最坏假设的情景应该是患者自认为一定会发生，但现实生活中并未发生的情况，或者即使发生后并不会导致那么严重的影响。医生在指导患者作最坏假设时，要向患者说明，实际情况往往比最坏假设好得多，直到患者认识到"一切都完了"、"无法忍受"等只是主观判断，不是必然发生或实际根本不存在为止。

（5）黄金规则辩论：黄金规则是对人际关系的合理认知，即"像你希望别人如何对待你那样去对待人"，但患者的不合理观念针对周围人或环境时，常表现为"希望别人对自己好，但自己却做不到像希望的那样去对待别人"。医生通过提问"那就像你希望别人对你的……,去对待别人",及与其讨论,改变非合理信念。

（6）认知作业:是指让患者学会识别、梳理非理性观念,记录影响情绪和生活的非理性信念,然后以逻辑推理的方式提出质疑,进行辩论,最后放弃非理性观念。认知作业需要患者自己完成,医生仅作指导。通过认知作业,患者在日常生活中及时领悟、质疑自己的非理性信念,在结束治疗后也能用理性观念看待问题。

4.巩固与再教育阶段

患者认识到与自己不良情绪有关的非理性信念,通过医患辩论、认知作业,患者可以在日常生活中保持理性思维的习惯。通过巩固和再教育阶段,患者在面临类似情景时可以及时识别自己的非理性思维,进行调节,并采用理性的思维方式认识刺激事件和自己的不良情绪。

（三）适用范围

理性情绪疗法对抑郁症,特别是单相抑郁症的成年患者具有较好效果。其他适应不良、婚姻冲突、家庭矛盾、进食障碍、性功能障碍及性变态、成瘾问题、心身疾病等也可用本法治疗。理性情绪疗法的优点在于疗程短、起效快。

二、其他认知疗法

认知疗法种类众多,现摘要介绍其中三种。

1.认知行为矫正法

认知行为矫正法(cognitive behavior modification, CBM)认为,人的思维和态度影响人的动机,而不良行为可以通过改变患者的想法和表达方式而改变。应用本疗法时,患者需通过一定的行为训练,进行行为矫正。训练的目的是为了帮助放松和集中注意力。在正常行为出现时,患者的认知也随之而改变。本法主要用于儿童注意缺陷障碍、精神分裂症患者。

2.应对技能训练

应对技能训练(coping skills training)是指通过医生的指导,配合放松训练使患者想象应激情景及解决问题的过程,以应对焦虑情绪的方法。在面对困境和不良情绪时,应对方式具有个体差异,有的人会积极、愉快、主动地应对;而另一些人则消极应对,较少采取可能的措施,造成极大的心理冲突,最常见的是产生焦虑情绪。所以,应对技能训练主要适用于焦虑症。

3.问题解决训练

问题解决(problem-solving)训练是指让患者学会按照问题解决的思维方式处理困难情景,包括确定问题、分解问题、寻找解决方案、选择最优方案、实施。通过问题解决训练,患者可准确地预测自己的不良情绪、行为,并能找出解决办法。当出现不良行为和情绪反应时,患者能采用理性的思维去处理问题。问题解决训练常用于具有情绪障碍或问题行为的儿童、儿童注意缺陷障碍等。精神分裂症恢复期的患者也需要进行问题解决训练,以预测冲动行为和兴奋症状可能出现的时间、地点,从而能提前服药。

认知疗法除了与行为疗法整合外,还经常配合药物使用。在抑郁症的治疗中,心理医生通常将认知疗法和抗抑郁药物一起使用。情绪和生理特征具有密切联系,阿米替林等抗抑郁药物可改善抑郁的植物性神经症状。药物治疗常可在1周左右见效,尤其是对睡眠、精神运动性活动,以及食欲不振等心理生物学功能紊乱具有调整作用。因此,将心理治疗与精神药物结合使用,比只采用认知疗法更有效果,二者之间并不相互排斥。

第五节　人本主义疗法

来访者中心疗法(client-center therapy)被认为是不同于精神分析和行为疗法的第三大治疗体系。它以人本主义心理学理论为基础和指导,强调人的成长和发展,因此也被称为人本主义疗法。格式塔疗法因被人本主义医生广泛使用,也被划分为人本主义疗法。

一、来访者中心疗法

来访者中心疗法认为,个体具有自我实现的倾向,医生需要提供一个良好的环境帮助患者认识提高自己、破除限制、实现自我。

(一) 理论基础

来访者中心疗法的理论基础是人本主义理论,详见第二章"心理学基础知识"。

(二) 治疗技术

1. 无条件积极关注

无条件积极关注是指尊重与接纳来访者,不进行任何价值判断,认为来访者具有改变自身和成长的能力,认真倾听,显示耐心、热忱和兴趣,积极接纳其本来的样子,不任意打断或改变话题,为患者提供良好环境的方法。要求医生对患者"无条件"不加判断地接受。当然,无条件尊重并不是医生赞同患者的感情,应将患者作为"人"的价值和患者的行为区分开。告之患者,社会生活中的每个人都积极向上,大部分人都会在发展过程中遇到这些问题,只要采用合理的思维去认识,行为就会随之而改变,最终"实现自我"。

2. 共情

共情(empathy)是指医生通过无条件的积极尊重与接纳,建立良好的医患关系,站在患者的角度,向其提供指导意见,促进其成长的方法。共情要求医生从患者的角度去看待一切,体会患者的感受;而不能把患者看成被观察的客体,从旁观者的角度去观察。要从患者的内心去感知他的生活,去体认他的生活方式。但仅仅只是"好像",并非"就是",因此,给予患者的指导只是按患者的观点作出的推断,不是单纯重复患者说过的话或短语。例如,患者说:"今天我感觉糟透了,什么事都做不好,我真的太差劲了。"医生使用共情技术,就需要回应患者:"你非常不满意自己的表现,对自己感到很沮丧。"这样的表达就是医生进入了患者的内心,站在患者的角度感受到非常不好的自我认识。

3.真诚

医生在面对患者时,不仅要关心、同情,而且医生的态度、行为与感情须保持高度一致,把患者看作朋友,真诚面对,以了解患者最迫切的心理需求。故作深沉或摆架子、扮权威都无益于治疗。医生的真诚可以让患者感受到更多鼓励的力量,让指导意见可行、可操作。

（三）适用范围

来访者中心疗法的适应症是正常人群的适应不良。来访者中心疗法是心理咨询的常用方法之一,目前已广泛应用于大、中、小学生的心理健康教育。来访者中心疗法的医生更多的是一个倾听者的角色,引导患者感受、改变,是非指导性的。

二、格式塔疗法

格式塔疗法是由波尔斯(Fritz Perls)发起的,其主要特点是鼓励患者表达自己身心的感受,个体需要承认过去的未解决事件对现状的影响,并解决这些事件以获得成长。格式塔疗法的治疗特点体现在"空椅子技术"上。

"空椅子技术"中,医生会将一把空椅放在患者身边,让患者想象一个人、某种感受、事件或者物体出现在椅子上,然后患者需要与"空椅"展开对话。如果患者是和一个人对话,那么患者可想象椅子上人物的感受,想象他在对话中的反应。通过这样的方式,患者可找出困扰,并积极地面对这些过往,在现实的关系中解决它们以获得成长。

第六节　暗示、催眠疗法

暗示疗法(suggestive therapy)是指医生使用语言、表情和行为等非语言方式,使患者被动地对医生传达信息,以此达到治疗目的的疗法。患者对医生的服从,使得其产生明确心身变化以消除或减轻异常症状。暗示疗法历史悠久,早在1775年,麦斯麦(F. A. Mesmer)就进行过催眠术表演(暗示的一种)。1960年,格雷厄姆(W. Graham)对荨麻疹与雷诺病的受试者进行暗示诱导"实验",明显使其皮肤温度发生了与原疾病相反的改变。暗示、催眠疗法属于非觉醒状态下的心理治疗方法,暗示这一方法也可作用于觉醒状态下的心理治疗。

一、暗示疗法

（一）治疗原理

个体具有受暗示性。巴甫洛夫认为,暗示是一种简单且典型的条件反射。人的生理和心理状态会受到外界环境的影响,也会相互影响。当个体接收到外界语言或非语言的信息时,会产生相应的心理活动,从而影响个体的观念、情绪、记忆等。暗示可分为自我暗示和他人暗示。

(二)治疗程序与方法

1. 受暗示性测试

受暗示性(suggestibility)是指个体接受暗示的能力,它具有个体差异。测试方法有:

(1)嗅觉测试法:指导患者从三个装有清水的试管中分辨水、淡醋和稀酒精。无法分辨记 0 分,分辨出一种记 1 分,分辨出两种记 2 分。0 分者即为不受暗示,2 分者受暗示性强。

(2)手臂测试法:要求患者闭眼向前伸出双臂,两手臂在同一水平线,平静深呼吸 30 秒后,医生暗示"你的左手臂越来越沉、越来越沉……沉得往下落"。30 秒后,左手比右手低 5 cm 以上记 2 分,低 2~5 cm 记 1 分,无明显差异记 0 分。0 分者即为不受暗示,2 分者受暗示性强。

2. 实施暗示

暗示治疗可由医生用事先编好的暗示性语言或者借助某种刺激或物体,对静坐的患者进行操作。

在治疗前向患者讲明其所患疾病是一种短暂的神经功能障碍,完全可以治愈,使患者对治疗产生高度的信心和迫切感。用暗示性言语诱导患者全身放松,如"你感到全身放松",随后采用多种形式的治疗,如言语暗示"现在给你注射的药物具有特效,症状会消失","你感到酸痛,那说明你的病马上就好了";也可采取安慰剂效应,如:治疗癔症性失音,可常规皮肤消毒后将 10% 葡萄糖酸钙 10 mL 缓慢静注,边注射边用言语反复暗示患者"身体发热了,热气在体内上升了,热气上升到喉咙"。当每种感觉明显出现,则告知患者"喉部的血管打通了,你就能说话了",最后,嘱患者深吸一口气,试着突然发出"啊……",结果真的发出了声音。静脉注射时要准确,防止外漏,并密切观察患者心率。

暗示疗法在我国古代有记载,如《景岳全书》中记载:明代名医张景岳某日去看一位发病的妇女,见其口吐白沫,僵卧于地,口鼻皆冷,气息如绝,触其脉,和缓如常,脉象与症状很不相符,判其为癔症。张急呼:"此人病甚危险,需用火攻,用大壮艾灸眉心、人中和小腹,否则难以保命。我的住处有艾绒,可速取来用。"随后,又制止说:"慢,我身边带有药,若能咽,咽下后有声息,就不必用灸;若口不能咽,或咽下后无声息,灸也不迟。"那妇女听了张景岳的话,药到嘴边便立即咽下,随之声出、体动,病愈。

(三)适用范围

暗示疗法主要用于癔症的治疗,对其他神经症,以及疼痛、瘙痒、哮喘、心动过速等心身障碍,阳痿、口吃、厌食、贪食等有一定疗效。

二、催眠疗法

催眠疗法（hypnotherapy）是指患者受到来自医生或者自己的暗示，进入一种注意和感觉被局限在一定范围内的、不同于睡眠和觉醒的恍惚状态，在这种状态下，医生可以探查患者心身症状和异常行为以治愈疾病的方法。

催眠术早见于 2000 多年前的经文神学之中。18 世纪，麦斯麦对催眠术进行了较系统的研究。我国的临床运用始于 20 世纪初。

（一）理论基础

催眠并非一种睡眠状态，催眠时脑电波形态和清醒时一致。精神动力学派认为，催眠是一种思维倒退现象，并利用催眠状态下的潜意识的沟通和交流，治疗歇斯底里症患者。催眠状态下，患者会体验到压抑的内心冲突，有助于宣泄焦虑情绪，治愈疾病。心理生理学派初步认为，催眠现象是通过暗示，在脑干网状结构相连接的神经通路之间产生了电阻塞的结果。进而，沃斯特（West）认为，催眠状态下的良性语言刺激，可引起一系列生理变化，使机体功能恢复正常。

（二）治疗特点

1. 准备工作

催眠治疗的房间必须安静、舒适，陈设简单整洁，不能让患者产生压力。室内允许有医生、患者和护士。在采用暗示疗法前，需了解患者的详细资料，测试受暗示性，以确定患者是否适宜使用本疗法。

2. 实施催眠

催眠诱导的基本技术是语言，医生的引导语言必须准确、清晰且坚定，不能采用模糊的语言。医生用确定的语言使患者进入催眠状态，为直接催眠。直接法对医生的要求很高，因此医生通常采用间接法，即患者平卧床上或坐在舒适的沙发里，患者两手及手掌自然伸直，置于身体两侧，下肢自然伸直，足外倾。医生发出指导语，让患者凝视 30 cm 处的小体积事物，如钢笔尖、小亮光等。也有让患者倾听节拍器等有规则的声音（频率为每分钟 50 次）。医生再用平缓、低沉、肯定、清晰的语言，反复暗示患者进行从头到脚的放松，同时要求患者集中精力到凝视的事物上。暗示放松、要求注视后，医生暗示患者眼睛疲倦，眼皮变重，呼吸平稳，注视之物越来越模糊，眼睛睁不开，有睡意，会睡得很舒服、很深。每个过程的语言可以连续重复数次。再重复暗示患者产生睡意 3 ~ 4 遍后，大约 10 ~ 20 分钟，患者在暗示下进入催眠状态。

3. 催眠状态下的治疗

医生可以和在催眠状态中的患者进行交谈，了解患者在觉醒状态下压抑的愿望、创伤、性体验或者其他隐私。鼓励患者重新体验过去的经历，宣泄这些经历所带来的不良情绪，以帮助患者摆脱痛苦，重塑正确的生活理念。

4. 唤醒

一般在催眠状态 30 分钟后,可以唤醒患者。医生发出指导语暗示患者:"当我从十倒数至一,你就可以睁开眼睛,那时,所有的烦恼将消失,你将会感到无比的轻松、自由和快乐,十,九,……,一。"清醒后,患者往往感到豁然开朗,只是略感疲劳、头昏。过快唤醒催眠状态下的患者,会导致患者不能立刻适应清醒状态,以致出现头晕、心慌等不良反应。

催眠疗法一般每次 30 分钟,隔日或每 3 天 1 次,共 1~5 次,无效则停止治疗。

(三)适用范围及注意事项

1. 适用范围

催眠疗法并非独立疗法,常与精神分析疗法等联合使用。在心身障碍中催眠治疗主要用于:减轻或消除心理应激;矫正不良习惯和行为;消除紧张焦虑。特别是对压抑内心冲突、有创伤经验的患者有较好疗效。催眠中也可因涉及患者严重心理创伤而引起潜意识的情绪冲动,或因语言暗示不当而导致不同程度的感知障碍,这些均可通过正确暗示予以矫正。对于有严重意识障碍及重症躯体疾病者不宜做催眠治疗,如精神分裂症、情感性精神障碍伴妄想、幻觉,以及对本疗法有较大抵触的患者。

2. 注意事项

(1)催眠疗法对医生的专业技术和职业道德有较高要求,经过专业催眠训练的医生才能使用本疗法。采用催眠疗法前,医生和患者需就治疗方案达成一致意见,并签署相关文件。

(2)患者应具有较高受暗示性,才能保证其疗效。

第七节　森田疗法

森田疗法是日本精神科医生森田正马教授结合东方传统文化禅宗与思维模式所提出的独特理论与治疗体系。此疗法的特点是顺其自然、为所当为,患者接受自己的感觉和症状,积极面对生活。此疗法于 20 世纪 80 年代末传入中国,被广泛应用于临床实践。

一、森田疗法的基本理论

森田疗法认为,神经质症是神经症的一种特殊类型,其特点为患者主观臆测性较强,常把日常生活中的正常生理与心理现象视为病态与异常,为此产生焦虑、紧张、抑郁、恐惧等心理困扰,并且总是强迫自己去消除,结果反而因无能为力而变得更痛苦。

(一)基本理论

森田疗法认为,疑病性特征是造成神经症的基础。具有这种特征的人对自己的心身状况过分担忧,把一些并非异常的感受、情绪、思想和行为看作是病态的,过分关注。

实际上患者并不存在任何疾病,他们的怀疑只是主观体验。

精神交互作用和思想矛盾是神经质症发生发展的关键。人具有生存发展的欲望以及对失败、疾病、死亡的恐惧,当恐惧与"生的欲望"平衡时,人是健康的。当个体无法正确面对恐惧,会更加注意自身的不良感觉。感觉与注意,彼此促进,交互作用,使得不健康的主观感觉越来越明显而严重,最终发展成为疾病,这就是精神交互作用。由于人经常理智地用"必须如此"的意志力试图解决"事已如此"的现实问题,所以,个体会产生尖锐的矛盾心理,加重病情。

（二）治疗原则

根据上述理论,消除疑病素质,打破精神交互作用是森田疗法治疗疾病的关键。须遵循以下两条原则。

1. 顺应自然

禅宗思想认为,顺应自然,凡事不可强求,才能达到"天人合一"。"顺应自然"作为森田疗法的最基本治疗原则,就是禅宗思想的体现。首先,通过医生与患者交谈、在患者的日记上用评语进行指导等方式,让患者接受不安、烦恼等负性情绪。医生要使患者接受可能出现的想法。嫉妒、狭隘、自私、焦虑等想法和情绪在人性中广泛存在,仅靠理智和意志难以改变,没有必要强迫自己去消除,只要能控制行为即可。其次,要教会患者接受症状。越注意现实已经出现的症状,它就会越强烈;只有接受它,不管它,才不会强化对症状的感觉。最后,进一步使患者领悟事物的客观规律。任何情绪均有一定的过程性,只要患者忍受一段时间,症状会自然消失,而从神经症的冲突中解脱出来。

2. 为所当为

森田疗法认为,人的行为可以控制,但情绪不可控制,尤其是不良的情绪。当不良情绪出现时,应该听之任之的同时为所当为,即做该做的事,通过行为来化解情绪。

"为所当为"与"顺应自然"互为支撑、相互补充。

二、治疗程序简介

（一）治疗程序

森田疗法分为门诊及住院治疗两种主要形式。现主要介绍住院治疗,它可分为四个阶段。

1. 第一阶段:绝对卧床期

患者被隔离起来,不得与他人会谈,不得进行看书、听音乐等一切娱乐活动,除饮食、大小便之外,几乎卧床。一般需 4~7 天。在这一阶段,患者从一开始的安静和放松,逐渐感到烦闷而无法忍受,要求起床活动。医生在这一阶段要求患者"任其不安,任其所痛,安然处之,犹如清风拂面"。一段时间之后,情绪消退,烦闷自然消失,此时,应该抓住时机,指导患者体会"任其不安而后安"的原理。但是,当新的安静出现后,患者又会产生强烈的起床做事的愿望,此时应该更加严格地限制起床,目的是使患者在产生的无聊感觉中,培养起行动的强烈动机,为下一步的轻微工作期打下基础。

2. 第二阶段:轻微工作期

患者可以开展一些轻微的劳动,如浇花草、打扫卫生等。此阶段禁止患者外出、看书、沟通交流等活动。患者晚上须写日记,记下心得体会,晚上卧床 7~8 小时。轻微工作期持续 3~7 天。在治疗中,患者从第一阶段的无聊中突然解脱出来,会产生愉快情绪。但这种愉悦感只能持续几天,随即被烦躁情绪代替,患者会感到被愚弄,提出停止治疗。患者因为意志力薄弱、退缩,而中止治疗的情况时有发生,医生不能任随患者的意愿而中止治疗。

3. 第三阶段:重体力工作期

患者的劳动强度增强,需要努力完成割草、挖沟、手工操作、收割作物等重体力劳动,目的是培养患者对自己完成某项工作的自信心和忍耐力。一般需要 1~2 周。开始时,患者会体验到完成任务的喜悦,有的可能暂时产生不快情绪。此时,医生不能去减轻患者的劳动项目和强度,患者在交谈、思想和日记中都反映劳动,直到患者能自觉自愿去劳动,养成主动去做,而不是一遇到问题只会去想的习惯为止。

4. 第四阶段:生活训练期

此阶段为出院准备期。取消一切对患者的约束,患者可以根据兴趣爱好选择读书、外出、自由交谈,为重返生活与工作岗位作好准备。但是,晚上必须回院住宿。目的是通过接触现实,实践从医生的指导中所获取的知识,以巩固治疗效果,防止复发。一般需要 1~2 周的时间。

(二)适用范围

森田疗法主要适用于非器质性、自知力完好、求治欲强,但症状影响到工作与生活的神经症患者。由于森田疗法需要在一段时间内完全中断患者的正常生活,所以在临床应用中受限,此疗法多用于一些疗养机构和禅修地点。

第八节　团体心理治疗

在这种治疗形式中,患者的数量多于医生,通常是一个医生面对一个小组或一对夫妇、一个家庭。

一、小组治疗

小组治疗(group therapy)是一种集体活动,将具有同样改变需要的人集中在一起进行互动,互相提供支持和共情,共同面对问题、解决问题。

(一)治疗特点

1. 讨论问题

成员对各自面临的问题和困扰进行陈述和讨论。医生在这个过程中,鼓励成员自我表露和彼此讨论,分享个体经验的过程让成员感到不是只有自己在面对困境,团体中的人都有相似的经历,甚至还有更糟糕的经历。同时,对团体中出现的共同问题提供积极的引导。

2. 角色扮演

当面对社交、人际关系方面的障碍时,成员可通过在团体内的角色扮演认识到自己和他人的感受,观察和学习人际技巧。

(二)治疗程序

1. 组成团体

将具有相同困境的人集中在一个团体中,一般8人为理想状态。每周集中一次。根据治疗目标,这一团体将存在数周或几年。

2. 开展团体治疗

成员对问题进行讨论,分享彼此经验,开展角色扮演和学习模仿,确定团体的目标,通过团体的成长激励成员的改变。

3. 结束治疗

根据治疗目标,在一些人完成改变、退出团体时,其治疗结束。如仍有人没有完成改变,可以组成新的团体,一般需要防止这样的人给新的团体成员带来不好的影响,可以鼓励其尝试其他治疗方法。

(三)适用范围

小组治疗对一些社交障碍症的疗效显著。害怕单独面对心理治疗的患者,可以选择进行小组治疗。目前,小组治疗被广泛应用于酒精成瘾、网络成瘾等成瘾症状的治疗。

二、婚姻家庭治疗

家庭是一个具有意义的社会单元,当治疗对象是一对夫妻或者一个家庭时,这样的心理治疗一般被称为婚姻和家庭治疗。

1. 婚姻治疗

为解决婚姻问题而进行的心理治疗被称为婚姻治疗。婚姻治疗的目的是维护婚姻关系,促进婚姻的和谐。婚姻治疗一般每周一次,持续数周甚至一年。通常,婚姻治疗一般需要医生增加配偶之间的沟通,学会倾听和交流;将夫妻之间的敏感话题适度提出,又不导致关系破裂,以让两人更好地面对问题。每次治疗结束,可安排家庭作业,如一次旅行等,让夫妻双方学会调整自己和对方的情绪、行为。经过一段时间的治疗,若婚姻关系无法修复,在夫妻提出分开的意愿后,治疗的目的应该修正为以合作友好的方式结束婚姻关系。在婚姻治疗中,医生不能让夫妻中的任何一方感到医生有偏向另一方。

2. 家庭治疗

家庭是指一个至少延续了三代的自然社会系统。核心家庭是由夫妻两人及其未婚孩子两代人组成的家庭。原生家庭则主要指父母的家庭。家庭治疗的对象是核心家庭的全部成员,治疗的重点为家庭成员的沟通、角色、规定等。而需要分析、干预的则可能涉及原生家庭。特别是 20 世纪初,以人际关系研究为核心的精神分析是家庭治疗的理论源头,创始人是内森·艾克曼(Nathan Ackerman)。20 世纪四五十年代,格利高里·贝特森(Gregory Bateson)首次提出双重束缚理论,即精神分裂症患者的父母,特别是母亲,常向病人提出两种相反约束的要求,使患者无所适从,产生矛盾心理,从而表现奇怪的反应。目前家庭治疗日新月异,包括结构式、策略式、代际式家庭治疗,以及萨提亚模式、米兰团队、叙事模式等。1988 年,我国赵旭东教授将米兰团队模型的系统式家庭治疗由德国首先引入中国昆明,促进了家庭治疗在中国的发展,已成为临床心理学领域的重要治疗范式。

家庭治疗的核心理论是系统取向。把家庭视为成员间彼此相依、互相影响的系统。成员的转变影响系统,系统的改变也影响成员。因此,治疗所关注的并非家庭中的个体,而是整个系统的交流、沟通等信息传递方式及互动模型。认为个人的病症只是系统互动不良或僵化的表征,从而改"问题取向"为"系统取向"和"资源取向",进而发展出一套明显区别于个体治疗和传统取向的治疗理论与技术。

近年来,德国伯特·海灵格(Bert Hellinger)创立了家庭系统排列(systemic constellation)。他认为,家庭作为一个系统,家庭成员各自选择一个家庭之外的人作为其角色的代表,然后依次对他们进行排列,即代表位置的安放,聆听代表们对自己位置和他人位置的感受,特别是身体上的感受。医生需要感受整个排列过程,以寻找到问题和问题解决的方式,指导家庭成员对排列位置进行调整,袒露心扉,找到让成员们感到舒服的位置,以达到整个系统的和谐。

第九节　中医心理疗法与现代心理疗法的相关性研究进展

一、中医情致相胜疗法与现代心理学的相关性研究

1. 情志相胜疗法与森田疗法的相关性研究

中医情志相胜疗法是最能体现中医心理治疗特色的常用疗法。它以中医七情理论为基础,通过引起情志变化治愈疾病。而森田疗法是日本精神科医生森田正马教授结合东方传统文化与思维模式所提出的独特理论与治疗体系。二者在文化起源上有一定联系,导致理论与具体治疗手段有相似之处,但在治疗程序与亲和力等方面存在差异。

陈无择在《三因极一病证方论》中提出了内伤七情、外感六淫和不内外因"三因

论"，尤其是内伤七情系统论述了喜、怒、忧、思、悲、恐、惊的七情致病的机理，非常重视心理因素与健康和疾病的关系。根据中医"七情相胜"和"五行相克"理论，可以将其划分为五种基本的治疗方法，即喜胜悲、悲胜怒、怒胜思、思胜恐和恐胜喜疗法。森田疗法的治疗原则来源于凡事不可强求，才能达到"天人合一"、"心神合一"的中国佛道思想，以及"君子耻其言而过其行"，鼓励受苦、忍耐的老子思想，其实质正是中医学情志相胜疗法的延伸。

2. 中医情志学说与现代心理学情感过程的联系与区别

中医心理学秉承古代哲学的"情"、"志"理论，发展为五志学说（怒、喜、思、忧、恐）和七情学说（喜、怒、忧、思、悲、恐、惊），后人概称为情志学说。如张景岳云："世有所谓七情者，即本经之五志也。"古人虽未详细区分情绪、情感的差别，但以"情"、"志"来概括说明人的喜、怒、哀、乐等情绪、情感反应，并认为"好"、"欲"可引起喜、乐等积极的情绪反应，"恶"可引起悲、哀、怒等消极的情绪反应。这不仅说明主体的需要满足（好、欲）和不满足（恶）是产生情绪、情感的基础，而且以此来说明人们肯定与否定的内心体验，体现了情绪、情感的两极。

现代心理学认为，情绪的最基本分类有四种：快乐、愤怒、悲哀、恐惧，其他各种情绪都是由此派生的。而中医的七情、五志学说，除了喜、怒、悲（忧）、恐（惊）外，还包括"思"，而"思"属现代心理学认知过程，不属于情感过程。这种差异的产生，主要是因为中医以人的生理、病理、诊断治疗等为主要研究对象，中医对心理现象的认识是在医疗实践过程中产生的，其目的也主要是为临床实践服务，所以那些在医疗实践过程中最有意义的心理现象才是它研究的重点。因此，"思"作为对中医临床实践最有意义的一类心理现象，也被纳入情志范围。情感包括的内容较广泛，诸如机体的情绪反应、情感的倾向性、情绪的状态、苦乐两极感等。

从生理变化出发去认识情志的产生，体现了中医学的特色。五脏藏精化气生神，神接受客观事物的刺激而产生各种功能活动，神动于内，情表现于外，这便是五脏主五神产生情志活动的全过程。虽然情志活动以五脏为生理基础，它们之间存在某种相对应的联系，但这种联系并非是不同性质的客观刺激直接作用于五脏的结果，而是首先作用于心，通过心神的影响而使五脏分别产生不同的变化，形于外则表现相应的情志变化。

中医学的情感观集中体现于中医的情志学说，它与现代心理学的情绪情感过程相比，既有相通之处，又有较大区别，其特点是与临床实践紧密结合，主要是通过对人体生理、病理现象的观察而总结出来的系统理论，具有很强的实用性。

3. 中医七情与西方心理学的异同与联系

心理学是一门研究心理现象的科学，而情志是中医学对情绪的特有称谓，即是对现代心理学中情绪的中医命名。自古以来，人们对于心理现象就有着不同的理解，特别是由于中西方文化的差异，中西医在心理学方面的认识存在着很多不同，但随着西方医学的不断发展，以及人们对中西医探索的不断深化，西方心理学与中医七情在理论上虽然还存在着一些差异,却越来越有更多的相似之处,并趋于一致。

中医七情与西方心理学都共同认为,环境,特别是社会环境对人的心理有着重要影响。在整个中医学中一直强调着整体观念,其中就有人与自然、社会环境的统一性。中医认为,人与自然万物有着共同的生化之源,而人作为自然万物之一,在临床诊疗过程中,有时会把病人的社会关系考虑进去,它要求医者尽可能地像《素问·著至教论》中说的那样"上知天文,下知地理,中知人事",既要顺应自然规律,又要注意病人因社会环境因素导致的情志变化和生理功能的异常。在西方心理学中,对于谁是心理发展的决定因素上,有着两种说法,即遗传决定论和环境决定论。但不管是遗传决定论,还是以行为主义为代表的环境决定论,都无法否定社会与环境对人的影响。

不同的是,中医七情内伤的整体观认为,人是一个有机的整体,疾病在人体内是可以转变的,通过心理的调整,是可以增强抵抗力和活力的,甚至可以治愈的;当数情交织致病时,可损伤一个或多个脏腑。过惊过喜,既可损伤心,又可累肾;郁怒太过,既可伤肝,又可影响心脾;忧思内伤,既可伤脾,又可影响心肺。比如,在生活中一个人生气后往往会不想吃东西,身体较瘦的人多易怒。因此,七情的整体观念,可以使中医在诊疗过程中,对身体和心理同时调理,使疾病更好地被预防或治疗。例如,对于抑郁症的患者,在治疗其心理疾病时,也应注意脾胃的调理。

中医七情与西方心理学都认为,人体某些内脏病变与心理有关,而且特定的性格会易于患某种疾病。随着心理学的发展和研究的深化,人们对心理生理学的认识也在不断发展,西方心理学者又提出了心因疾病的概念,即因心理社会因素所诱发的疾病。例如,美国心脏病研究专家弗里德曼等发现,冠心病人与 A 型性格有着密切的联系,在同等年龄和控制胆固醇、高血压、吸烟的情况下,A 型性格者患冠心病的可能性要比 B 型性格者多一倍。

在西方心理学史上,弗洛伊德在心理动力学理论中提出过依赖心理分析来检查和治疗心身疾病的主张。不同的是,中医在七情内伤的治疗中提出以情胜情的治疗方法。中医的七情认为,七情分属五脏,即:心、肝、脾、肺、肾五脏。而五脏分别与五行相对应,即:心属火,肝属木,脾属土,肺属金,肾属水。因此根据五行相克原理,中医在治疗七情内伤时提出了"思伤脾,怒胜思","怒伤肝,悲胜怒","忧伤肺,喜胜忧","喜伤心,恐胜喜","恐伤肾,思胜恐",即用情志治疗情志的观点。由此可以看出,这两者在认识和实践上还是有着本质上的差异的。

西方心理学与中医七情在理论认识上有许多相似的地方,但也有着许多差异。中医在七情内伤的治疗中依托着中医学这一伟大宝库,继承了中医学在疾病治疗中良好的预防和调治方法,以改善人类身体健康状况;西方心理学依托西方发达的科学技术,对人的身体疾患的治疗达到吹糠见米的效果。因此,把这两者结合起来,形成互补,有助于人们更好地防治心理疾病和其他疾患。

二、中医气功疗法与现代心理学的相关性研究

1. 从现代心理治疗及气功养生学再认识中心心脑功能

气功古称吐纳、导引、静坐、行气等。气功是中国古代流传下来的一类以自我心身调整为特色的医疗保健养生方法。中医"调心"技术指导下的气功养生学，只有借助现代生理及心理治疗学理论进一步阐明其对心脑功能的认识，才能适应现代医学科学的高速发展；而现代心理治疗也只有在充分比较研究的基础上，才能完成本土化的移植，提高疗效和适用范围。

通过研究发现：其一，气功与现代心理治疗以元神和识神的存在为基础。如果生命活动与意识丧失，或者存在诱发意识改变的重型精神病及严重的脑器质性精神障碍病人，均无法、不适宜采用暗示、催眠、精神分析、气功等治疗。近来气功锻炼过程中发生偏差而引起精神障碍的报道并不少见。其二，气功与现代心理治疗以调节识神，影响元神、欲神而达到治疗目的。人不是环境刺激的被动接受者，通过认知的理性活动，能反作用于环境；不同的人对同一刺激可有截然不同的情绪和行为反应。在治疗中，只要医患共同去分析外界刺激和行为后果之间的关系，就可以改变不良认知，促进心理行为向健康的方向发展，治愈疾病。例如，教会患者识别"自动负性想法"、"功能失调性图示"、"不合理信念"等；同时通过情绪调节、适当疏泄、积极暗示等大脑皮质的有意识识神活动降低欲望及不合理的期望值，通过皮质下神经中枢、内分泌、免疫系统等功能的改变，使心身得以协调。或者通过行为治疗和气功入静，消除人对恐惧事物的恐慌心理，从而治疗人在面对紧张、焦虑情景时所表现出的各种心悸、出冷汗、呼吸困难、失眠等植物性神经功能紊乱的症状及性功能障碍。或者通过缩窄意识范围，使注意力更集中于病变部位或医生的心理指导，避免外界刺激对元神和识神功能的干扰，有利于疏泄不良情绪，改善生理功能。其三，气功与现代心理治疗以调节欲神，影响元神、识神而达到治疗目的。中医学关于欲神的论述十分相似于生理学的生殖系统功能以及心理学、社会学关于"本能"和"欲望"的观点。精神分析心理学认为，压抑在"潜意识"中的欲望得不到正常表达，则产生各种心理行为障碍；人本主义心理学则认为，"自我实现"的愿望受阻，会导致人难于适应社会环境；社会学则强调，社会认可、个人尊严、个人价值与社会贡献的和谐统一是个人成长的关键。这些"需要"均可被看作欲神的功能。因此，不论气功养生还是现代心理治疗，都日益重视人的社会属性，力求通过"调心养性"调整个体与社会的紧张状况，增强社会适应能力，减少相互之间的冲突，在不同的文化背景中，用能被普遍理解和接受的概念动员社会支持，促进相互接纳，就能把不适者整合到具有某一特殊文化氛围的社会中去，即所谓"文化治疗"。总之，借助中医学、生理学的研究，可以从气功与现代心理治疗的相同点中，归纳出其对中医心脑功能的基本认识。

2. 气功疗法与心理暗示疗法的异同研究

气功与现代心理治疗学中的暗示疗法本质都是利用了人的暗示心理,目的都是为了放松,让放松的心理去积极地影响身体,保持健康的身心。只是进行的主体不同,前者更强调文化背景和自我效应,后者更强调治疗师效应。也正是由于这个原因,使气功与现代心理治疗有所差异。二者的结合,对于前者应该适当降低以传统文化为模式的自我暗示效应,由具有现代心理治疗学基础的监控体系来适当加以调控;后者的本土化也有必要利用气功的强大暗示模式和表达方式,来增强对患者的积极暗示,使之更容易被接纳和理解。但是,现代心理的研究成果提示,具有精神疾病或家族史、严重神经症和精神病人格素质倾向及不健康个性心理者不宜练气功。气功与现代心理治疗学的结合尚有待进一步的实践研究和远期观察。

3. 气功疗法与弗洛伊德潜意识论的相关性探讨

精神分析学说的创始人、奥地利的精神医生弗洛伊德所提出的潜意识理论与中国传统文化之间的冲突使之缺乏广泛的亲和力,这是它难于在中国本土移植的主要原因。而气功虽然具有中华民族文化根源,但由于其暗示性强,且大多属于自行锻炼,医者难于调控,从而屡见偏差。因此,二者的异同性比较,对健康发展我国的心理治疗技术具有广泛的理论价值和实践意义。气功通过调气、调意、调神等心理活动来达到锻炼身体(包括心身)的目的,其中最关键的是调神(即入静)。真正意义上的"入静"能排除一切潜意识对意识的影响和干扰,从而使人主动将各种欲望、杂念降低(压抑)到最低限度,让其"安分守己"地停留在潜意识里,并逐渐将其欲望、杂念消灭到"无"的状态,从而调节心身治疗疾病。弗洛伊德潜意识论则努力通过自由联想等技术,让患者将因社会道德和理智压抑而深藏在心理深处的本能、欲望尽可能地挖掘出来,直到病人清楚地意识到潜意识的心理冲突为止。潜意识里的心理冲突一旦被认识,病人就会在发泄不良情绪的同时,产生"原来如此"的领悟,从而上升为意识治愈疾病。尽管两者治疗的方式、方法完全不同,治疗途径截然相反,但最终达到的目的和效果基本一致,它们均可使患者达到心境平和、心身放松的状态,从而使气血调和,阴阳平衡,调节机体,治疗疾病。

弗洛伊德精神分析疗法中的潜意识论强调医患双方的互动,往往由患者主动向医生寻求帮助,患者较被动,表现出对医生的依赖性,需要医生采用各种技术调动患者的积极性,才能发挥疗效。由于不注重发挥患者的主观能动性,因此,难以形成主动自我反馈调节机制。此外,由于潜意识论在实施过程中主要以一对一方式进行,故而不易普及。也因为如此,病人容易控制,治疗时间短,较少出现偏差,安全性较好。气功疗法属于自养其身的方法,它比较注重发挥患者的意识能动性作用,比较容易形成主动自我反馈调节机制,能明显地调动和挖掘人体巨大的潜能,自己为自己治疗,变被动为主动,治疗费用低;患者通过调息、调身、调心等一系列的自身训练,排除杂念,调节心身。由于"精神内守",故能"真气从之","阴平阳秘"。长期大量的医疗实践已经证明,气功在治疗心理疾病的同时,也治疗了多种躯体疾病,这是弗洛伊德精神分析疗法所不可能达到的。但是,气功作为中医传统医学几千年积淀的产物,与中国传统文化关系密切,它大量应用象征、隐喻、类比思维等理念,在一定程度上增加了锻炼者认知上的模糊性和神秘感,加上气功疗法一般不强调、也很难实现医患的一对一互动,因此,许多患者大多"自学成才",容易发生"走火入魔"等癔症样发作表现。在少受教育及对中医气功理论了解不多的人群中,偏差就更易产生,患者难以控制,治疗时间长,安全性较差。

潜意识论作为西方精神分析治疗学的奠基理论之一,强调通过自由联想等技术,挖掘深藏其中的欲望及矛盾心理,使之上升为意识而治愈疾病;而气功疗法作为中医心理疗法的组成部分之一,则强调在松静状态下,通过调神、调气等自我锻炼,降低人的各种杂念及欲望,尤其是将潜意识中的各种心理冲突淡化或消除,达到超然状态而调节心身,治疗疾病。两者在心理治疗上各有所长,同时也存在着一定的弊端。因此,如果能将二者进行有机的整合,取长补短,或许会在一定程度上解决两者的不足,进而为东西方心理治疗技术的互补与兼容提供可能。

三、来访者中心疗法与中医心理疗法的相关性研究

来访者中心疗法和中医心理疗法具有在心理治疗中以人为本和注重人自然本性的相关性,在治疗目标和具体治疗方法上存在相似性。但在人性理解、心理病理机制和治疗程序方面存在差异。

中医心理治疗体系主要构建于象征、隐喻、类比思维和哲学理念基础之上,联结着深厚的民族情感和思维习惯,与中国传统文化密切相关,是儒、释、道人文思想与临床医疗实践密切结合的体现。美国心理学家马斯洛于 20 世纪五六十年代首创了人本主义心理学理论,其后,罗杰斯以此理论为核心及指导原则创造了来访者中心疗法,其疗法重视人的"自我实现、情感、接受、对他人的关心和尊重、价值、社会活动、人际和人类关系、人类经验的类似方面"而著名于世,是目前西方较为流行的心理疗法。人本主义心理学作为心理治疗发展史上的第三个里程碑,使在其理论指导下的来访者中心疗法富有广博的心理治疗学内涵,在指导思想及治疗方法等方面与中医心理疗法存在一定的相似性和不同点。

1. 两种疗法的相同点

(1) 两种疗法均以自我实现为治疗目标。来访者中心疗法以人本主义心理学理论为指导,认为人性本善,人都有积极的、奋发向上的、自我肯定和无限发展的潜能。中医心理疗法的治疗思想充分体现了儒家"仁"、"克己"、"爱人"和老庄"无为而无所不为"的思想,即重视"人"的价值。孙思邈描述医者为"先发大慈恻隐之心,誓愿普救含灵之苦。若有疾厄来求救者,不得问其贵贱贫富,长幼妍媸,怨亲善友,华夷愚智,普同一等,皆如至亲之想",并在《千金要方》中把医疗行为规范为"三要五不得"。可见,中医心理疗法和来访者中心疗法均在治疗过程中重视"以人为本"。来访者中心疗法不以治疗

某种疾病为目标,马斯洛的"需要层次理论"提出,人类行为受需要的驱动,包括七个层次,好像一座金字塔,最终为产生深刻幸福感的自我实现,即"顶峰体验"。罗杰斯进一步提出,各种心理病态和适应困难是由于自我发展受挫,即"自我实现"受阻而产生内心冲突,削弱了成长潜力。这种"自我实现"的整体身心状态与中医心理治疗"天人合一,形神相即"的观点不谋而合。《周易》作为中医学"天人合一"思想的起源,认为"万物之灵"人为主体,其"不易"的原则强调自然、社会和谐统一。"形"(躯体)与"神"(心理现象)相即的整体观则更进一步指出,心理治疗的最终目的是要达到心理与躯体的协调发展。《灵枢·天年》言:"血气已和,营卫已通,五脏已成,神气舍心,魂魄毕具,乃成为人",即人的心理功能受脏腑气血等物质形态的盛虚影响,脏虚神去,生命终结。《素问·移精变气论》说"得神者昌,失神者亡",此形体与心理现象之间的作用关系与人本主义强调个人内在心理需求与自然、社会和谐统一,以激发潜能相关。

(2) 两种疗法均注重自然本性。来访者中心疗法的治疗基础是营造真诚、无条件积极关注、共情和理解的氛围,以发展潜能。在治疗中不将来访者当作病人看待,不用医生的观点去影响来访者,不去"干涉"来访者的内心世界。仅以仁爱之心,相信每位患者"人性本善",为其提供一个充满关怀、接纳与尊重的环境,促进正常人际交往和相互沟通。这种在心理治疗中对人的自然性和自在性的关注,体现了中医养生学及道家无为而治的思想。老庄道家学说崇尚"自然"、"无为"、"返璞归真",通过"清静无为","致虚极,守静笃,万物并作,吾以观复"以养生的理念和"识心见性,自成佛道"的释家观点是中医"治神、调神"心理疗法的哲学基础。如《素问·上古天真论》认为:"恬淡虚无,真气从之,精神内守,病安从来。"

(3) 两种疗法均具有相似的治疗方法。来访者中心疗法的主要治疗方法与中医心理疗法极为相似:其一是真诚,医生不仅关心、同情患者,而且医生的态度、行为与感情须保持高度一致,把患者看作朋友,切实了解患者目前最迫切的心理需求,使鼓励真实可信,使指导意见可行、可操作,即"见素抱朴"。《素问·移精变气论》曰:"闭户塞牖,系之病者,数问其情,以从其意。"即顺志从欲法,适当满足患者的心理需求,以创造出尊重、接纳、温暖的情景,使疾病得愈。其二,人在成长发展过程中,总会受到"价值条件化",不利于心理健康,故而须无条件积极关注,即中医心理治疗讲求医者"善者,吾善之;不善者,吾亦善之;德善。信者,吾信之;不信者,吾亦信之;德信"的境界。其三,具备进入和生活于患者情感和态度中的能力,称为共情。即"圣人常无心,以百姓心为心",故中医心理疗法注重全面、深入地了解患者的心理状况,顺志从欲、情志相胜、移精变气、开导劝慰等疗法无不体现了古代医家对患者心理状况的共情能力。

2. 两种疗法的差异

(1) 两种疗法对人性的理解不同。心理学是研究人性的科学。心理学的观念、体系建立基于它对人性的理解。任何一种心理学理论,其内部都有着深层的人性规定。来访者中心疗法以人本主义心理学为基础,其人性观所建基的"机体整体观"乃是一个生物性的基础。马斯洛关于人的需要层次及其关系的设定,拘泥于从低级到高级的生物进化法则,忽视了时代条件和社会环境对人的先天潜能的制约与影响。而中医心理疗法对人性的思考隐含于中国传统生活的哲学思想中,在具体生活实践中彰显人的本性,是塑造理想人格的方法。

　　(2) 两种疗法对病理心理机制的认识不同。来访者中心疗法对机体整体潜能自我实现的探讨,将心理障碍归因于个人发展受阻,缺乏相应的病理心理实证依据。而中医心理疗法则始终强调从社会、环境及心理的角度辩证研究心理疾病产生的病理机制,形成了系统的发病学说和多种治疗方法。例如,作为中医情志相胜疗法的理论基础,《素问·阴阳应象大论》和《素问·五运行大论》指出:“怒伤肝,悲胜怒”;“喜伤心,恐胜喜”;“思伤脾,怒胜思”;“忧伤肺,喜胜忧”;“恐伤肾,思胜恐”。金元时期朱丹溪在《格致余论·养老论》中论述顺志从欲疗法:“好生恶死,好安恶病,人之常情。”因此,中医学关于五脏六腑、情志变化的辩证思想涵盖着生物、心理、社会三方面的因素,对现代心理治疗仍具有较大的借鉴价值。但是,中国传统哲学对社会中人价值与自尊的观点更多产生了文化构建的影响,注重病机研究的中医心理疗法未曾在临床实践中得到深入、广泛的应用。

　　(3) 两种疗法的治疗程序不同。中医气功养生疗法体现了“无为”的思想。在治疗程式上,气功主要通过自我暗示,发挥人体的意识能动作用,有选择地把心理活动集中于自身、某物或某一部位,主要进行自我内在体验,最终使自身内部调节系统达到协调,发挥潜能以防治疾病。而来访者中心疗法则主要由治疗者提供积极、促进自我成长的环境以开发潜能,其间不仅有患者内心体验与成长的自我思索过程,还包括与治疗师情感互动的体验过程,较之气功疗法更能体现人与人的心理联结性,但是,其自我思索主要体现为意识思维活动,不像气功那样进入“中性催眠”似的气功态,故对焦虑、恐惧等心理的放松作用有限。顺志从欲法是顺从病人的某种或某些意愿,满足其一定的欲望,借以改善其不良的情绪状态,形成良好的心境,从而调动起自身的抗病能力,达到治疗疾病目的的一种情志心理疗法。需要严格掌握适应症,进行有条件的关注,而且从个案研究来看,其所满足的多为实际的物质条件,尚未上升到“无条件地、共情地尊重、自我实现”等更高的层次。中医情志相胜疗法利用情志之间的相互所胜关系,激起某一情志,以纠正另一种病态情志。获得喜悦情绪乃人之基本需要,通过思考来发掘潜力就可确定实现自我的努力目标;如果情绪常常处于悲苦、恐惧之中,则阻碍个人的成长。因此,利用中医学“喜则气和志达,营卫通利”,“喜则气缓”的理论则可制悲;利用“思则气结”的原理,促进病人深思、远虑,进一步转移病人注意力,稳定情绪,产生“气结”效应,以思再来制恐,使原本担忧、恐惧却无法克服的不良心理和行为消退。主要针对情志疾病进行治疗,方法具体、可行,但过于关注具体方法,缺乏深层次心理需求与心理关系的探讨。来访者中心疗法则不认为治疗对象是病人,需要为其营造适合成长的氛围,没有具体的操作方法可循,需要医生的个人体验。

【复习思考题】

1. 精神分析疗法的主要特点和治疗方法是什么？
2. 试述来访者中心疗法的治疗技术。
3. 系统脱敏法的主要适用范围及治疗程序是什么？
4. 理性情绪疗法的治疗程序是什么？
5. 试述团体疗法的治疗程序。
6. 哪些疗法适用于抑郁症，为什么？
7. 试述森田疗法的治疗原则及治疗程序。
8. 中医心理疗法与现代心理疗法有何异同？

第八章 病人心理与医患关系

【学习目的与要求】

1. 掌握:病人角色的概念,医患关系的概念,医患关系的模式。

2. 熟悉:病人角色的适应偏差,病人(患者)常见的心理变化,医患交往的形式,中医医患关系的特点。

3. 了解:病人角色的变化,病人的求医行为。

第一节 病人心理

一、病人角色的变化

(一)病人角色的概念

病人角色(patient role),又称病人身份,指那些处于病患状态中,有求医行为和治疗行为的群体。当一个人被确诊患病后,这个人就取得了病人角色(病人身份),原有的社会角色就会被病人角色部分或全部取代。

(二)病人角色的特点

(1)减免一般社会角色的职责:由于患病后精力和活动的限制,可以视病人疾病的性质和严重程度,酌情减免一些患病前所承担的社会责任。

(2)有寻求医疗帮助的责任:病人必须去看病,而且必须同医护人员配合,促使自己尽快康复。

(3)有接受帮助的义务:患者一般不需为自己患病承担责任,在一定程度上必须依赖他人的帮助,包括家庭、社会等,因为一般情况下病人是不能靠主观努力而康复的。

(4)有力求恢复健康的义务:患病是一种既不符合病人的意愿又不符合社会需要的状态,有的患者由于病人角色获得某些特权,能回避某些难堪的境地,于是出现角色依赖,但病人必须有动机和行动力求自己尽快康复。

(三)病人角色的适应偏差

当一个人被宣布患病之后,其角色就发生了变化。任何社会角色都需要有个适应过程,病人角色也不例外。病人在适应其角色的过程中,会出现一些适应偏差,常见的有以下几种情况。

1. 角色行为冲突

一旦患病,病人角色的要求便与其日常行为发生冲突,患者常有挫折感,会感到愤怒、焦虑、烦躁、茫然。角色行为冲突指的是病人角色与其他社会角色发生心理冲突,冲突的程度随病情轻重及患病种类而有所区别,并受到病人社会角色的重要性及其个性特征等的影响。

2. 角色行为缺如

否认自己有病,未能进入角色。虽然医生诊断为有病,但患者本人否认自己有病,根本没有或不愿意识到自己是患者。此类患者不易与医护人员合作。此种适应偏差多由于患者某些客观因素的重要性使其不能接受病人角色,或是不自觉地使用"否认"、"视而不见"的心理防卫机制来减轻心理压力。

3. 角色行为减退

患者进入病人角色后,其他社会角色依然存在。由于正常社会角色所担负的责任、义务的吸引,不顾病情从事一些活动,表现出对疾病的不重视,可导致病人角色行为减退。

4. 角色行为强化

通常情况下,随着病情的好转,病人角色行为也应向正常角色行为转化。同时,伴随着疾病康复,其正常社会角色行为也得到恢复。但有的病人安于病人角色,期望继续享受病人角色的待遇,使病人角色行为与其躯体症状不相吻合,出现对自我能力的过分怀疑和忧虑,行为上表现出较强的退缩和依赖性,这就是病人角色行为强化。

5. 角色行为异常

病人无法承受患病特别是患重症或不治之症的挫折和压力,在心理上表现出冷漠、悲观、绝望,对周围环境和别人的关注无动于衷,并导致出现异常行为,如自杀、杀人等。

二、求医行为

(一) 求医行为的概念

求医行为(medical help jerking behavior)是指因患病的困扰而向医疗机构或医务人员寻求帮助的行为。

(二) 求医的原因

1. 躯体原因

当个体自我感觉不适或由于病痛影响到生活、学习和工作,而个人又无法解除时,会导致求医行为。

2. 心理原因

个体在现实生活中受到某些精神刺激,产生不良心理反应,个体无法自行解除,而导致求医行为。

3．社会原因

出于保健需要或由于社会公害病、传染病等对社会保健产生现实或潜在的危害而导致求医行为。

（三）求医行为的类型

求医行为是一个作出求医决定并付诸行动的过程。完成这个过程的主体不一定是病人自己，也可能是其他人决定的。根据实施求医行为的主体，可将求医行为分为以下三种类型。

1．主动求医型

这是最常见的求医行为，指个体自觉不适，并主动作出求医决定，去医院就诊。

2．被动求医型

指病人的亲属、朋友或他人知觉其疾病症状，作出求医的决定并付诸行动的求医类型。多见于那些对疾病不能作出正确判断或没有主动求医能力的病人，如婴幼儿病人、垂危病人、昏迷病人、精神病人等。

3．强制求医型

指病人不愿主动求医，但社会卫生机构或患者亲友、单位为了维护患者个人或社会人群的安全而采取的强制求医措施，如对某些精神病、性病、部分传染病等，都要进行强制求医。

（四）影响病人采取求医行为的因素

1．对疾病或症状的认知与评价

由于文化背景和认知上的差异，病人对其所患的疾病，可能会产生误解或歪曲，这些都会影响病人的行为。例如，某些脑瘤患者，起初对头痛这个常见症状大多会不以为然，因而不出现求医行为，等到疾病进展到非常严重的程度再去求医时已是无力回天了。临床上许多慢性疾病早期毫无症状，待到发现症状时，常已达到某种严重程度或难以逆转了。知识水平低、缺乏医学常识或对个人健康持冷漠态度，常导致对疾病或症状的严重性缺乏清醒认识，从而影响求医行为。

2．耐受性与敏感性

不论病人实际所患的疾病性质如何，病人的主观感受常常是决定病人是否采取求医行为的重要因素。个体对症状的敏感性和耐受性有很大的差别，一些人常常"无病呻吟"或"风声鹤唳"，有一点不适就赶紧求医；而另一些人虽然病情较重，由于主观感受与病情严重程度不符而不求医或延迟求医。

3．社会因素

如果病人社会及经济地位低，担心支付不了医疗费用，多为被动求医或短期求医。此外，医疗机构的可利用性以及可接受性等也影响病人的求医行为。

三、病人常见的心理变化

1. 焦虑

个体患病后最明显的情绪反应便是焦虑,焦虑程度与疾病的性质和程度息息相关。病人的焦虑可分为以下几类:

(1)期待性焦虑:病人由于不了解自身疾病性质和预后,在医院尚未明确诊断疾病之前,出现的忐忑不安的情绪反应称为期待性焦虑。

(2)分离性焦虑:主要发生在住院的病人,因突然与其所熟悉的环境和人发生了分离,特别是重症病人担心自己可能与现实社会永久分离,从而产生的情绪反应。

(3)阉割性焦虑:当病人身体的完整性遭受破坏或威胁时,如截肢病人或脏器切除的患者,常可造成阉割样的情绪反应。

因此,医护人员应向病人提供正确可靠的疾病知识及治疗信息,并对其进行鼓励和支持,以降低病人的焦虑情绪,有利于疾病康复。

2. 恐惧

恐惧是人面临某些被认为有危险的现实存在或活动时具有的一种内心体验。对于普通病人来说,手术、侵入性的诊断检查、输血交叉感染、对疾病(如癌症)不良预后的预测等都可引起病人不同程度的恐惧情绪反应。

3. 退化

退化是指病人的行为表现与年龄、社会身份不相称,退回到幼儿或学龄前儿童时期的模式。主要特征如下:

(1)自我中心感增强:人生病后,便会表现为一切以自我为中心,常常变得自私自利,不会考虑他人的利益。如患者表现出对周围事物的关心,则标志其自我中心性降低,病情有所好转。

(2)依赖感增强:许多病人常表现为对他人的依赖感增强,常渴望他人对自己的关注和陪伴,变得异常脆弱。其中以身患重病或疑难病症的病人尤为突出。

(3)对机体的关注增强:许多患者生病后表现为兴趣爱好范围缩小,过多关注自己疾病及身体状况的变化。如吃什么最有利于疾病的康复,做什么运动会加剧疾病的进程等。

4. 主观感觉异常

一旦得病,病人就很快会把注意力转向自身,过分注意躯体的变化,甚至对自己的呼吸、心跳、胃肠蠕动的声音都能察觉到,感受性提高,有时甚至会夸大和歪曲其所感知的事物。

5. 猜疑

患病后,很多病人变得异常敏感和多疑。总会对医护人员的言语、表情细心观察,并企图寻找蛛丝马迹以妄加揣测。总担心自己的病情很严重,医生只是安慰自己,成天胡思乱想,惶恐不安。

6. 易激惹性或情感脆弱

易激惹性是指较轻微的刺激却引起较强的忿怒情绪反应。患病后,负性心理常占据优势,情绪变得不稳定,稍遇不顺心的小事即易冲动、发怒,似乎不近人情。例如常对亲朋、病友,甚至医生、护士毫无理智地发火。特别是生活不能自理或久病不愈的病人,类似表现更加明显。常见的还有情感脆弱的表现,如每因细小事件或普通的谈话或情境引发悲伤,不能自制等。

7. 期待

病人都期待能够药到病除,早日康复。特别是一些重症病人,总是期待着"华佗再世"或"仙丹妙药"瞬间帮助自己战胜病痛,恢复健康。期待心理是病人生存的精神支柱,是一种积极的心理状态,对治疗是有益的,它有助于调动病人的主观能动性去与疾病作斗争,但有时候又容易盲目地信任,导致上当受骗。

第二节 医患关系

一、医患关系的概念

医患关系(doctor-patient relationship)是人际关系的一种,是人际关系在医疗情境中的一种具体化形式。作为医学伦理学的一个专门术语,医患关系通常指的是医务人员与患者在医疗实践过程中产生的特定关系。

医患关系的涵义有广义和狭义之分。广义上认为,医患关系是指以医生为中心的群体(包括医生、护士、医技人员、医院行政管理人员、后勤保障人员)与以病人为中心的群体(病人、病人亲属、朋友、同事),在医疗活动过程中,建立起来的相互关系;狭义的医患关系是指医护人员与病人(患者)的关系。

二、医患交往的形式

医患间的交往,是医务人员与患者之间的信息交流或沟通过程。医患间的交往有两种形式:一种是言语形式的交往,即利用语言来传递信息;另一种是非言语形式的交往,包括动作和躯体的两个方面,即面部表情、身体姿势、眼神与手势等,它们与身体运动和非自主神经系统的活动有关。

(一)言语交往形式

言语交往形式是用语言来传递信息的交往方式,是医患间交流思想和感情的主要形式。语言是思维的外壳,是交际和传递信息的工具,语言还具有暗示和治疗功能。因此讲究语言技巧非常重要,医生肯定的语义、和蔼的语调、清晰的语音、热情的鼓励、认真的解释等等,对于病人来说犹如一剂良药。它可以使病人安定情绪,树立信心,变消极状态为积极状态,从而促进疾病的康复。所以,医护人员应注意自己的语言修养,在沟通中语言应通俗易懂、朴实自然,多用大众词语,尽量不用医学术语,既使患者容易理解接受,也容易缩短医患之间的距离。切不可在病人面前发表无把握的意见和无根据的解释,更不可有轻率的言辞,要善用安慰语,多用鼓励话,巧用权威话,慎用消极语,禁用伤害语。

(二) 非言语交往形式

非言语交往又称非语言性沟通,是指人们通过身体动作、面部表情、空间距离、穿着打扮等非语言符号进行信息交流的沟通方式。非言语沟通是人们用得较多但容易被忽视的交流方式,它比言语交流更丰富,也更富有表达力。非言语交往是医患间不容忽视的重要交往形式。

1. 面部表情

面部表情是指通过眼、嘴、鼻等面部器官的肌肉变化来表达的情绪状态。面部表情是极为重要的非语言性信息。面部表情是世界共通的语言,在不同文化和国家,对面部表情的解释都有高度一致性。病人很容易注意到医护人员的面部表情,并将其与自己的疾病相联系。面部表情中最重要的是眼神或目光接触,专注的眼神、关切的目光本身即是对患者莫大的鼓励和支持。因此,医护人员面对病人时,必须控制有关惊慌、紧张、厌恶、害怕接触的表情,以避免面部表情对病人形成暗示,怀疑自己病情恶化从而产生负性情绪。同样,医护人员也可通过观察患者的面部表情获得更多的非言语信息。

2. 体势语言

体势语言是借助于身体动作、姿势或距离等来传递信息,又称为身段表情。在人际交往中,每一个社会的人都有一种人际空间要求,并表现为位置(距离)空间和精神空间(个人隐私)两个方面。位置空间按要求可分为四个区域,即亲密区、私人区、社交区和公共区。一般工作往来、社会交往为社交区,约在 1~1.2 m 左右。人们通常依彼此关系的密切程度来保持和调节相互间的距离。不是亲密关系却过分地靠近,就会被认为是侵犯他人的空间,使其行为不受欢迎。本来很亲密的人却突然被要求"离我远点",就表达出关系将会变化的信息。医患之间的距离应该保持在正常的社交区域(检查或治疗时除外),太近有"侵犯"之嫌,太远则又有"嫌弃"之虞。另外,专注的倾听姿势也是重要的体势语言。医生如果不注意认真倾听患者的诉说,注意力不集中,边与患者交流边东张西望,或看书、翻报等,都会给患者以错觉,以为医生对他的谈话不重视,就会对医生缺乏信任。

3. 语调表情

语调表情是指借助于辅助语言表达语义、传递信息的形式,包括说话的语调、音质、音量、声调、语速和节奏等。辅助语言与言语同时发生,通过影响对语言的知觉起着调节沟通的作用。辅助语言有时也可以表达出不同的意思,借助其来传达某一方面的信息,同一句话用不同的语调说出来可以传递完全不同的意思。医生与病人交谈时,声调要适中,语气要温和,能体现医生对病人关心体贴的情感,使病人听到后感到亲切、友好和值得依赖。医生也可以通过病人的语调表情判断病人的心理。

三、医患关系的模式

美国的萨斯(T. S. Szas)和荷伦德(M. H. Hollander)于 1956 年在《医生—病人关系的基本模型》中提出医患关系的三种基本模式:主动—被动型、指导—合作型、共同参与型。这三种医患关系的模式已基本被世界各国所普遍接受。

1. 主动—被动型医患关系

在这种模式的"医患关系"里,医生完全是主动的,病人是完全被动的,医生对病人处置的权威性不会受到怀疑,病人不会提出任何异议。这种情况多见于昏迷、休克或其他严重损伤的病人,他们已经失去了表达意见的主动性,完全听命于医生。但是对一般病人来说,此种模式不利于患者在诊疗中发挥主动性,越来越不适合于大多数病人。

2. 指导—合作型医患关系

在这种模式中,医生是主动的,病人也有一定主动性;医生的意见将受到病人的尊重,但病人可以提出疑问并寻求解释。当然,医生处于更加主动的地位,医生是主角,病人是配角。这种医患关系多见于病情危重或发病不久的急性病人,病人的神志是清醒的,但他们对疾病的了解很少,要依靠医生的诊断和治疗,他们处在比较忠实地接受和执行医生的劝告的地位。这种模式的医患关系是以患者服从医生的权威为前提,目前临床上的医患关系大多属于这种模式。

3. 共同参与型医患关系

在这种模式中,医生与患者的主动性和权力是等同的,医患的作用不是单向的,而是相互依存的,有同等的权力,医方患方协同"作战",成为协作者关系,共同参与医疗的决定与实施。医生将病人看成是具有极大潜力的、对健康负责的个体,充分相信他们,尊重他们的意见并对病人的自疗行为加以鼓励和给予相应的帮助。这种医患关系目前多见于"久病成太医"的慢性病病人,但它是医疗界努力的方向。

四、中医的医患关系

古往今来,中医一直具有良好的医患口碑,这或许是受到中国传统文化"医者仁心"的影响。唐代孙思邈《大医精诚》中提到:"凡大医治病,必当安神定志,无欲无求,先发大慈恻隐之心,誓愿普救含灵之苦。若有疾厄来求救者,不得问其贵贱贫富,长幼妍媸,怨亲善友,华夷愚智,普同一等,皆如至亲之想。"就是最好的写照。

中医的望闻问切是良好医患关系的基础。中医的诊疗与调护过程本身就蕴涵着十分融洽的医患关系。当医生的手指轻轻触摸患者的手腕把脉时,医患之间暖暖的关爱之意顿时产生,患者的畏惧、焦虑、担心、恐惧烟消云散。中医大夫和蔼可亲的笑容、柔和肯定的语言、关心耐心的态度对患者来说是一剂良药,在一定程度上起到了心理暗示作用,极大激发了患者战胜疾病的潜能,为患者的痊愈与康复提高了可能。

中医文化是在中华文化母体滋养下发展成长的,蕴含着显著的人文思想价值和文化特征,形成以"仁"为核心的职业道德。儒医文化作为一个特定的历史文化现象,成为中医学乃至中国文化的一大特色。在中医学著作中很多医家用大量篇幅阐发伦理学问题,探讨医生的行为规范、医患之间的关系准则,中医文化经过长期积累形成特有的伦理价值和人文关怀。中医文化人格化趋向产生了大批名医,如扁鹊、华佗、张仲景、孙思邈、李时珍等。这些都是我们应当向世人展示的文化财富,应该加以保护、挖掘、传承与发展。

中医文化关于医患关系的优秀思想集中表现在:

(1)医者视病人如亲人,以医术济众生。"仁爱"是中华人文文化的核心,历代医家都是中华文化的忠实实践者,他们把对人的仁爱集中体现在对病人的关心和致力于民众健康的服务中。清代名医喻昌《医门法律》云:"医,仁术也。仁人君子必笃于情,笃于情则视人犹己,问其所苦,自无不到之处。"和谐的医患关系首先要求医者对病苦中的人关心和爱护,只有医者牢牢地建立起以人为本、治病救人的理念,才能为和谐的医患关系打下坚实基础。

(2)医者对病人一视同仁。病家有苦真心求医,疾苦是自然之事务,不是人们愿望之事。对医者来说,不论求医者的身份是高官富商还是平民百姓,不论是亲朋好友还是陌生路人,只要有疾苦求于救治,当"普同一等,如至亲之想"。传统医德的崇高境界为历代医家所遵从,为现代医疗卫生事业的行为规范奠定了思想基础。

(3)大医治病,不求经济利益。古代名医有铭训"医者不得恃己所长,专心经略财物"(孙思邈《备急千金要方》),这是传统医疗道德的核心。古往今来的绝大部分从医者,反对从求医者身上收受不义之财,均以精求专业、一心赴救为目的,以最精的医术、最好的疗效、最少的费用、最小的毒副作用为民除病作为行医原则。

【复习思考题】

1. 如何从病人角色的变化理解病人常见的心理变化?
2. 试述作为一名医生,应该如何与患者建立一种良好的医患关系。
3. 试述中医文化对中医医患关系的深远影响。

参 考 文 献

1. 黄帝内经·素问.北京:人民卫生出版社,2006
2. 灵枢经.北京:人民卫生出版社,2006
3. 张机.金匮要略.北京:人民卫生出版社,2006
4. 张机.伤寒论.北京:人民卫生出版社,2006
5. 皇甫谧.针灸甲乙经.北京:人民卫生出版社,2007
6. 巢元方.诸病源候论.北京:人民卫生出版社,2007
7. 孙思邈.千金方.北京:华夏出版社,1999
8. 刘完素.素问病机原病式.成都:四川科学技术出版社,1998
9. 张子和.儒门事亲.北京:人民卫生出版社,2007
10. 朱震亨.丹溪心法.北京:人民卫生出版社,2007
11. 李梴.医学入门.北京:中国中医药出版社,1998
12. 李时珍.本草纲目.北京:华夏出版社,2002
13. 王清任.医林改错.北京:人民卫生出版社,2007
14. 江瓘,魏之绣.正续名医类案.北京:中国中医药出版社,1999
15. 李心天.医学心理学.北京:人民卫生出版社,1989
16. 张大庆.医学史十五讲.北京:北京大学出版社,2003
17. 陈力.医学心理学.北京:北京大学医学出版社,2003
18. 姜乾金.医学心理学.八年制第二版.北京:人民卫生出版社,2011
19. 姜乾金.医学心理学理论、方法与临床.北京:人民卫生出版社,2012
20. 姜乾金.心身医学.北京:人民卫生出版社,2007
21. 张小虎,古继红,区永欣.《黄帝内经》对中医心理学产生和发展的影响.湖南中医杂志,2003,19(4):4
22. 何幽,邱鸿钟."祝由"的内涵实质及作用.医学史研究.2008,29(10):74
23. 屈丽波.内经中医学心理思想浅析.湖北中医学院学报,2009,11(5):51—52
24. 曾凤,梁蕾.试论孙思邈中医心理学理论的基本特点.中华中医药杂志(原中国医药学报),2005,20(2):78—81
25. 图雅,邱鸿钟.张子和的心理治疗思想探析.医学与哲学(人文社会医学版),2008,29(6):51
26. 于峥,张宇鹏,杨威.浅述张从正对中医心理学的贡献.中医杂志,2005,46(7):555—556
27. 郭倩,杨洁,陈刚,等.朱丹溪的中医心理学思想探析.中医药学刊,2005,23(3):462—463
28. 王君,文林.试论朱丹溪的中医心理学思想.中医文献杂志,2007,(2):33—34
29. 胡萍.中医心理学的中国传统文化基础.南京中医药大学学报(社会科学版),2008,9(2):72—76

30. 柳青.思胜恐临床运用初探.湖北中医学院学报,2009,11(2):52—53

31. 戴伟民."惊者平之"治疗恐怖症.湖北中医杂志,2009,31(11):55

32. 王玉仙.浅谈中医心理学的临床应用.河南中医学院学报,2005,20(116):42—43

33. 阮鹏.用中医情志疗法进行灾后心理干预.医院院长论坛,2008,5:61—64

34. 于得霞,徐建国,沈振明,等.中医心理教育对精神分裂症康复的随访研究.神经疾病与精神卫生,2005,5(4):280—281

35. 刘海燕,吴爱勤.几种中医心理疗法在精神科临床中的应用.神经疾病与精神卫生,2004,4(1):44—45

36. 张福坚.中医心理疗法在神经症的实践与应用.中医临床研究,2011,3(6):65—66

37. 关晓光,胡苏佳.中医心理疗法联合柴胡疏肝散与催眠术疗法治疗神经症临床比较.北京中医,2007,26(10):649—650

38. 张玖云.中医心理疗法与催眠术治疗神经症比较研究.临床和实验医学杂志,2007,6(3):141

39. 赵学文,何文萍.中医心理疗法干预卒中后高血压的效果观察.求医问药,2012,10(1):462

40. 唐明,杨秀丽,孙莉莉,等.中医心理疗法干预卒中后高血压的疗效观.世界中西医结合杂志,2008,3(4):211—213

41. 张耀,刘爱红,董湘玉,等.中医心理疗法与现代医学心理疗法治疗原发性高血压的对比研究.贵阳中医学院学报,2007,29(2):26—29

42. 李佩文.癌症疼痛中西医汇通.沈阳:辽宁科学技术出版社,2002:57—56

43. 陈琴.中医心理学在临床心理学中的应用.江西中医学院学报,2004,16(4):18

44. 张霆,马胜林,潘晓婵.对用循证医学方法指导中西医结合治疗癌性疼痛的思考.中华中医药杂志,2006,(2):115—116

45. 刘颖.癌症疼痛的心理干预研究进展.云南中医中药杂志,2008,29(4):60—62

46. 贾玫,陈信义.中医心理干预方案提高肿瘤患者生活质量的临床研究.中国临床医生,2006,34(12):41—42

47. 贾玫,许亚梅,马薇,等.中医心理干预方案调节肿瘤患者免疫功能的临床研究.中国临床医生,2009,37(6):54—55

48. 杨文芳,张运卫.中医心理学治疗老年人肺癌临床研究.按摩与康复医学,2011,48:51

49. 杜万君,马良,王莒生,等.SARS病人的中医心理干预.北京中医,2003,22(6):21—22

50. 谢正.中医心理学思想在HIV/AIDS患者心理干预中的应用.中国实用经疾病杂志,2008,11(7):131—132

51. 马淑琴,马淑清.浅谈白血病的中医心理护理.海南医学院学报,2003,9(1):47—48

52. 杨华,付强.运用中医"肝主疏泄"理论探讨慢性乙型肝炎患者的心理护理.中国中医药现代远程教育,2010,8(20):132—133

53. 彭立生,周大桥,高辉,等.中医心理学干预对慢性乙型病毒性肝炎疗效的影响.中医药导报,2009,15(4):22—24

54. 滕晶,齐向华.失眠症中医心理紊乱状态述谈.新中医,2008,40(8):98—99

55. 龚长根.浅谈中医心理学在治疗妇科疾病中的应用.中医民间疗法,2011,19(3):70

56. 刘若缨,虢周科,杨曙东.中医心理治疗对复发性生殖器疱疹患者精神症状的作用研究.中西医结

合杂志,2008,3(1):36—39

57. 孟昭蓉,杨东东.中医心理介入对围绝经期综合征负性情绪的影响.中国中医药信息杂志,2010,17(6):71

58. 刘静.浅谈中医对不孕女性心理因素的行为疗法.中国性科学,2009,8(18):36—37

59. 周德生.阳痿的中医心理疗法.男科医学,2005,5(51):39—40

60. 赖凤新,黄瑞华,曾文涓.曲安奈德联合中医心理疗法治疗斑秃疗效观察.蛇志,2008,20(2):126—127

61. 鲍作臣.中医心理疗法辅助中药治疗斑秃的研究.现代生物医学,2006,6(7):78—80

62. 林良才.中医心理疗法辅助治疗银屑病.时珍国医国药,2005,16(8):775—776

63. 杨建宇,范竹雯,李彦知,等.网络成瘾及中医药干预的探讨.光明中医,2009,24(4):609—611

64. 张伟,李莹莹.浅谈针刺配合中医心理疗法预防和治疗感冒.时珍国医国药,2012,23(10):2560—2561

65. 滕晶,彭伟.中医心理脉象临证应用浅析.中国中医急症,2010,19(4):688—689

66. 闫少校,邹义壮,崔界峰,等.中医心理治疗122例分析.时珍国医国药,2008,19(6):1471—1474

67. 邹小娟.论中医心理治疗的方法及特点.光明中医,2011,26(1):7—9

68. 张中菊,华丹,白雪.浅析中医心理疗法.医学信息,2011,9:4543—4533

69. 张艳.中医心理疗法在精神科临床中的应用研究.中医临床研究,2011,3(12):99—100

70. 闫蕾.浅谈中医心理治疗中的行为疗法.江西中医药,2010,41(325):22—23

71. 王彭.中医心理疗法简述.中华现代中医学杂志,2009,5(5):269—271

72. 闫蕾.浅述中医情志理论与心身疾病的治疗.湖南中医杂志,2007,23(5):84—85

73. 吴恺.中医心理疗法在心身疾病中的应用.中国医学杂志,2007,5(8):19—21

74. 翟秋莎,王兴武,李政平.心身疾病与中医诊治.临床和实验医学杂志,2004,3(1):56—57

75. 薛清梓.中医心理学理论与实践初探.中国中医基础医学杂志,2005,11(1):50—51

76. 梁瑞琼.中西医心身相关理论与技术的比较研究.新中医,2007,39(6):97—98

77. 杨倩.中医心理治疗的行为疗法初探.广州中医药大学学报,2006,23(3):189—192

78. 孙旭海.中医心理学与现代心理学科研方法的比较.亚太传统医药,2007,(5):17—18

79. 董爱荣.中医心理护理干预对胸痹患者焦虑、抑郁情绪的影响.环球中医药,2012,5(3):224—225

80. 马晖,张伟,李志钢.中医心理学在临床护理中的应用研究.新疆中医药,2010,28(6):68—70

81. 周兰英.脑卒中抑郁患者中医心理护理.内蒙古中医药,2007,9:61—62

82. 徐长秀.慢性病人的中医心理护理.中华中西医学杂志,2006,4(2):112—113

83. 张琳钰,陈白云,杨超.浅谈中医心理养生.科技导报,2011,10:254

84. 宋珂旭.太极拳锻炼促进心理健康的中医心理机理探讨.时珍国医国药,2012,23(8):2090—2091

85. 王克勤.气功养生的心理效应——谈谈气功锻炼的调心.家庭中医药,2009,6:58—59

86. 孙云.基于中医情志疗法的医患沟通策略.西部医学,2011,23(11):2263—2264

87. 阮鹏.心理咨询方法在医务科接待工作中的应用.中国医学伦理学,2006,19(6):91—92

88. 刘立.心理量表在中医心理学研究中的应用现状.中医研究,2008,21(1):6—9

89. 滕晶.中医心理紊乱状态评定量表评价中成药治疗失眠症60例.中医研究,2010,23(12):26—28

90. 陈业欢,周志锦,于恩彦,等.中医心理药效学临床意义初探.实用中医药杂志,2005,21(5):304

91. 陈小野.实用中医证候动物模型学.北京:北京医科大学,中国协和医科大学联合出版社,1993:264

92. 吕志平,刘承才."肝郁"大鼠血浆IXA2、PG12水平与肝微循环变化及逍遥散作用.中国微循环,2000,4(3):160—161

93. 李震,贾素菊,李檬,等.应用诱导"劳倦过度,房事不节"法建立肾虚模型的研究.实用中西医结合杂志,1995,8(8):585—586

94. 沈雁,匡调元."恐伤肾"的实验研究.中国医药学报,1991,6(1):13—16

95. 周梦圣,李秋莲.模拟中医气虚动物模型的研究.中医杂志,1989,(9):41—43

96. 袁永明,陈晓.中医心理应激证候动物模型研制的现状和展望.中医药学报,2007,3(2):57—59

97. 方肇勤.开拓"证"研究新途径的思考.上海中医药杂志,2001,(4):4

98. 郑小伟.论中医动物模型的造型依据与研制方法.浙江中医学院学报,2004,28(6):1—4

99. 曾智.古代中医心理治疗思想百年研究的回顾与展望.江苏中医药,2008,40(9):67—69

100. 林崇德.发展心理学.北京:人民教育出版社,2009

101. 杜文东,吴爱勤.医学心理学.苏州:江苏人民出版社,2004

102. 杜文东,张纪梅.医用普通心理学.北京:北京科学技术出版社,2003

103. 叶奕乾,何道存,梁建宁.普通心理学.上海:华东师范大学出版社,1997

104. 彭聃龄.普通心理学.北京:北京师范大学出版社,2004

105. 李兴仁,闵卫国.心理学.昆明:云南人民出版社,2002

106. 楚更五,秦竹.医学心理学.昆明:云南人民出版社,2004

107. 叶奕乾,祝蓓里.心理学.上海:华东师范大学出版社,1994

108. 王国芳.克莱因对象关系理论的研究现状.山东师范大学学报(人文社会科学版),2002,47(3):120—122

109. 李炳全.当代认知心理学新取向之比较.南京师大学报(社会科学版),2007,9(5):80—85

110. 王庭照,张凤琴,方俊明.现代认知心理学的应用认知转向.陕西师范大学学报(哲学社会科学版),2007,36(4):124—128

111. 车文博.西方心理学史.杭州:浙江教育出版社,1998

112. 叶浩生.西方心理学史.北京:开明出版社,2012

113. 刘增垣,何裕民.心身医学.上海:上海科技教育出版社,2000:13—20,66—71,89—91

114. 徐斌,王效道,刘士林.心身医学—心理生理医学基础与临床.北京:中国科学技术出版社,2000:65—67,89—90,93—95,101—105

115. 姚树桥,高北陵,龚耀先,等.心理社会因素在II型糖尿病发生中作用的多因素分析.中国心理卫生杂志,2000,14(1):7—25

116. 刘志明,孙久龄,杨亚平,等.咽异感症患者有关心理生理因素调查.中国临床心理学杂志,2001,9(4):3—282

117. 江光荣.心理咨询的理论与实务学(第二版).北京:高等教育出版社,2012:2—5

118. 楚更五.溃疡性结肠炎与个性及心理因素分析.浙江中医杂志,2000,35(11):501—503

119. 陈嵘,秦竹,楚更五,等.人际交往训练降低医学生心理应激反应的实验研究.健康心理学杂志,2003,11(6):410—413

120. 陈嵘,郑梅,秦竹,等.支持性心理治疗对中医学生考前心理应激的干预效果.中国学校卫生,2003,24(5):515—516

121. 陈嵘,秦竹,马定松,等.家庭系统排列对问题大学生心身反应的择时比较.中国学校卫生,2011,32(6):720—721

122. 李立明,饶克勤,等.中国居民2002年营养与健康状况调查.中华流行病学杂志,2005,26(7):478—484

123. Manolache L, Benea V. Stress in patients with alopecia areata and vitiligo. J Eur Acad Dermatol Venereo, 2007,21(7): 921—928

124. 郭红卫,冯正直,钟白玉,等.应激生活事件和斑秃发生风险的相关性调查.第三军医大学学报,2010,32(1):86—88

125. 陈嵘,秦竹,李平,等.云南贫困医学生心理控制感及其相关因素的研究.健康心理学杂志,2003,11(5):388—389

126. 孟小红.大学生应对方式、社会支持与心理应激强度的相关研究.湖北社会科学,2011,(12):197—189

127. 郝玉芳,余琳.护理心理学.北京:中国中医药出版社,2013

128. 陈嵘,秦竹,楚更五,等.从现代心理治疗及气功养生学再认识中心心脑功能.中医药学刊,2004,22(6):1031—1034

129. 陈嵘,秦竹,吴施国,等.桂附地黄丸对肾阳虚抑郁症大鼠行为学改变的影响.新中医,2013,(4):165—168

130. 龚跃先.医学心理学(第二版).北京:人民卫生出版社,2001

131. 张玉琬,李强,钟珊珊,等.慢性湿疹患者焦虑和抑郁情绪的影响因素研究.天津医药,2010,38(2):102—104

132. 郝伟.精神病学.北京:人民卫生出版社,2012:22—36

133. 钱铭怡.变态心理学.北京:北京大学出版社,2006:5

134. 傅安球.实用心理异常诊断矫治手册.上海:上海教育出版社,2001:52—66

135. 戴海琦,张锋,陈雪枫.心理与教育测量.广州:暨南大学出版社,2012

136. 金瑜.心理测量.上海:华东师范大学出版社,2006

137. 肖丹.心理学基础.北京:人民卫生出版社,2008:114—120

138. 伯特·海灵格.谁在我家——海灵格家庭系统排列.北京:世界图书出版公司,2003:252—270

139. 王登峰,谢东.心理治疗的理论与技术.北京:时代文化出版社,1993

140. 傅安球.实用催眠心理疗法.上海:上海人民出版社,1995

141. 胡佩诚,宋燕华.心理卫生和精神疾病的护理.北京:北京医科大学出版社,1999

142. 亚隆著.团体心理治疗的理论与实践.李鸣,译.北京:中国轻工业出版社,2005:45—46

143. 西格蒙德·弗洛伊德.精神分析引论.北京:中央编译出版社,2008

144. 王根发.注重沟通技巧促进医患关系和谐.中国医疗前沿,2009,4(17):125—126

145. 张玲.医患关系的变化与医院的可持续发展.湖南医科大学学报(社会科学版),2001,3(2):65

146. 陈亚,王大鹏.当代医学伦理学.北京:科学出版社,2002:34

147. 陈嵘,秦竹,等.情志相胜疗法与森田疗法的相关性研究.中医药学刊,2004,22(7):1218—1219

148. 吴范武,邱昌龙.中医情志学说与现代心理学情感过程的联系与区别.华北煤炭医学院学报,
　　 2005,7(4):443—445

149. 刘林.浅析西方心理学与中医七情的异同与联系.农村经济与科技,2008,19(5):82—92

150. 朱梅.现代心理学的对象与心身健康、中医七情病因学说关系探析.陕西中医,2006,27(2):
　　 206—208

151. 陈嵘,秦竹,等.从现代心理治疗及气功养生学再认识中心心脑功能.中医药学刊,2004,44(6):
　　 1031—1034

152. 秦竹,陈嵘,等.气功疗法与心理暗示疗法的异同研究.中医药学刊,2004,22(9):1641—1643

153. 秦竹,陈嵘,等.气功疗法与弗洛伊德潜意识论的相关性探讨.中医药学刊,2005,23(7):
　　 1235—1236

154. 陈嵘,毕云,等.来访者中心疗法与中医心理疗法的相关性研究.中医药学刊,2006,29(6):
　　 21—23